高等医药院校教材

中国医学史

（修订版）

（供中医、中药、针灸专业用）

主　编　甄志亚

副主编　傅维康

编　委　车　离　陈道瑾　周一谋

周敬平　熊同检

协　编　韩　刚

上海科学技术出版社

图书在版编目(CIP)数据

中国医学史(修订版)/甄志亚主编. —2版. —上海:上海科学技术出版社,2007.9(2026.2重印)
高等医药院校教材. 供中医、中药、针灸专业用
ISBN 978-7-5323-4030-9

Ⅰ. 中… Ⅱ. 甄… Ⅲ. 中国医药学—医学史—医学院校—教材 Ⅳ. R-092

中国版本图书馆CIP数据核字(2007)第113477号

中国医学史(修订版)
主编 甄志亚

上海世纪出版(集团)有限公司
上海科学技术出版社 出版、发行
(上海市闵行区号景路159弄A座9F-10F)
邮政编码 201101 www.sstp.cn
浙江新华印刷技术有限公司印刷
开本 787×1092 1/16 印张 13
字数 300千字
1997年6月第2版 2026年2月第47次印刷
ISBN 978-7-5323-4030-9/R·1134K
定价:32.00元

前　言

由国家组织编写并审定的高等中医院校教材从初版迄今已历二十余年。其间曾进行了几次修改再版，对系统整理中医药理论、稳定教学秩序和提高中医教学质量起到了很好的作用。但随着中医药学的不断发展，原有教材已不能满足并适应当前教学、临床、科研工作的需要。

为了提高教材质量，促进高等中医药教育事业的发展，卫生部于一九八二年十月在南京召开了全国高等中医院校中医药教材编审会议。首次成立了全国高等中医药教材编审委员会，组成32门学科教材编审小组。根据新修订的中医、中药、针灸各专业的教学计划修订了各科教学大纲。各学科编审小组根据新的教学大纲要求，认真地进行了新教材的编写。在各门教材的编写过程中，贯彻了一九八二年四月卫生部在衡阳召开的“全国中医医院和高等中医教育工作会议”的精神，汲取了前几版教材的长处，综合了各地中医院校教学人员的意见；力求使这套新教材保持中医理论的科学性、系统性和完整性；坚持理论联系实际的原则；正确处理继承和发扬的关系；在教材内容的深、广度方面，都从本课程的性质、任务出发，注意符合教学的实际需要和具有与本门学科发展相适应的科学水平；对本学科的基础理论、基本知识和基本技能进行了较全面的阐述；同时又尽量减少了各学科间教材内容不必要的重复和某些脱节。通过全体编写人员的努力和全国中医院校的支持，新教材已陆续编写完毕。

本套教材计有医古文、中国医学史、中医基础理论、中医诊断学、中药学、方剂学、内经讲义、伤寒论讲义、金匮要略讲义、温病学、中医各家学说、中医内科学、中医外科学、中医儿科学、中医妇科学、中医眼科学、中医耳鼻喉科学、中医伤科学、针灸学、经络学、俞穴学、刺灸学、针灸治疗学、针灸医籍选、各家针灸学说、推拿学、药用植物学、中药鉴定学、中药炮制学、中药药剂学、中药化学、中药药理学三十二门。其中除少数教材是初次编写之外，多数是在原教材，特别是在二版教材的基础上充实、修改而编写成的。所以这套新教材也包含着前几版教材编写者的劳动成果在内。

教材是培养社会主义专门人才和传授知识的重要工具，教材质量的高低直接影响到人才的培养。要提高教材的质量，必须不断地予以锤炼和修改。本套教材不可避免地还存在着一些不足之处，因而殷切地希望各地中医药教学人员和广大读者在使用中进行检验并提出宝贵意见，为进一步修订作准备，使之成为科学性更强、教学效果更好的高等中医药教学用书，以期更好地适应我国社会主义四化建设和中医事业发展的需要。

全国高等中医药教材编审委员会

一九八三年十二月

修 订 说 明

《中国医学史》第五版教材，自1984年开始使用，至今已经十余年，它是一部学术观点公允、比较全面反映医史学发展水平的教科书，受到广大师生们的欢迎，在国内外医史学界也有一定的影响。

由于十余年中，新的考古发现和研究成果不断产生，教材的内容需要补充，教材中不足之处亟待修订，加之原编委皆已过花甲之年，自愿在退休前再次真诚合作，认真补充修订，以其丰富的教学经验和对原教材熟悉的优势，为青年教师和广大学生留下一本更好的中国医学史教材。

本次修订内容有：① 增设"第八章(8.)中国医药学发展的新阶段"，反映中华人民共和国成立45年来，医药卫生工作的方针政策及其重要成就。② 补充近10年来新的医药考古发现和本学科的科研成果，如"马王堆医书"。③ 充实临床各科发展的内容，加强对重要医籍学术内容的介绍，充分反映各个时期临床医学的成就。④ 加强社会背景与医药学发展之间的联系，展示各时期医药学发展的社会因素与概况。

此次修订，我们虽作了努力，但限于编者的水平，缺点、错误在所难免，希望各院校教师和读者提出宝贵意见，以便今后进一步提高。此外，北京中医药大学梁永宣、马燕冬两位老师参加了部分原文的核对工作，在此谨致谢忱。

编 者

一九九六年十二月

目　　录

导 论

中国医学史，是关于中国医药学的起源、形成、发展过程和发展规律的科学。

中国医药学，有着悠久的历史，它是我国各族人民在生产、生活以及同疾病斗争实践中的经验总结，有其独特的理论体系和丰富的内容，是我国宝贵文化遗产的重要组成部分。

医学史的任务，是运用辩证唯物主义和历史唯物主义观点，阐明医学的实践和理论在发展过程中的辩证关系，以及各个历史时期医学成就的内在联系；反对历史唯心主义，揭示医学发展规律；正确论述社会结构和经济文化科学状况与医学发展的关系，以及社会意识形态对医学发展过程的影响。纵观历史，医学的发展是没有止境的，它的理论和技术要不断革新，不断消除谬误。恩格斯说："科学史就是把这种谬论逐渐消除或是更换为新的、但终归是比较不荒诞的谬论的历史。"[1]这就为我们提供了正确看待医学发展史的准则。

医学史是医学理论学科之一，是科学技术史的一个分支，它研究的对象是医学发展的历史，亦属于医学与历史学之间的一门边缘学科。它在自然科学领域属于应用科学的范畴，它在社会科学领域是一门特殊的历史科学。

医学史课程的教学目的，绝不是单纯使学生了解本专业的发展进程，更重要的是为学生今后从事本专业的工作指出方向。史学的价值不在于烦琐的考证和史实的记述，而在于揭示人类社会由必然到自由的发展过程及其规律。

医学史的作用：① 认识现实：现实是历史的延续，历史是认识现实的一种特殊手段。继承发扬属于我国古代传统文化的中医药学，就必须进行历史的考察；② 预见未来：未来是现实的发展，过去是现实的起点。从古代中医药学发展的历史事实出发，探索其发展规律，才能科学地判断其未来的发展。可见，历史是预见未来的一种工具；③ 进行教育：历史有着广泛的教育作用。古代著名医家勤奋治学的态度、探索真理的勇气、高尚的医德医风，都能通过教育的形式，在人们思想意识、心理结构的深层发挥积极的、独立的、塑造人们品格的作用。

因此，通过学习医学史，可以培养热爱专业的思想，树立为医学科学献身的精神。

学习医学史，掌握医学发展的规律和当前发展的阶段，明确医学发展的方向，有利于课题研究并有所突破，促进医学的进步。

学习医学史，吸取历史上的经验教训，发扬古代医家重视实践、尊重经典、勤于思考、勇于革新、崇尚医德的优良传统。

学习医学史，将有助于我们了解古代医家朴素的辩证法和自发的唯物论思想，学习他们"辨析至理""审谛覃思""精微区别""思理精密"的治学方法，培养理论思维能力与科学的工作方法。

学习医学史，还能扩大知识领域，有利于文理科知识的相互渗透和结合，促进跨学科研究工作的开展。

---

[1]《马克思恩格斯选集》，4：485。

总之,医学史作为科学技术史的一个分支,是高等医学专业教育中一门惟一的与社会科学有着极为密切联系的综合性学科。医生的职业面向社会,成功的医生必须具有良好的文化素养和较为广阔的知识领域。不仅历史上的杰出医家都是博学多才的典型,现实中有成就的医家,亦无不具备博大精深的知识领域和优良的文化素养。因为“具有丰富知识和经验的人,比只有一种知识和经验的人更容易产生新的联想和独到的见解”[1],医学史正可以使人增加多方面知识,提高文化素养,有助于开拓新的研究领域。

[1] 引泰勒语·转引自陈衡《科学研究的方法论》。

1. 医药的起源

远古～公元前21世纪

生活、实践的观点，是认识论的基本观点。不同门类的学科，来自对性质不同的实践活动的经验总结。医药知识是人们对疾病和治病过程的认识，它的发生和发展自然离不开人类的社会实践以及同疾病斗争的实践。

我国是世界上发现早期人类化石和文化的重要地区之一，曾在北京周口店、陕西蓝田及云南元谋等地，相继发现有猿人遗址。其中1965年在云南省元谋县出土的猿人牙齿化石，是我国迄今发现最早的原始人类，距今已有170万年。这说明从远古时候起，我们的祖先就已生息、繁衍、劳动在伟大祖国的这片广阔土地上。

人们知道，劳动是人类征服自然、改造自然、谋取生活资料的重要手段。在各处猿人遗址中，皆有数量不等的石器出土，它们都是一些稍经敲打的简陋石器。如此原始的工具，与因人兽杂处所呈现的险恶环境，决定了原始人唯有"聚生群处"以谋生，即依靠原始群团的活动，共同采集，集体出猎，共同享用猎取的食物，过着一种如《淮南子·修务训》所述的"茹草饮水，采树木之实，食蠃蚌之肉"的采集和渔猎生活。

在人类成长的历史长河中，对火的认识、使用和掌握，是推动社会前进和人类发展的一个极其重要的因素。经考证元谋猿人曾使用过火。北京猿人时期，他们已知道控制和保存火种。但须指出的是，原始群阶段的人类，尚未发明人工取火，他们是从"九州裂……火爁炎"[1]的原始森林着火、火山爆发、闪电雷击、易燃物的自燃，以及其他各种原因引起的天然火中，发现了火，并把它引进山洞，将火种保存下来。

大约在同一时期，原始人通过长期的生活实践，出于劳动和生活的迫切需要，还逐渐形成和发展了语言。北京猿人时期已经有了语言，对传播和交流劳动经验提供了方便，并大大促进了原始人思维的发展。

距今20万年至5万年前的"古人"（古人类学将远古人类化石，分为猿人、古人、新人三个阶段。猿人、古人处于更新世中期，新人则在更新世晚期）阶段，是从原始群团到氏族社会的过渡阶段。这一时期，人们除能根据不同用途，制作不同类型的石制工具外，还从挖制、磨制工具的摩擦生热，以及打制石器时每有火星迸发等现象受到启发，逐渐发明了人工取火。

人类由"古人"进化到"新人"，由原始群团跨入氏族社会，是开始于距今四五万年前的"资阳""柳江"人时期。所谓"新人"，是指人类的体态已逐渐摆脱了猿人遗留下来的原始性；所谓"氏族社会"，是说由血缘关系组成的一种社会组织，同一始祖母的若干后代，便组成一个氏族公社。这时生产力有了显著提高，石器种类大大增多，出现了不同类型的砍伐器、尖状器和刮削器等。"资阳"人还使用了骨锥，一万八千年前的"山顶洞"人更有了一端带孔

---

[1]《淮南子·览冥训》。

的骨针，表明了他们已能用兽皮之类缝制衣服。

在氏族公社里，人们有了按性别、年龄区分的简单分工。当时由于妇女执掌的采集经济具有较大的稳定性，加之交互群婚所带来的所谓知其母不知其父的特定血缘关系，致使妇女成了维系氏族集团的纽带，受到普遍尊敬，因此人们称这时的氏族公社为母系氏族社会。当时，石器制作大多经过先打后磨的两步加工，并创造了复合工具和弓箭；还出现了土窑、地窑、木屋、石屋等最早的房屋。正是在生产发展的基础上，原始农业和畜牧业最终取代了采集和狩猎经济。在婚姻制度上，也开始从族外群婚逐步发展成相对固定的对偶婚。由于男子在农业生产中所发挥出的显著作用，以及对偶婚出现后人"知其母，不知其父"的状况不复存在，因而在家庭和氏族中的地位也随之发生了重大变化。于是母系氏族社会最终转化为父系氏族社会。我国古代传说中的人物如伏羲、神农、黄帝、尧、舜等，大约就生活在这个时期。

原始社会末期，生产力发展到一个新的阶段，黄河、长江流域的氏族部落普遍学会经营农业和畜牧业。尤其是农业，不仅有了比较发达的锄耕，有的地方还出现了犁耕。这在原始社会的经济发展中，无疑是一次重大飞跃，它使人类有可能冲破自然界的某些限制，而朝着摆脱"完全依赖"的方向前进。这时，人们劳动所获，除供自身食用外，开始有了剩余。这就使人类社会在得以改善和提高物质生活的同时，也为少数人剥削多数人的剩余果实提供了可能。于是私有制便应运而生。后来正是基于私有制的急剧膨胀和由此而引起的社会矛盾的激化，最终导致了原始公社的解体，人类进入了阶级社会。

1·1 卫生保健

有了人类，就有了卫生保健活动。人类为了求得生存，必须首先解决对衣、食、住的需求和选择，这是最基本的卫生保健活动。

1·1·1 居　　处

早在远古时期，人类为了保护自己即构木为巢，栖身树上，以避风雨和野兽。此即传说中的"有巢氏"时代。《庄子·盗跖》谓："古者禽兽多而人民少，于是民皆巢居以避之，昼拾橡栗，暮栖木上，故名之曰有巢氏之民。"《韩非子·五蠹》也有关于"……人民不胜禽兽、虫蛇……构木为巢，以避群害"的记述。目前，考古发掘在某种程度上已为上述记载作了诠注。彼时，群山起伏，林木繁盛，凶猛的剑齿虎、豹、熊、狼等食肉动物经常出没，严重威胁着人类的安全。当此之时，人们栖身树上几乎成了群起搏击之外，唯一可以确保安全的措施。后来可能由于自然界的变迁，气温急剧下降，巢居难以御寒，于是人类才逐渐走向穴居。《礼记·礼运》关于"冬则居营窟，夏则居橧巢"的记述，表明人们为适应气候的变化，可能交替采用了"巢居"和"穴居"。北京猿人时期，显然已经进入了穴居阶段，有如《春秋命历序》所述："古之民，未知为宫室时，就陵阜而居，穴而处。"

到了距今 4 万~5 万年前的"新人"时期，人类开始建造房屋，从土窑、地窑渐次发展成有墙壁、屋顶的土屋、木屋和石屋。《周易·系辞》说过："上古穴居而野处，后世圣人易之以宫室，上栋下宇，以待风雨。"《墨子·辞过》更进一步说明："……为宫室之法，曰：高足以辟润湿，边足以圉风寒，上足以待雪霜雨露。"及至新石器时代，除少数石灰岩洞较多的地区，人们除住天然石洞的以外，多数地区已普遍建造了住房。在黄土地带和地势高亢的地区，主要建造半地穴式房屋和原始地面建筑，而在湿热的沼泽地带，则主要营造源于巢居而把居住面架设在木桩上的干栏式房屋。在杭州湾宁（波）、绍（兴）平原的河姆渡遗址，发现了7 000多年前的干栏式木结构建筑遗址。另在西安半坡村也保存有几乎属于同一时期的半地穴式房基遗迹，住宅旁还发现有二十多个储藏东西的窖穴及两个可能用来豢养家畜的圈栏。这些较完整的住房和雏形畜圈、储藏仓的出现，对人类的卫生保健都是有益的。

1·1·2 衣　着

原始人在经历了相当长时期的赤身裸体生活以后，逐渐从生活实践中学会了缝制衣服。起初他们以兽皮或树皮覆盖身体以御寒，渐渐地又将经过编制的羽毛、树叶、茅草等披在身上。在这一过程中，开始于旧石器中、晚期的狩猎活动，除了补充人们的食物来源之外，也为人类的衣着、垫褥提供了原料。正如《韩非子·五蠹》所载：“妇人不织，禽兽之皮足衣也。”《礼记·礼运》也说：“昔者……未有麻丝，衣其羽皮。”

考古发掘中出土的有关工具，对原始人的衣着问题作了很好说明。如在山顶洞人遗址中曾发现有纺轮和一端带孔的骨针、骨锥等骨制尖状器。其中骨针长8.2 cm，直径0.31～0.33 cm，针尖圆锐，针眼狭小。骨针、骨椎的使用，反映了人们已能用兽皮之类缝制衣服。《白虎通·号》曾明确指出：“……古之时……能覆前而不能覆后……衣皮韦。”

人类在穿着兽皮的同时，也注意利用其他天然物制作衣服，其中最主要的是树皮。据《中国原始社会史》记载：台湾高山族就是以“树皮细捣，搓为线，以织成布”。考古中发现的新石器时代的石锤、敲砸器，可能就与加工树皮布有关。

纺织是人类继穿兽皮之后的又一重要发明。原始社会的纺织工具主要是大小不一、种类多样的纺轮，在全国各地的新石器时代遗址中，绝大部分都有纺轮出土。但有关织机的遗物却十分罕见，目前所见仅限于河姆渡遗址出土的木机件，包括机刀、卷布轴、梭子和分经木等。虽然如此，亦足以说明远在7 000多年前，先民们已能使用织布机织布了。另在仰韶和西安半坡村还分别有石纺车和陶轮出土，且在两处发现的部分陶器上均留有布纹痕迹，乃制作时以麻布垫底而印上。

原始人从赤身裸体发展到以兽皮、树皮充当衣服，以致后来有了原始的纺织缝纫活动，这是人类卫生保健的又一进步。它改善了人们的生活，更大大增强了人们适应自然界季节、气候变化的能力。

1·1·3 用　火

对人类卫生保健至关紧要的是对火的使用和稍后发明的人工取火，它使原始人开始掌握了一种强大的自然力。这不仅在人类社会发展史上具有深刻意义，而且对于人类自身的进化，健康的维护和最终脱离动物界，也同样有着至关重要的深远影响。首先，火的使用和发明，使人类进一步征服了黑夜、严寒和野兽的侵袭，人们从此得以摆脱气候、地域的限制，扩大了生活领域。“他们沿着河流和海岸，甚至在蒙昧状态中也可以散布在大部分地面上了”。[1]

火的使用和发明改变了人们获取生活资料的方法，提高了人们对自然界占有的程度。从此，他们可以用火驱赶、围歼野兽，使“烧山林，破增薮，焚沛泽，逐禽兽”（《管子·揆度》）

[1] 恩格斯《家庭·私有制和国家的起源》见《马克思·恩格斯选集》人民出版社.1972，4：18。

成为可能。他们可以像《淮南子·本经训》所说“焚林而畋”,以补“人械不足”。另据《尸子》所载:“燧人之氏,天下多水,故教民以渔。”当时鱼类作为食物,可能亦与人工取火的发明有着直接的联系。

火的使用和发明,在原始的农牧业和手工业生产中也占有重要地位。焚草为肥可以促进野草的生长,以便放牧。最初的农业耕作方式也是依靠火来进行的。而木矛的加工,弓箭的制作,都必须经过火烤才能矫正器身。至于火对从事制陶、冶炼、酿酒等手工业的重要价值,就更是不言而喻了。

尤其是火的使用和发明,推动了人们由生食走向熟食,不仅使一些早先难以下咽的“鱼鳖螺蛤”之类,现在都可“燔(fán)而食之”,从而扩大了食物的来源和种类,而且还可对食物进行消毒灭菌,并大大缩短了人体消化食物的过程,这对人类减少疾病、增进健康和延长寿命,无疑是很有裨益的。《韩非子·五蠹》尝谓:“上古之世……民食果蓏(luǒ)蚌蛤,腥臊恶臭,而伤害腹胃,民多疾病。”而今有了火,就可以“炮生为熟,令人无腹疾”[1]。熟食更使肉类成了可口的食品,“肉类食物几乎是现成地包含着为身体新陈代谢所必需的最重要的材料”,“最重要的还是肉类食物对于脑髓的影响;脑髓因此得到了比过去多得多的为本身的营养和发展所必需的材料,因此它就能够一代一代更迅速更完善地发展起来”。[2] 可见,火的使用和发明,在人类卫生保健史上是有着极其重要的意义。正如恩格斯在《反杜林论》中所指出的:“……摩擦生火第一次使人支配了一种自然力,从而最终把人同动物界分开。”[3]

1·1·4 导 引

导引是一种医疗、保健方法。据唐·王冰注《素问·异法方宜论》称“导引谓摇筋骨,动肢节”,最初系由舞蹈动作中化裁出来。它与后世之按摩、推拿及体育疗法等,都有着密切的渊源关系。

最早的舞蹈动作,是模仿一些飞禽走兽的不同姿态、人们劳动的不同动作,经过加工美化组合而成。后来体操式舞蹈又是在模拟舞蹈的基础上进一步发展而来。如青海大通舞蹈纹陶盆上的舞蹈形象,已经不是对狩猎对象的模仿或翻版,而是经过精细加工和组合的一种步伐规范的体操式舞蹈。

原始社会后期,人们在狩猎归来、农业丰收、婴儿降生、少年入社、血亲复仇和社交活动时,往往充分利用舞蹈的形式,表达他们劳动的欢乐和对丰收的喜悦,借以消除疲劳,巩固氏族内部的团结,以及加强同自然界斗争的信心。后来,随着时间的推移,当人们逐渐从上述舞蹈中发现有消肿、解痛和舒筋壮骨的良好作用时,取材于一些舞蹈动作的导引疗法便逐渐形成。

当时,处于潮湿阴暗环境中的人们,易得痿证之类的病患,而舞蹈对于这类病患,每能收到治疗和护理的效果。如《吕氏春秋·适音》载:“昔陶唐氏之始,阴多滞伏而湛积,水道壅塞,不行其原,民气郁阏而滞着,筋骨瑟缩不达,故作为舞以宣导之。”《路史·阴康氏》也说:“阴康氏之时,……阴凝而易闷,人既郁于内,腠理滞着而多重腿,得所以利其关节者,乃制为之舞,教人引舞以利通之。”这表明由于气候的“阴多滞伏”或“阴凝”所产生的人体“滞着”或

---

[1]《礼含文嘉》。
[2]《马克思恩格斯选集》人民出版社,3:513~514。
[3]《马克思恩格斯选集》1972,5:154。

“郁阏”，皆可借“舞”而“导”“引”之。因此，后来遇到某些疾患，就可“教人引舞”以“利通之”“宣导之”。导引的出现，为医疗、护理和卫生保健增添了新的更为积极的内容。

1·1·5 婚 姻

原始群早期阶段，两性关系杂乱，这时“婚姻”有如“家庭”一样，实际上并不存在。《列子·汤问》所称“男女杂游，不媒不娉”，是对当时人类两性关系的真实追忆和描述。

随着采集、狩猎经济的发展和劳动中按年龄分工的出现，促使原始人群不断分化，加之不同年龄的男女之间，生理条件的悬殊所引起的反应，及人们思维的进步，于是便逐渐排斥了不同辈分的两性之间的乱婚，而朝着同辈兄弟姐妹的血缘群婚过渡，这是婚姻史上的一大进步。我国元谋猿人、蓝田猿人和北京猿人，就大致处于这种血缘群婚（即内婚制）的阶段。

在从旧石器时代早期向中期过渡之际，也是人类社会由血缘群婚向氏族外婚转变之时。这时，一方面由于长期固守血缘内婚制，致使生育的后代因血缘太近，有的发育不良，有的痴呆、聋哑，有的过早夭折；而另一方面，在一些偶然的原因和机会里，两个不同血缘集团的个别男女所生育的后代，却远比实行内婚制生育的后代发育好，身体强壮。这种对比在当时虽说是个别的，但却是十分明显的。正是随着这种鲜明对比的不断反复出现，便逐渐引起了人们越来越大的关注，并促使他们试图追根溯源，以了解真正原因。外婚制（族外群婚）的优越性就是在这种社会背景下，慢慢为人们所认识和接受。近年来，有人通过调查了解到，云南永宁纳西族认为，近亲通婚“会使后代成为白痴”；镇康独龙族指出：“克勒（血缘集团）成员互相通婚，会使新生子女成为哑巴。”

后来，氏族外婚制复经“野合而婚”“公共房屋”和“个别偶合的房屋”等不同阶段，才最终过渡到相对固定的对偶婚。

以上表现在婚姻形态上的演变和进步，同样是原始社会人类卫生保健的重要组成部分。它有利于人类的健康和繁衍。

1·2 医药知识

1·2·1 药 物

在我国古代，有关药物起源的传说颇多，如《帝王世纪》有“伏羲氏……乃尝味百药而制九针，以拯夭枉焉。”“黄帝使岐伯尝味草木，典主医药，经方、本草、素问之书咸出焉。”《淮南子·修务训》有“……神农……尝百草之滋味，水泉之甘苦，令民知所避就”。《通鉴外记》有“民有疾病，未知药石，炎帝始味草木之滋，尝一日而遇七十毒”。《搜神记》有“神农以赭鞭鞭百草，尽知其毒及寒温气味所主”。《帝王世纪》又有“黄帝命雷公、岐伯论经脉……雷公、桐君处方饵”。

从以上史料来看，关于药物起源的传说各不相同，其中流传较广和实际影响较大的是关于“伏羲氏”和“神农氏”的两种说法。这两种说法在一定程度上反映了药物起源的真谛。表明药物起源与原始农业和畜牧业的发展，有着十分密切的关系。因为在我国古代，传说中的伏羲氏一直是作为早期畜牧业的创始者，神农氏则是作为原始农业的发明人，而备受历代人们的尊崇。尤其值得注意的是，在不少传说中都有诸如“尝百草”“尝味百药”“尝味草木”等的记述。这生动而形象地概括了人们认识药物的实践过程。

据医史学家研究，人类最先发现的药物应是植物药。这是因为人们最早用来充饥的食物，大多属于植物性的缘故。不久前，考古工作者从河姆渡遗址中发掘出了一些植物标本，并发现了人工采集的樟科植物的叶片堆积。说明河姆渡人可能已经知道上述植物无毒，可供食用。而樟科植物中，就有不少种类属于药用植物。另据民族学资料的记载，鄂伦春族、佤族、景颇族等少数民族，虽无专业医生，但都会采用一些植物治病。在国外，哥伦比亚拉佩里哈山区有一种人，身高不足 1 m，仅 300 余人，这些矮人不知道什么是药品，他们采用树叶和野草治病。从这些资料可以想见，河姆渡的远古居民利用樟科植物驱虫防病也是完全可能的。至于将有毒之植物药应用于狩猎，则是原始社会的重大发明之一。这已为民族学资料所证实。

原始社会时期，由于当时采集经济主要是由妇女所承担，因此首先熟悉草药的人也主要是妇女。继植物药之后，为人们所认识和应用的药物是动物药，随着渔猎经济的兴起，人们有可能获得较多的肉类食物，如同植物药被认识一样，经过反复尝试（实践），人们又渐渐认识和掌握了某些动物药的应用，如以动物的脂肪、血液和骨髓来治病，稍后又发现各种动物的内脏也有治疗作用。《山海经》一书中关于"河罗之鱼……食之已痈"和"有鸟焉……名曰青耕，可以御疫"的记载，是对我国古代先民从食用动物中，发现动物药的有力证明。

至于矿物药的发现，那已是原始社会末期的事。它是随着人类采矿和冶炼时代的到来，而相继摸索总结出来的，如通过煮盐，逐渐发现了盐水明目和芒硝泻下，通过冶炼知道了硫黄壮阳和水银杀虫。人们正是在经历了长期的无数次实践以后，方始得以不断地认识了一些植物、动物和矿物的治疗作用。这就是药物知识的起源。

1·2·2 针 灸

在我国传统医学中，针灸是较早出现的一种医疗手段。根据先秦时期某些文献资料对远古往事的追叙和对考古中出土实物的研究，人们一般把针灸起始的时限，暂定在新石器时代。然其端绪却可上溯到若干万年前的旧石器时代。

1·2·2·1 针法

自公元前 6 世纪以来，不少古书都有关于古代运用石器治病的记载。《左传》襄公二十三年（前 550 年）载有"美疢（chèn）不如恶石"，东汉服虔注："石，砭石也。"《山海经·东山经》载："高氏之山，其上多玉，其下多箴石。""箴"就是鍼（针）字。晋·郭璞注："可以为砥针，治痈肿者。"清·郝懿引《山海经笺疏》说："砥当为砭字之误，南史王僧儒传引注，作可以为砭针是也。"《素问·异法方宜论》载："东方之域……其病皆为痈疡，其治宜砭石。"唐·王冰注："砭石，谓以石为针也。"《灵枢·玉版》载："故其已成脓血者，其惟砭石铍锋之所取也。"《难经》亦谓："其受邪气，畜则肿热，砭射之也。"全元起注《素问》时还明确指出："砭石者，是古外治之法，有三名，一针石，二砭石，三镵石，其实一也。古来未能铸铁，故用石为针。"

砭石是一种锐利的楔形石块，透过上述文献记载，人们不难看出它作为后世金属刀针的前身，可谓我国最古老的医疗工具。最初，它主要被用来剖开脓肿和排脓放血，后来又在实践中逐渐演变发展而成进行针刺治疗的工具，即用以刺激身体的一定部位，以减轻或消除病痛。由于砭石的形状必须适用于穿刺或切割，或有锋，或有刃，所以古来又称砭石为针石（有锋）或镵石（有刃）。

近年来，考古出土的砭石实物，给"以石治病"的文献记载以有力的印证。1963 年在内蒙古多伦旗头道洼新石器时代遗址出土了一根经过磨制的石针，一端有锋，呈四棱锥形，另一端扁平有弧刃，有人认为这是原始的针刺工具——砭石。1972年在河南新郑县的一座春秋战国时期郑韩故城遗址，出土过1枚砭石，已具有九针的某些特征，这是1件经磨制而成的针形器，一端卵圆，可用以按摩，另一端呈三棱锥形，可以放血，与《灵枢》所载的圆针、锋针相似，显示了由砭石转变为九针的过渡形状[1]。此外，在山东日照两城镇龙山文化遗址中采集到的两种锥形砭石，一为灰色镵石，器身为圆柱体，两头磨尖，分别为三棱锥体（粗端）和圆锥体（细端）；另一件为绿色镵石，器身亦圆柱体，尖端为三棱锥体，长而锐利，乃锋针之前身。还有在郑州旮旯王村遗址龙山文化层灰坑出土的1件三棱形镵石，在徐州高皇庙出土的殷商时期的砭石，和在河南郑州商代遗址发现的1枚小剑形玉质砭石等。

以上考古发现的砭石呈各种形状，有刀形、剑形、针形等，多数出于新石器时代到春秋战国时期。后世金属医针的出现，显然是在使用砭石治病的基础上，经过不断改进、发展而来的。如1978年在内蒙古达拉特旗树林召公社从一批古旧铜器中所发现的1枚青铜针，与头道洼出土的砭石相比，两者的形状和大小非常相似，表现出明显的仿制和继承关系。又如1968年在河北满城西汉刘胜墓出土的4根金针亦与头道洼出土的砭石具有共同的方柄特征。而《内经》所说的铍针和圆利针，则分别与河南郑州商代遗址出土的小剑形玉质砭石和在河南新郑县郑韩故城遗址发现的1枚砭石极为相似。其他如在山东日照、徐州高皇庙等处出土的砭石实物，也无不在形制和功用上与后世金属医针保持着一定的渊源关系。

在我国古代，有人将针灸的产生归之于黄帝，所谓"黄帝受命，创制九针"[2]；也有人把针法说成是伏羲氏的创制，宋·罗泌《路史》称太昊伏羲氏"尝草制砭，以治民疾"。

太昊即太皞，乃原始公社时期居于我国山东境内的太皞族（夷族的一支）的著名酋长。这和《素问·异法方宜论》所称"砭石者亦从东方来"（"东方"即指山东地区），《山海经·东山经》所述盛产箴石的"高氏之山"（也在我国东部），在地理位置上有着绝非巧合的一致。

值得注意的是，近年来在山东微山县两城山出土的东汉画像石中，有四块上半身为人，下半身为鸟的神物浮雕，面对着鱼贯而来的人群，神物一手握着为首一人的手腕，另一手作扬举状。其中有两幅可明显看出神物手中所握乃一针形器物，对着来人的肢体。据考，这四幅图像是带有浓厚神话色彩的针灸行医图。半人半鸟的神物形象，来源于原始时代的图腾崇拜。古代东夷诸族都有鸟图腾崇拜的特点，山东更是最盛行的地区。"扁鹊"这一称号可能也是和上述图腾崇拜有关。

1978年在山东嘉祥县宋山再次发现8块绘有人物的画像石，也看到有类似针灸行医图的形象。这些汉画像石在山东陆续被发现，从另一个侧面为研究砭石可能发源于我国山东一带，提供了新的宝贵线索。

新石器时代到来以后，人们还学会了用动物骨骼、野生竹子和陶土做成的像石针一样，且比石针格外光滑细致的针具。如"箴"字就是用竹子制成的竹针，只是由于难于久藏，故在出土文物中，迄今未见竹针实物。然而在考古发掘中有骨针、陶针出土，却是屡见不鲜的，如在山东平阴县朱家桥商周遗址出土的骨针，城子崖龙山文化遗址出土的两式灰黑色陶针等，这些一端有锋而另一端无孔的骨针、陶针，在当时很可能被用作刺病的工具。

---

[1] 中医研究院编《针灸研究进展》人民卫生出版社，5。
[2] 孙思邈《千金要方·序》。

1·2·2·2 灸法

通过对身体的某一部位进行固定的温热刺激以达到治疗疾病的目的，这就是灸法。按“灸”字的含义，即长时间的用“火”治病，所以在古代也有直接称灸法为“火”的。《说文解字》尝谓：“灸，灼也。”唐·王冰注解《内经》时也说：“火艾烧灼，谓之灸焫。”可见它的产生当在人类学会用火之后。

《素问·异法方宜论》载有：“北方者，天地所闭藏之域也，其地高陵居，风寒冰冽，其民乐野处而乳食，脏寒生满病，其治宜灸焫。故灸焫者，亦从北方来。”这说明灸焫之产生与北方人处在寒冷环境中的生活状况有着密切关系。

1956 年在江西省上高县战国墓出土一种磨光穿孔石器，可用绳系放鼎内水中煮热，用作热熨。1964 年，长沙下麻战国墓出土的一种扁圆形石器，长 6 cm，边端有琢磨痕和火烧裂纹，一面光滑如镜，亦可煨热后用作熨法。《黄帝内经太素》注谓：“气血未盛，未为脓者，可以石熨，泻其盛气也。”《砭经》云：“水者，温石于水，以保其热也。”“火者，煨于灰，以传其热也。”后者还可在醋中淬沾，用其余热以温熨患处。

至于将艾叶用作灸治原料，那已是后来的事。由于艾叶具有易燃、气味芳香、遍地生长和易于加工贮存等优点，故被后世起用为灸治的主要燃料。《孟子·离娄》就有“七年之疾而寻三年之艾”的记载。《庄子·盗跖》并以之健身，有“无病自灸”之说。另据考，在新石器时代曾经盛行过一种“骨卜”，系将艾蒿一类的菊科植物燃着，置于动物骨骼上，形成一些斑点，观察它的裂纹，以求得某种征兆。宋·沈括《梦溪笔谈》亦有关于“以艾烧羊髀骨，视其兆，谓之死跋焦”的记载。这类“骨卜”所采用的原料和施行方法，皆与灸术极相类似。又据唐·王冰对《素问·异法方宜论》所作的注解，直到 8 世纪时，依然是“北人正行其法”（指以热熨和烧灼腹部治疗腹痛、腹胀等）。近代鄂伦春族、藏族等兄弟民族，为了预防因野外露宿或席地坐卧所引起的风湿病和关节炎，也常在临睡前花费不少时间烘烤腹背。这种对身体的特定部位进行固定的温热刺激以健身防病的做法，实际上与原始的熨灸法颇为近似。

1·2·3 外治法

原始社会，生活艰苦，环境险恶，卫生条件极差，因此各种伤痛疾病不时发生，其中最为普遍的疾病可能是外伤。据古人类学者对“北京猿人”遗址中发掘出的接近 40 个个体骨骼化石的研究，其平均寿命就很短。死于 14 岁以下者，竟占 1/3 强；能活到 50～60 岁的只占 2.6%。即使到了山顶洞人时期，死于童年的仍高达 43%，能活到五六十岁的仅有 14%。在他们的遗骸化石上，大多可见到伤痕。人类学家曾对北京猿人头骨上遗留的一些圆凹的、深切的伤痕，进行了观察分析，认为这些伤痕并非自然性压伤，而是遭到尖状器物、圆石器、长条器物及棍棒的人为打击而造成的。山顶洞人中一女性头骨的左额骨和顶骨之间，有一洞孔，系重击穿破所致。另一男性老人头骨，其左上额骨和顶骨之间，也有一长形凹陷处，乃受尖锐器物损伤后留下的痕迹。

原始人遇有外伤如何处理，现在已难查证。但从近代一些交通极其闭塞、经济文化极端落后的地区，人们往往以泥土、香灰、树叶等敷裹创口的做法，及某些少数民族的民间经验来推断，原始人对于外伤，也可能用苔藓、树叶、草茎、泥土、唾液等来敷裹涂抹伤口。久而久之，人们便逐渐从中发现了一些适用于敷治外伤的外用药，其中多数是植物性药物。而人们为了减轻由于外伤所引起的剧烈疼痛和阻止出血，自然也会用手抚摸或压迫伤处，从而构成了最早的按摩术和止血法。

随着生产工具的改进，以及与疾病斗争的经验积累，原始人还逐渐懂得了用兽角进行“杯吸术”，用棘刺、甲壳、兽骨、鱼刺等除去异物、剖开脓肿和施行放血。后来甚至学会运用燧石刀切除脓肿。考古发掘中，已见到石器时代原始人化石上骨折愈合的痕迹。

1·3 其他几种医药起源论

关于医药起源的问题，是医史学界长期争论的议题。由于世界观的根本分歧和研究资料的严重不足，致使各国学者各执己见，众说纷纭，至今未能取得较为一致的看法。除了上述医药起源于人类的社会实践和与疾病斗争的实践外，尚有以下几种代表性观点。

1·3·1 “医源于圣人”

按世所称圣人，多指伏羲、神农、黄帝等。《易・乾》称：“圣人作而万物睹。”《白虎通・圣人》云：“圣者，通也，道也，声也。道无所不通，明无所不照，闻声知情，与天地合德，日月合明，四时合序……”《淮南子・修务训》和《通鉴外记》甚至明确指出，由于“圣人出”才有“医方兴”和“医道立”。

毋庸讳言，在人类文明史上曾经出现过许多杰出人物，当他们把个人的行动汇入时代的潮流以后，确有超乎常人的作为和贡献。可是承认这一事实，绝不等于说个人可以创造和决定历史。“医源于圣人”的观点之所以是错误的，其症结就在于对杰出人物的某些作为和贡献作了无限的夸大，以至于达到了神化的程度。

事实上，医疗活动一开始就是与人类的生产、生活紧密联系在一起的。它的萌芽和成长，得自于人类数十万年乃至更长时间的痛苦探索和经验积累。而这绝不是任何个人的聪明才智和短暂的一生所能实现的。至于说到传说中的伏羲、神农、黄帝等人物，并非实指某个个人，揭去“神”和“圣人”的外衣，剩下的只不过是原始社会某一特定阶段整个原始人的代称。古代流传的有关他们创造医药的说法，在一定程度上反映了人类早期医药活动的概貌。

“医源于圣人”一说，是在我国古代某种复古思潮，即向往原始社会那种大同世界的所谓圣人盛世说法的支配下形成的，它给历史留下了颇为深远的影响。后世有些医药学著作，分明是总结了人民群众与疾病作斗争的实践经验，却每每要托名于“神农”“黄帝”或其他传说中人物，如《神农本草经》《神农五藏论》《黄帝内经》《黄帝甲乙经》《岐伯针经》《岐伯精藏论》等医药书籍，都要冠以“神农”“黄帝”“岐伯”的字样，正是受了这种思想影响的结果。

1·3·2 “医 源 于 巫”

有人认为，各民族之医学多出于巫，医学从其开始产生便与宗教和巫术有着不可分割的关系。他们声称：“巫一般被认为是医之父母。”“无庸置疑，医学起源于巫术……最早的医生就是巫师；最早的治疗手段，就是巫术仪式。”“整个埃及医学起源于巫术看来是显然的”。[1] 如此等等，这就是医源于巫论，或医源于宗教论。

[1] 邱仁宗“医学巫源说和医学起源问题”《中华医史杂志》1981.1。

从历史唯物主义的观点来看,一切科学都来自人类的社会实践和物质生产的需要,医学也是如此。原始人在物质生活的创造过程中,在生活经验的不断积累中,很早就产生了完全依赖于经验的早期医疗。生理学家巴甫洛夫有句名言:“有了人类,就有医疗的活动。”而巫的出现和活动却是新石器时代晚期,即原始社会末期的事。

早期的原始人,还不可能认识周围的许多自然现象对于人类生活的价值,当然也不可能产生关于自然现象和物体的背后有什么“特殊的超自然物”存在的认识。人们只是自发地适应自然,甚至从未想到通过祈求以减轻自然界对人类的压迫。因此那时宗教也不可能产生。

在距今 4 万~5 万年前氏族社会的形成时期,因生产力的发展,人们的生产水平和思维能力亦有了一定程度的提高。他们一方面经过无数次生产实践,逐渐认识了一些自然现象和人们经济生活的联系,从而对这些自然现象开始抱有某种希望和控制的要求;而另一方面由于生产水平和认识能力毕竟还是十分低下,因而对更多的自然现象和人体生理现象都感到难以理解,并由此萌发了某种敬畏的心理。只有在这时,人们才有可能对自然现象作出歪曲的反映(即使之神化),从而产生对自然界和祖先的崇拜,后来又出现了各种图腾崇拜。这便是人类最早的宗教迷信和鬼神观念。

原始社会末期以来,宗教的性质逐渐起了质的变化。由于有了初步的社会分工和出现了私有制及剥削关系,从而产生了专事祈祷、祭祀的“巫”。巫根据氏族显贵的利益,有意识赋予原先人们幻想中的“神”以人格化。他们在参与政事的同时,窃取民间某些医药知识,以能和鬼神相沟通的姿态,通过迷信的方式为人治病。这就给医疗活动披上了一件神秘的外衣,从而造成了医巫相混的假象。

近代有人通过对 20 世纪尚存的原始部落所作的调查,了解到这些原始部落并无任何宗教观念,但却有一定的世代相传的卫生习俗。非洲一些部落把疾病看作是“自然的”,患病就采用祖辈流传下来的药方和疗法进行治疗,而无须作出任何超自然的解释。

历史上曾有一个阶段(原始社会末期至奴隶社会时期),医学完全为巫术所控制。那时,巫术处于统治地位,医学成了巫术的奴仆。即便如此,医巫之间的斗争不断发生,并随着奴隶社会末期社会矛盾的发展而日益尖锐化。随着巫术观念的日趋衰落和医学知识的不断积累,医与巫的矛盾和斗争,终于朝着实现医学解放的方向迅速转化。

巫源说的荒谬,不仅在于把医学发展中的某个片段当作历史过程的全部,而且还表现在闭眼不见医巫之间的对立和斗争,因而最终把两个截然不同的体系混为一谈,既颠倒了历史,也抹杀了医药的实践性和科学性。

1·3·3 “医源于动物本能”

所谓医源于动物本能,是说药物和治疗技术都是起源于人类生来就具有的某种“本能”,认为人类患病寻求医治,与犬病吃草催吐、老鼠受毒饮泥水一样,是出于自我保护的本能反应,并且这种本能的原始医疗是以动物医学为基础的。

在自然界,动物利用自然物进行本能救护的情况是存在的,如水牛以入水来解热、避蚊;猫舔疮面以减轻疼痛;猴子受伤后用其前肢拔出异物;非洲熊以食菖蒲治病;黑猩猩不仅用树枝剔牙、抠鼻,还知道在伤口出血时寻找某种树叶敷贴,而达到止血的目的。这些确与人类的原始医疗有着某种相似之处。“本能论”者,正是抓住这些表面现象,提出了既然人类是从动物进化而来,那么人类的医学也是从动物的本能救护演变而成的主张。有人甚至把人类的原始医疗,归结为某些动物的示范。

人们知道,"本能"是由于有机体在内外各种刺激之下,为了适应环境,求得生存所作出的某种反应。就动物而言,这只是某种"行动思维",并永远停留在感性认识的阶段。因此这种只是反射、只能利用外部自然界的本能活动,根本谈不上称作医学,也永远不可能发展成医学。

有人提出:古猿通过劳动,在完成了向人类转化的过程中,从本能的救护行为过渡到了人类医学。他们认为,古猿作为"正在形成中的人",它们身上无疑存在着更为多样和复杂的本能救护行为。就是这种尚属动物本能的救护行为,为向人类医学转变奠定了生物学基础。因此随着古猿向人类的逐步进化,这种本能救护行为也不断地深化,逐步从"本能的"转变为"意识的",从量变走向质变,最终产生了原始医学。而促成这一转变的动力与促使古猿向人类进化的动力一样,是劳动。这样,古猿的本能救护特性成了人类医学得以发生发展的基础,是内在的自然条件,而劳动则是人类医学得以产生的动力,是外在的社会条件。

这种"本能"加"劳动"的观点,似是而非,具有较大的迷惑性,它混淆了人类起源与医学起源这两个不同性质的问题,乃是"本能论"的翻版。

"本能论"无视人与动物的本质区别,混淆了动物的本能救护与人类医学之间的严格界限。这样便从根本上巧妙地勾销了人类社会实践的决定作用,因而同样是错误的。

〔附〕古人长寿、高大说

很久以前就有一种看法,认为远古人类体魄健壮,身材高大,寿命很长。除了因偶然的外伤所引起的体表疾病外,他们很少患病,且可自然痊愈。因此传说中的有巢氏、燧人氏、伏羲氏、神农氏等都享有高寿。尤其是盘古氏,甚至活了一万八千岁。这些神话显然反映了人们对长寿的虚妄幻想。

在国外,同样有人认为疾病是随着人类历史的发展而滋长起来的,人们若能保持自然的朴素状态,机体就可避免患病。18 世纪法国人卢梭就曾断言:"文明社会的历史,同时就是人类疾病史。"

然而,在大量历史事实面前,上述观点已被证实是毫无根据的主观臆断。原始人为求生存,在与大自然进行的残酷斗争中,付出了十分沉重的代价。根据对北京猿人和山顶洞人遗骸的研究,他们的平均寿命很短,死于童年的比率极高。这自然是与原始人维持生活和抵御侵袭的能力极端低下有着直接的关系。如原始人群在与猛兽的殊死搏斗和同类的自相残杀中,外伤该是较为普遍的。而分娩时所发生的感染病;严寒酷暑、风袭雨打所带来的寒暑病、皮肤病;茹毛饮血、饥不择食所招致的胃肠病、寄生虫病;蚊、蝇、虱、蚤及天灾人祸所引起的各种传染病,也势在必然之中。此外,还有出于"男女杂游,不媒不娉"、杂乱野合所致的蛊疾(即性病,亦有称蛊疾为寄生虫病),及因骨折断肢所造成的身体残废等,亦该是常见病种。现代科学就曾在原始人的遗骸化石上发现了关节僵直、骨髓炎、骨折、佝偻病、骨瘤及其他一些疾病的痕迹。虽然今日已不可能见到有关内脏器官及软组织的病变遗迹,但料想也在所难免。所以那种认为人类自古以来就是完全健康的观点是难以成立的。

至于说到身材,地下发掘的结果告诉人们:原始人并不比现代人高大。50 万年前的"北京猿人",身高约为 156~157 cm;6 000~7 000 年前的西安半坡人,男子平均身高 169.45 cm;5 000 年前山东大汶口新石器时代的男子平均身高 172.26 cm。根据历史的和现实的资料来判断,人类身材的发展趋势,总是后人超乎前人。

1·4 传说中的医学人物

伏羲氏 一名庖羲氏,又名太昊,姓风,以木德王。据《帝王世纪》载:"造书契,以代结绳之政，画八卦以通神明之德，以类万物之情，所以六气、六腑、六脏、五行、阴阳、四时、水火、升降，得以有象，百病之理，得以有类。推炎黄因斯，乃尝味百药而制九针，以拯夭枉矣。”传说他曾教民佃渔畜牧，都陈，在位一百十五年，传十五世，凡一千二百六十年。

神农氏 又称炎帝，因生长于姜水，故姓姜。传说他“始教天下耕种五谷而食之，以省杀生之弊；尝味草木，宣药疗疾以救夭伤之命，百姓日用而不知，著本草四卷”。宋·刘恕《通鉴外记》亦称：“民有疾病，未知药石，炎帝始味草木之滋，尝一日而遇七十毒，神而化之，遂作方书，以疗民疾，而医道立矣。”

黄帝 乃有熊氏少典之子，姓公孙，名轩辕，因长于姬水，故又姓姬。《史记·五帝本纪》谓“生而神灵，弱而能言，幼而徇齐，长而敦敏”，是一个聪明、智慧的象征。《帝王世纪》说他“龙颜有圣德，可谓天授自然之体。犹不能坐而得道，故以地黄元年正月甲子，游名山以求神仙，著体诊则问对雷公、岐伯、伯高、少俞之论，备论经脉，傍通问难，以为经教，制九针，著内外术经十八卷”。《通鉴外记》亦谓：“帝以人之生也，负阴而抱阳，食味而被色，寒暑荡之于外，喜怒攻之于内，夭昏凶札，君民代有。乃上穷下际，察五色，立五运，洞性命，纪阴阳，咨于岐伯而作《内经》。复命俞跗、岐伯、雷公察明堂，究息脉；巫彭、桐君处方饵，而人得以尽年。”

以上三人，都是传说中中国医药的最早创始者。

僦贷季 传说我国医家之最古者。岐伯曰：“色脉者，上帝之所贵也，先师之所传也。上古使僦贷季理色脉而通神明，合之金木水火土，四时八风六合，不离其常，变化相移，以观其妙，以知其要。欲知其要，则色脉是矣。”（《素问·移精变气论》）《路史》称：“神农命僦贷季理色脉，对察和齐，摩踵讷告，以利天下，而人得以缮其生。”

俞跗 黄帝臣，善医术。《史记·扁鹊仓公列传》说他：“治病不以汤液醴洒、镵石挢引、案扤毒熨，一拨见病之应，因五脏之输，乃割皮解肌，诀脉结筋，搦髓脑，揲（shé）荒爪幕，湔浣肠胃，漱涤五脏。”

岐伯 黄帝臣。《帝王世纪》云：“黄帝使岐伯尝味草木，典主医药，经方、本草、素问之书咸出焉。”《路史》亦云：“黄帝极咨于岐、雷，而《内经》作。”

伯高 黄帝臣，《灵枢·寿夭刚柔篇》说他佐帝讨论脉经，穷究义理。

少俞 黄帝臣，俞跗之弟，医术与其兄同（《古今医统》）。

对伯、少二人，《素问》有载：“伯高、少俞并黄帝时臣，未详其姓，辅佐黄帝，详论脉经，对扬问难经，究尽义理，以为经论，故人到于今赖之。”

对岐、伯、少三人，晋·皇甫谧《甲乙经·序》称：“黄帝咨访岐伯、伯高、少俞之徒，内考五脏六腑，外综经络、血气、色候，参之天地，验之人物，本之性命，穷神极变，而针道生焉。”

鬼臾区 《古今图书集成》卷五二四引《古今医统》称，黄帝臣，其十世祖当神农世，说太始天玄玉册。至鬼臾区则佐黄帝发明五行，详论脉经，问对难经，究尽义理，以为经论。

桐君 陶弘景《本草经·序论》记：“黄帝臣，撰《药对》四卷及《采药录》，说其花叶形色，论其君臣佐使相须。至今传焉。”又《古今图书集成》卷五二四引《古今医统》称：桐君“识草木、金石性味，定三品药物，以为君臣佐使”。

雷公 黄帝臣，从黄帝受医术。详见《素问·著至教论》、《示从容论》、《疏五过论》、《征四失论》、《阴阳类论》、《方盛衰论》、《解精微论》及《灵枢·禁服篇》。相传《素问·著至教论》以下七篇皆雷公所作。一说仅作《著至教论》。

马师皇　据《列仙传》载，马师皇乃黄帝时兽医，善知马形生死之诊，治之辄愈。

少师　黄帝臣。详见《灵枢·忧恚无言》及《寿夭刚柔》。

复习思考题

1. 对医药的起源你是怎样认识的？
2. 如何看待医药起源问题上的几种唯心主义观点？

（陈道瑾）

2. 早期的医药卫生活动

公元前21世纪~公元前476年(夏~春秋)

我国奴隶社会经历了夏、商、西周三代及春秋时期。夏代奴隶制国家的建立和巩固,为我国奴隶制奠定了基础。公元前21世纪,在新兴奴隶主贵族的拥戴下,禹之子启,承袭了禹的职位。自此,原先由部落联盟会议民主推举首领的“禅让”制,开始变为父子相传的世袭制,阶级社会的帷幕正式揭开。400余年后,商汤灭桀,建立了商朝,这是我国奴隶制进一步发展的时期。此后,周王朝崛起,使奴隶制经济更加繁荣昌盛,其势力和影响都远远超越了商代。春秋时期我国奴隶制开始走向衰落,在生产力发展的推动下,由奴隶制向封建制转变的社会大变革,最终成了不可逆转的历史潮流。

原始社会的解体和奴隶制社会的建立,是合乎社会发展规律的进步现象。由于有了奴隶制,有了大规模利用奴隶的简单劳动协作以提高劳动生产率,因而无论在物质生产或科学文化方面,都有了较为显著的提高。

在我国奴隶社会,青铜器的使用和推广,是社会生产力上升到一个新阶段的主要标志。夏代已有了少量铜制工具。商代由于冶铜术的日益提高,青铜器的数量和种类不断增多,且已广泛应用于生产劳动。到了西周时期,青铜器的制作已达全盛阶段,铜制农具进一步得到推广,在农事活动中,从翻土、中耕除草到收割,几乎全部用上了金属农具。而冶铜术的提高,自然也为金属医疗器械的制作,提供了物质和技术条件。

生产工具的重大更新,有力地促进了以农业为主的自然经济的发展。夏、商、西周时期,“熟荒耕作制”已普遍推广,而牛耕的使用,畜牧兽医的出现和土地整治、农田水利、农作物选种、田间管理等经验的积累,以及园圃经营、栽桑养蚕等新的生产领域的开辟和扩大,都有效地改变了农业生产的面貌,并使之上升为社会最重要的生产部门。我国历史上以农业为本的经济结构,就是形成于这一时期。

农业的发展,金属工具和器皿的制作,带来了手工业生产的逐步兴盛和制作技艺的日益改进。商代后期,手工业已大规模地从农业中分化出来。西周的手工业种类更多,分工更细,因而号称“百工”。其中建筑、纺织、制陶、酿酒等行业的发达,还直接、间接地关系到医疗保健手段的充实与改善。

在社会物质财富不断增长的前提下,当时已有可能使一些人脱离体力劳动而专门从事脑力劳动,因而又产生了对于历史发展具有重大意义的体力与脑力劳动之间的分工。商、周以来脑力劳动者的人数日益增多,并逐渐形成了“士”的阶层。“士”的出现最终使原始社会时期就已开始的结绳记事及某些书写符号(多半是图画),有可能经过整理而发展为文字;人们源于社会实践的各方面知识,也才有可能脱离“口传身授”的限制而被记录下来。从而促使某些科学知识逐渐以经验科学的形态,从生产技术中分化出来。

当时为了适应农业生产的需要,天文、历法也有了明显提高。夏代出现了“天干”纪日法；商代又在夏代天干纪日的基础上，进一步发展成“干支”记日法；周代更发明了用圭表测影，以确定冬至和夏至。春秋时期，人们通过长期观察，进一步认识到季节变化的一般规律，并测定了一年四季的各个节气。这些成就，在服务于农业生产的同时，也有助于人们认识疾病的发生与季节变换的关系，因此对医药的研究也有一定积极意义。

在奴隶社会，随着时代的变迁和科学文化的进展，人们的宗教思想及自然观已发生了很大变化。“万物有灵”的观念已被宇宙间一个至高无上的神——“天帝”或“上帝”所代替。这表明，在生产力提高的前提下，某些自然现象已有可能在一定程度上被认识和控制，因而也就相对地减弱了原先人们头脑中的某种神秘感。只是由于阶级社会的确立，奴隶主们为了施行其精神骗术，以巩固他们的残暴统治，总是不遗余力地大肆提倡鬼神迷信，因而才形成了一整套宗教神学的思想体系——即关于“天命”的观念。

然而伴随着科学技术的发展和奴隶制统治危机的不断加深，作为人格神“天”的思想已出现动摇。周代产生了“敬天保民”思想，这既反映了奴隶主阶级对奴隶群众巨大潜在力量的畏惧，同时也暴露了新的统治者对“天命”神圣性的某些怀疑，因而不得不对原有的天命观作出一定的修正。这些都给在自然观方面突破宗教神学的羁绊以有力的推动。具有朴素唯物自然观和自发辩证法思想的阴阳说、五行说和八卦说，就是在这样的社会形势下，于商周之际酝酿而成。

尤其是到了春秋时期，蓬勃发展的自然科学，在不断揭示天命观和鬼神论的虚伪性的同时，也为唯物主义和无神论思想不断提供新的证据。这使人们得以或多或少地从天命观和鬼神论的愚弄中摆脱出来。这种哲学上两种世界观的斗争反映到医学领域中来，即表现为医学与巫术迷信之间的斗争。

公元前 8 世纪时，社会经济结构和阶级关系发生了很大变化，原先的奴隶主统治阶级日趋没落，新兴地主阶级势力逐渐上升。尤其是在西周王朝所册封的各诸侯国之间互相攻伐、交相兼并的现象十分严重，致使一些主要诸侯国的人力、物力、财力急剧膨胀，终成尾大不掉之势，因而“犯上作乱”之事不断发生，周天子的权势日益衰敝。这些都预示着奴隶社会的末日，已在一天天地迫近。

2·1　对疾病的认识和诊治

对疾病的认识和诊治，是这一时期我国医药学发展的一个重要方面。

2·1·1　对疾病的认识

2·1·1·1　甲骨文关于疾病的记载

据有关资料表明，殷墟出土的甲骨约 16 万余片，其中载病的有 323 片，415 辞。所载疾病的名称有 20 余种，如疾首、疾目、疾自、疾齿、疾腹、疾止、疾子、疾育等，大部分是按人体不同部位来区分的。但有些疾病已能根据它的主要特征，给以专门的病名，如疟、疥、蛊、龋等。甲骨文“”（蛊）字，象虫在皿中，《说文解字》称：“蛊，腹中虫也”，用以表示腹中之寄生虫；“”（龋）字，表示牙齿上的窟窿是因虫蛀引起。甲骨文“龋”字的出现是我国医学史上很有意义的发现，它把《史记 · 扁鹊仓公列传》所述及的龋齿病提前了 1 000 多年，比起埃及、希腊、印度等文明古国的类似记载，也要早 700~1 000 年。

甲骨文中也有些疾病是根据生理功能失常而命名的。如“□疾言”，是说由于咽喉有病而引起的语言障碍或发音困难。还有一些关于疾病症状的描述，如耳鸣、下痢、失眠等。值得注意的是有关“疾年”“雨疾”“降疾”等的记载。“疾年”指多疾之年；“雨疾”“降疾”，表示像降雨一样，一次就有许多人染病，这可能是对流行病的最早记录。而甲骨文中的“□”字，其形像心（殷商时期，人们从剖开的尸体中，不难观察到心的形状），很可能是祖国医学对脏腑的最早认识。

近来有人对载病卜辞作了进一步研究，重新归纳出 34 种病症和病象，如病首、病目、病自、奶执（奶头堵塞不通）、腹不安（腹部疾病）疛（腹部疾病）、病骨、病软（浑身无力）、病心（神经官能症）、病旋（眩晕）、病疫（传染病）、病蛊（腹中寄生虫病）、病育（生育）及酒精中毒等。还发现甲骨文中有关于“疛，用鱼”和“㾊（疟），秉枣”的记载，说明殷人已知利用鱼之“行水”特性以散瘀血和用枣治疟。并有“小病臣”之类专司医药事务的官职出现。

甲骨文的上述记载，有助于人们对殷商时期疾病史的研究。但由于能占卜问病的只限于奴隶主及其家属近臣，难以说明广大奴隶和平民的疾病情况，因此以上资料还远不能看成是商代疾病知识的全部。

2·1·1·2　固定病名的出现

西周以来，在《尚书》、《周易》、《诗经》等古典著作中，对热病、昏迷、浮肿、逆产、不孕等已有了初步认识。《周礼》、《诗经》还提及虫蛊和沙蜮病，如《周礼・秋官》谓“庶氏掌除毒蛊”，《诗经》称“为鬼为蜮，则不可得”。有人曾作过统计，仅《诗经》一书所涉及的病名，就达 40 余种，且描述了多种疾病的证候，如微尰（浮肿）、狂噎等。尤其是《山海经》，已能根据发病的特点，给以固定的病名。从该书记载的 38 种疾病来看，可以称为固定病名的有瘕、瘿、痔、疥、痈、疽、痹、风、疟、狂、暍、瘌、瘘、瘴、疣、蛊、疠、惑、厥、眯、眴目、疫疾等。其中有传染病（疠、疫、蛊、疟、劳）、消化系病（瘕）、精神神经病（狂、痴、瘌）和心肾病（胕）等，还有痈疽、肿疾、疥、痤、疣、痔、瘘、癣等外科病。以上病名分别见于《南山经》、《北山经》、《中山经》、《西山经》、《中次六经》、《北次二经》及《中次十一经》等篇目。另外，书中还提出了腹痛、嗌痛、心痛，呕、脲（大腹）、骄（骚臭）、糟（气下泄）、嘤（噎）等十几种症状和肿病、腹痛、心腹之疾等较为笼统的概称。

几乎在同一时期，《左传》亦述及了部分病名，如骨折（折肱）、伤疾、瘈咬病（瘈者，狂也）、食管瘤及发秃（孙叔敖突秃）和远视（陈豹望视）、佝偻（黑而上偻）等疾患；《荀子》还谈到了驼背（如植鳍）和远视（徐偃目可瞻）；《礼记》也有关于瘖、聋、侏儒等的记载。这些与甲骨文中主要依据身体部位来区分的所谓疾首、疾目、疾足等情况相比，显然有了很大进步。

2·1·1·3　对自然条件与人体发病关系的认识

这一时期由于农业和天文、历法的发展，人们不仅注意到天象、节气和气候的变化会给农作物带来影响，而且对人体与自然环境的关系，也有了初步的了解。开始认识到季节、气候的变化及某些地区特殊的自然条件与人体健康和疾病的关系。如《周礼》载：“四时皆有疠疾，春时有痟首疾，夏时有痒疥疾，秋时有疟寒疾，冬时有漱上气疾。”《礼记・月令》载：“孟春行秋令，则民大疫。”“季春行夏令，则民多疾疫。”“仲夏行秋令，则民殃于疫。”前者指的是四季多发病；后者是说明由于四时气候的异常变化所引起的疾病流行，并知道流行病是具有传染性的。而《吕氏春秋》所追述的“轻水所多秃与瘿人，重水所多尰与躄人，甘水所多好与美人，辛水所多疽与痤人，苦水所多尪与伛人”，则是表明人们已经懂得由于各地水质的不同，可以导致不同的疾病。

2·1·2 对疾病的诊治

奴隶社会后期，疾病诊断已粗具雏形。《墨子·兼爱上篇》说：“圣人以治天下为事者也，必知乱之所自起，焉能治之。不知乱之所自起，则不能治。譬之如医之攻人之疾者然，必知疾之所自起，焉能攻之，不知疾之所自起，则弗能攻。”《周礼·天官》更具体提及：“以五气、五声、五色眡(视)其死生。两之以九窍之变，参之以九脏之功。”以上两段引文，其一是说治理天下有如医之攻疾，必先了解、掌握病之发于何处，然后方可施治；其二在于表明医之疗疾，当从病人五脏所出的气味，言语所发的声音，容貌所呈现的颜色，来判断病人的生死吉凶，并须反复观察其九窍的变化和脏腑的反应。这些实可视为中医诊断学之滥觞。

在临证治疗方面，食养、药疗、酒剂及针刺火灸等，皆已推广使用。《周礼·天官》尝谓：“以五味、五谷、五药养其病。”又说：“凡疗疡，以五毒攻之，以五气养之，以五药疗之，以五味节之。凡药，以酸养骨，以辛养筋，以咸养脉，以甘养肉，以滑养窍。”据郑玄注：“五毒，五药之有毒者……合黄堥，置石胆、丹砂、雄黄、礜石、慈石于其中，烧之三日三夜，其烟上着，以鸡羽扫取之，以注创，恶肉破骨尽出。”可见当时使用的药物，除包括各种味觉的食物和专以疗病的众多药物外，还有了专以疗疡的外用腐蚀药。这可能是我国使用化学药物的最早记录。而甲骨文中关于“鬯其酒”的记载，《周礼》关于取酒“浴尸”以消毒防腐的记载，《史记·扁鹊仓公列传》关于“在肠胃，酒醪之所及”的记载，则告诉人们酒剂在医药卫生上的应用也已相当广泛。至于针刺火灸，人们从《内经》时代针灸术的进步和在医疗中所发挥的突出作用来推断，可以想见在我国奴隶社会应用针、砭治病就已具有一定的基础。甲骨文中早已反映出用砭法除病，用按摩疗腹疾，及用艾灸治病、止痛等；《左传》襄公二十三年(前 550 年)更明确指出“美疢不如恶石”；近世在河南新郑县郑韩故城(前 772 年~前 230 年)遗址，还发掘出了一枚长 6.3 cm 可用以刺病的砭石。

值得研究的是关于金属医针的出现问题。当时由于冶炼技术的进步，青铜器已广泛应用于人们生活、生产的各个方面。这种情况对医疗工具的改进，显然是极为有利的。可以设想，人们在使用砭石、砭针的基础上，改用青铜制作针具也是顺理成章的事。对此，虽说目前尚缺出土实物的印证，这可能是当时还应用不广的缘故。

《内经》就曾追述过古代的九针，包括铍针、鑱针、锋针、员针、鍉针、大针、长针、圆利针、毫针等。1968 年在河北满城，出土的西汉(前 113 年)中山靖王刘胜夫妇墓中四枚锐利如新的金针和五枚残损的银针，给我们展示了古代圆利针、毫针、锋针、鍉针的原形，其形制与《内经》所载相符。

另据《左传》成公十年(公元前 576 年)记载：“晋侯有疾……攻之不可，达之不及，药不至焉。”这里的“达”字和“攻”字，有人认为就是指针刺和艾灸，并说这已为后汉郑康成的《针膏肓》和三国荀悦的《申鉴杂言篇》二书所证实。此说如果确实，那么《左传》的上述记载，实际上是从使用的角度，反映了金属医针的存在。

金属医针的应用，标志着针刺疗法的重大革新，它势必大大开拓了针法的实践范围，并为后世针刺技术的发展，创造了良好条件。

2·2 医学理论的萌芽

2·2·1 相关的几种哲学思想

2·2·1·1 气、精、神

“气”,最初是指天空中的云气,人们呼吸之气及天地间的大气,后其涵义渐有延伸。古人认为世界上一切有形的物质,都是由无形的气变化而来。《管子》云“气者身之充也”“气通乃生”,表明人之生成源于“气”。又谓“凡人之生也,天出其精,地出其形,合此以为人”,进一步指明了人的精气来源于天气,人的形体来源于地气。《管子·地水》篇还具体描述了人的形成,首先是男女的精气相互结合而成为一种水样的流体,3 个月后即形成能区分五味的“嘴”,由此得有五脏、五肉、九窍,5 个月后人形始具,满 10 个月长成出生。所述虽属想象,但却体现了古代朴素唯物论的观点。

“精”有时也称“精气”,或简称“精”,它是一种更为精微的气。《管子·内业》谓“精也者,气之精者也”,又说:“精存自生,其外安荣,内脏以为泉原。浩然和平以为气渊,渊之不涸,四肢乃固,泉之不竭,九窍遂通。”说明人之四肢、九窍及内脏活动,无不是以“精气”为渊源的,有了这种精微之气充满人体,才使人体得以维持正常的生理功能。

至于“神”,古人认为它与“气”“精”都是一类物质。《管子·内业》说过:“一物能化谓之神,一事能变谓之智,化不易气,变不易智。”表明“神”和“气”是一类东西。后世《吕氏春秋》则把它与“精”并列,指出“精充天地而不竭,神覆宇宙而无望,莫知其始,莫知其终,莫知其门,莫知其端,莫知其源,其大无外,其小无内”。《荀子·天论》也指出:“万物各得其和以生,各得其养以成,不见其事,而见其功,夫是之谓神。”就是说神与精气一样,说大可大到无边无际,说小可小到非常细微。世上万物的生成变化都是神作用的结果,这种作用都是不知不觉,不易测知的。《论衡·论死》篇更形象地比喻说:“水凝为冰,气凝为人;冰释为水,人死复神。其名为神也,犹冰释更名为水也。”可见古人是把“神”看成一种特殊的气或气的属性,是气和精气的集中表现,是事物发展变化的一种内在的、能动的物质力量。正如《易·系辞》早就指出的“阴阳不测谓之神”和《说卦》所称“神也者,妙万物而为言也”。

2·2·1·2 阴阳、五行

阴阳学说和五行学说都是我国古代朴素唯物主义的自然观。“阴阳”起于《周易》,该书的《系辞》部分,主要说明“变化之道”在于性质相反的阳、刚、动与阴、柔、静两个方面“相摩”“相推”的结果。

阴阳的概念,最初是指日光的向背而言,后又在此基础上加以引申,凡光明、温暖者皆归之于阳,凡黑暗、寒冷者都归于阴。又因日在天上,故又引申出天为阳,地为阴;上为阳,下为阴;动为阳,静为阴;气为阳,形为阴,等等。如此引申的结果,几乎把所有自然现象都分成了阴、阳两大类,甚至把构成宇宙万物的“气”也分成阴阳(清轻者为阳,浊重者为阴)。由于气是事物运动变化的根源,因而人们又逐渐把阴阳与事物的运动变化联系起来,认为一切自然现象的变化都是阴阳“消长”的结果。《左传·僖公十六年》载:“陨石于宋……是阴阳之事。”《国语·周语上》载:“阳瘅愤盈,土气震发……阳气俱蒸,土膏其动;阴阳分布,震雷出滞。”说明陨石坠落、土壤变化、震雷发生等,皆是阴阳变化所致。所以,《易经·系辞上》说“一阴一阳之谓道”“阴阳合德,而刚柔有体”。《管子·四时》篇亦说:“阴阳者天地之大理也。”而《国语·越语》所称“阳至而阴,阴至而阳;日困而还,月盈而匡”,则进一步丰富了阴阳学说的内容。它阐明了阴阳达到极点时,就要向其相反方向转化的规律。

“五行”最早见于《尚书·洪范》,“一曰水,二曰火,三曰木,四曰金,五曰土”,其各自的特性是:“水曰润下,火曰炎上,木曰曲直,金曰从革,土爰稼穑。润下作咸,炎上作苦,曲直作酸,从革作辛,稼穑作甘。”《国语·郑语》指出万物的成长,皆赖上述五种主要物质的相互作用,它们是人们日常生活所离不开的最常见的五种要素。五行最初可能被称作“五材”。《左传·襄公二十七年》关于“天生五材,民并用之,废一不可”的记载,反映了人们对五行(材)学说的高度重视。当时不少事物,都习惯用“五”字来概括,如五岳、五礼、五教、五服等,中医理论中亦有若干个“五”,像五脏、五体、五志、五液、五色、五味等,既是受了这种习俗的影响,同时也是作为五行学说在医学方面的具体运用。

至于后世所言五行生克学说,在这一时期还只是稍露端倪。《左传》襄公九年载有“晋赵鞅卜救郑,遇水适火……史墨曰:……水胜火,伐姜则可”,但《墨子》却谓“五行无常胜”。可见当时对五行之间的相互关系仅仅有了部分的或不完全固定的认识。从整体来看,尚未将五行相胜的次序完整地排列出来。而对五行相生说,就更缺乏明确记载了。

五行学说作为古代的哲学理论,曾被广泛地应用于各个方面。根据《左传》载录,古代政治家子产常用五行说来说明事物变化的道理,而秦国名医医和在为晋侯诊病时,也曾提及五味、五色、五声等概念。不过,五行学说在医学上的系统运用,却是战国时期的事。

2·2·1·3 天人相应

如前所述,古人认为世界上一切有形的东西,包括人与天地自然,都是来源于无形的气,又都是受到阴阳、五行学说的支配。因此,人与天地之间,必然会存在某种相应、相通的关系。《礼记·礼运》指出:“人者其天地之德、阴阳之交、鬼神之会、五行之秀气也……故人者天地之心也,五行之端也。”《管子·五行》也认为:“人与天调,然后天地之美生。”这就是天人相应的思想。这一认识,在表明人体的健康或疾病与自然环境密切相关这一点上,与稍后《内经》一书所述及的人与天地“相应也”、人与天地“相参也”,显然保持着某种学术思想上的内在联系。

2·2·2 病因学

《左传·昭公元年》记载着公元前541年秦医和在为晋侯诊病时所发的一段议论,晋侯有疾,“求医于秦,秦伯使医和视之。曰:疾不可为也,是谓近女室。疾如蛊,非鬼非食,惑以丧志……公曰:女不可近乎?对曰:节之……天有六气,降生五味,发为五色,征为五声。淫生六疾。六气曰阴、阳、风、雨、晦、明也。分为四时,序为五节,过则为菑;阴淫寒疾,阳淫热疾,风淫末疾,雨淫腹疾,晦淫惑疾,明淫心疾。女,阳物而晦时,淫则生内热蛊惑之疾。今君不节不时,能无及此乎?”从医和的这段议论中可以看出:① 以四时、五节、六气等季节、气候变化作为主要病因的概念,已经形成。② 从阳淫热疾、阴淫寒疾的记载来分析,说明“阳盛则热,阴盛则寒”的病理学说也已基本明确。而“风淫末疾,雨淫腹疾”的说法,则与后世风病四肢痛、湿病有腹泻的理论有着密切的渊源关系。③ 关于五味、五色、五声的概念,也给后世诊断学及药理学以一定的启示。④ 表明鬼神致病说已开始动摇。

另外,《周礼》亦载有:“天有五星,故有五行,以为寒暑,以为阴阳风雨晦明,分为四时,序为五节,淫则为裁,以生寒热少腹惑心之疾;人有四肢五藏,化为五气,一觉一寤,吐纳往来,流为荣卫,章为气色,发为声音,以生喜怒哀乐爱恶欲之情,过则有伤。夫天之寒暑阴阳风雨晦明,既足以伤形;而人之喜怒阴阳,运于荣卫之间,交通则和,有余不足则病。"这段文字不仅阐明了四时气候的变化与疾病发生的关系,而且还首次提出了太过的情志活动,同样会有损健康,招致疾病。

2·2·3 预防医学思想

随着人们对疾病认识的提高,一种试图通过控制气候的变化和加强自身的修养,以防治疾病的预防医学思想,也已逐步萌发。老子曰:"无为自化,清静自正。"又说:"祸兮福之所倚,福兮祸之所伏。"韩非子解释说:行为端正,则无祸害,无祸害则尽天年,尽天年则长寿;行为淫邪,自然要短命。

值得注意的是《周礼·天官》和《左传·昭公四年》关于"藏冰""变火"的记载。古人在大气候无可变更的情况下,通过对小气候的改造,即严寒借火以取暖(另说以不同燃料烧燎防疫),盛夏藏冰以降温,以免冬时中寒,夏日中暑。如《周礼·天官》称:"司爟掌行火之政令,四时变国火以救时疾。"即"春取榆柳之火,夏取枣杏之火,季夏取桑柘之火,秋取柞楢之火,冬取槐檀之火"。此法能否取效,姑且不说,但对防病的重视程度却是显而易见的。《左传·襄公七年》更有"国人逐瘈狗"以防狂犬病的记载。

此外,古代民间每逢端午、重阳、除夕都要举行各不相同的仪式,其中有些做法如端午饮雄黄酒、艾叶酒,焚烧苍术、白芷一类气味芳香的药草,并以蒲艾沐浴,雄黄涂额;重阳饮茱萸酒、腊酒、椒酒;除夕饮椒柏酒、屠苏酒、桃汤和点燃丁香、皂角、骨骷等,对于预防季节性疫病,也有一定积极意义。

2·3 药 物 知 识

2·3·1 药物知识的积累

1973年在河北藁城县台西村商代遗址中,发现有植物种子30余枚,经鉴定均属蔷薇科梅属种子,其中以桃仁为主。桃仁可以治病,亦可食用。有人经研究认为,桃仁在当时食用可能性较小,药用可能性较大。另在台西遗址文化层中,还发现有近似蔷薇科中毛樱桃的种子或欧李的种子,即药材中的郁李仁。对此,亦有人著文重复了"肯定为药用"的见解。

周代,药物品种不断增多,用药经验日益丰富,在现存的先秦文献《周礼》、《诗经》、《山海经》等书中,都可见到不少有关药物的资料。《周礼·天官》载有"以五味、五谷、五药养其病",据汉·郑玄注"五药,草木虫石谷也",这可能是对药物进行的初步分类归纳。在我国现存文献中,最早旁涉药物的书籍是《诗经》,该书收录了许多动、植物,其中不少是药物,仅植物药就达50余种。另对某些药物的采集、产地和食用效果,也有简明叙述。如"七月蟋蟀""八月断壶",指明了采集季节;"中谷有蓷"是说明药物的产地;而"食其(芣苢)实,宜子孙",则是关于服用效果的记载。对于所载大部分动、植物,该书虽未明确指出可用以治病,但其中有百余种已为后世本草著作所收录。还有少量植物即使在当时也已供药用,如《毛传》于"采艾"下云"艾所以疗疾";于"芣苢"下云"宜怀任(妊)"等。至于在该书所收动物中,是否已有用作药物的,还有待于进一步考证。

在先秦文献中,收录药物最多的是《山海经》,它与《诗经》一样,并非药物专书,但却收载了不少植物、动物和矿物药。与《诗经》相比，它收录的动物药为数更多，并明确指明了药物的产地、效用和治疗性能。如谓薰草“佩之可以已疠”，黄雚“浴之已疥”。反映出人们对药物的认识又前进了一步，堪称最早记载药物功用的书籍，对后世药物学的发展不无影响。

关于该书所收药物的数字，各家说法不一。一般认为共126种，包括动物药67种，植物药52种，矿物药3种，水类1种，另有不详类属者3种。从其功用来看，可分为补药、种子药、避孕药、预防药、美容药、毒药、解毒药、杀虫药、醒神药、治牲畜病药等。

《山海经》里所收药物，可用以治疗内、外、妇、眼、皮肤等数十种疾患。大都是一药治一病，但亦有14种药物，一药二治，如虎蛟治肿也治痔、肥遗治疠也能杀虫等。这在药物的研究与使用上，无疑是个进步。其使用方法大致可分为内服外用两大类，内服中有“服”有“食”，外用包括佩带、沐浴、坐卧和涂抹等方法。特别是所收药物中，有60多种用于预防，这对探讨当时预防医学思想的兴起，也是值得重视的佐证。

另外，这一时期药物知识的日渐丰富，还表现在对某些药物的性能及其副作用已有所了解。《尚书·说命》中有“若药弗瞑眩，厥疾弗瘳”的记载。西周至春秋时期，人们还对多种毒药有了认识，如乌头(天雄)、莽草、芫花、矾石等。据考，早在公元前7世纪就有人利用毒药伤人。另从《礼记》关于“孟夏月也……聚蓄毒药”，同书《曲礼下》关于“医不三世不服其药”，以及《易经》关于“无妄之药，不可试也”等记载来看，清楚表明了人们对选择、采集、储藏药物的时节和用药中实践经验的重视。

2·3·2 酒的应用及其意义

酒在我国起源较早，可能远在原始公社时期，人们就已从野果与谷物的自行发酵中，得到了有益的启示。然而对于人工酿酒究竟始于何时，古代文献的记载却大相径庭。通过考古发掘，发现新石器时代中期，即仰韶文化时期就已开始酿酒。这时不仅农业产品日渐增多，而且有了各类盛水装酒的陶皿。到了新石器时代晚期的龙山文化时期，更有了专用的陶制酒器。相传禹之孙就是因为“甘酒嗜音”而被逐。

商代农产品的不断丰富，为酿酒业的兴盛提供了物质基础。甲骨文和金文中都保存有许多有关殷王室以酒祭祀祖先的记载。现代考古工作者还在郑州二里岗、河北藁城台西村商代中期遗址中，相继发现了酿酒遗址。至于商周时期的青铜器中有许多就是属于专用的酒器，以及殷人好酒成风的习俗，这些也早已为人们所熟知。

酒在医疗上的应用是医学史上的一项重大发明，它具有兴奋作用，可用作强壮剂；有麻醉作用，可用作麻醉剂；有杀菌作用，可用作消毒剂；因为是液体，有挥发和溶媒的性能，故又是常用的溶剂，它能“通血脉”“行药势”，故后世常用酒来加工炮制药物。在古代医学挣脱巫术统治的过程中，饮酒治病较为普遍，其对“外感风寒”“劳伤筋骨”等病均有治疗作用。后来随着医药知识的不断丰富，人们又从单纯用酒治病发展到制造药酒。甲骨文中就有“鬯其酒”的记载，这是一种色美味香的药酒。稍后《内经》一书也提到古人曾作“汤液醪醴”，并把它的治疗作用归结为“邪气时至，服之万全”。此处所言“汤液”亦指酒，即“五谷之液”。另从汉字构造来看，“醫”字从“酉”，系将患者的呻吟声和治病时不可缺少的酒，会意组合而成。它生动地体现了酒在当时医疗中的突出作用和在医药学发展史上的重要地位，故而《汉书》曾尊酒为“百药之长”。

2·3·3 汤液的制作

何谓汤液？按以往传统说法，即指汤剂，又称水药，是中医主要剂型之一。近年来医史学界有人对此提出了异议，认为汤液乃“五谷之液”，是用粮食酿造的酒。现分别介绍如下。

2·3·3·1 汤剂说

“汤剂说”认为，商以前人们习用单味药，且用重剂，到了商代，由于药物品种的增多和对疾病认识的加深，人们可能根据不同病情，选择多种药物配成复方，经煎煮后应用于临床。这样便由生药转向熟药，由单味药转向复味药，不仅服用方便，药效容易发挥，而且可减少药物的副作用。这在制药学上可谓向前跨进了一大步。

相传伊尹创汤液，《史记·殷本纪》有“伊尹以滋味说汤”的记载。晋初皇甫谧《甲乙经·序》亦称：“伊尹以亚圣之才撰用神农本草，以为汤液。”又谓：“仲景论广伊尹汤液为数十卷，用之多验。”

有人认为，关于伊尹创制汤液之说，早在汉代或汉以前就已流传，此说并非毫无根据。首先伊尹具有一定的医学知识，《吕氏春秋》提到伊尹在与汤王的对话中，曾以医为喻；其次，从医食同源的角度分析，食物与药物本来就有十分密切的关系，以姜、桂为例，通过烹调了解到它们的辛温发散作用，转而用来治病是很自然的事。同时，汤液就是将各种生药和水煎煮而成，方法与烹调食物十分接近。伊尹既精烹饪，又兼通医学，把自己加工食物的经验，转而用来加工药物，也是完全可以理解的。但也有人主张汤液乃无数先民从采药与烹调时逐步积累的经验中发展而来，绝非伊尹的个人所为。他们指出：成书年代远早于《甲乙经》的《内经》，只说“上古圣人作汤液”，而从未提及“伊尹”二字，因此伊尹创制汤液之说，分明是皇甫谧从部分传说中穿凿附会而来。

2·3·3·2 “五谷之液”说

此说根据《素问·汤液醪醴论》关于“为五谷汤液醪醴，奈何？岐伯对曰：必以稻米，炊以稻薪”的记载，指出：“汤液”和“醪醴”，皆由五谷蒸煮而成，而非草药煎熬之剂，他们还引用明·张景岳所注“汤液醪醴，皆酒之属”来加以说明，并说唐·王冰亦有类似含义的注释。

为了进一步说明“汤液”并非“汤剂”，他们依据《说文解字》一书中有“鬯以秬酿郁草，芬芳攸服以降神也”的说法，结合殷商时期巫祝盛行和伊尹本人就是操巫之阿衡等情况，推断出伊尹以其烹调之术，熟谷为酒以祈神，要比说他煎煮汤药更加切合实际。他们认为即便伊尹真想煎煮草药而成“汤剂”，从本草学发展的角度看，当时的条件也还是不成熟的。因为《神农本草经》一书显然是后人托名之作，伊尹根本谈不上“撰用神农本草以为汤液”，甚至就连成书晚于商代的《内经》尚短于此道，方不过几个，药不过数种而已。作为“五谷之液”的酒则不同，古代医生认为它本来就是药物，所以有“上古圣人作汤液，为而不用”“以为备耳”之说。“五谷之液”说还根据蒙医之研究，指出蒙古族的酸马奶就是一种具有医用价值、味道醇香浓烈的马奶酒。它早在汉以前就已出现，其制作过程与中原医生以五谷为原料酿造汤液醪醴的技术很为近似。

以上两种认识，前者由来已久，影响较为深远；后者亦言之成理，值得进一步研究。故一并介绍，以备参考。

2·4　卫生保健与医事制度

2·4·1　卫 生 保 健

卫生保健设施，与人们精神文明的开拓和物质生活的改善密切相关。夏商时期人们已经提倡讲究卫生，并在认识和实践两方面都有所建树。

在个人卫生方面：人们已有洗脸、洗手、洗脚、沐浴和洗涤食具等卫生习惯，甲骨文中就有不少这方面的记载。1935 年在殷墟（河南安阳）的考古发掘中，还有壶、盂、勺、盘、陶槎、头梳等全套盥洗用具出土。到了周代，人们更知定期沐浴，并认识到“头有创则沐，身有疡则浴”的医疗意义。把沐浴用作一种医护方法，此为最早记录。《礼记》更要求人们养成饭前洗手，用餐时不对面说话，不剩饭，不随地吐痰等日常卫生习惯，和提出了“疾病，内外皆扫，彻亵衣，加新衣”的主张。

由于农副产品的增多和烹调技术的改进，西周时人们对饮食卫生也日益重视起来。《周礼・天官・庖人》、《周礼・医师》均简要地介绍了四时肉食的品种，各类饮食的服食方法，四时调味的宜忌，以及饭食与菜肴的搭配等。《论语・乡党》更进一步就此作了某种概括，指出食物贵在精细、适时和新鲜卫生，凡肉败、色恶、臭恶之变质食品，均不可食用。

此外，《礼记》、《管子》还就精神因素与人体发病的关系作了说明，所谓“百病怒起”，“忧郁生疾，病困乃死”。表明精神状态的正常与否，与人体的卫生保健有着直接的联系。《墨子・非攻中篇》并认为起居失常、劳逸失度、食饮不时，也同样是致病的重要原因，尝谓：“与其居处之不安，食饮之不时，饥饱之不节，百姓蹈疾而死者不可胜数。”这种从内外环境的整体出发来解释疾病的发生，对后世中医病因学说的形成颇有影响。这一时期在婚姻关系上，也提出了不少合乎科学的见解，《周礼》载“男三十娶，女二十嫁”“礼不娶同姓”；《礼记》载“三十曰壮，有室”；《左传》也说“男女同姓，其生不蕃”。可见人们对早婚及近亲婚配的危害性，早有认识。

在环境卫生方面：相传黄帝时代已有水井，夏代更有“伯益作井”的说法。近年来考古工作者在河南省易县及北京陶然亭等地，发现了二千几百年前燕国的井壁遗物——瓦甃。水井的使用对搞好饮食卫生大有裨益。但也必须经常保持清洁。《管子》曾明确提出春季要挖除井中的积垢淤泥，换以新水（即“杼井易水”），并疏通沟渠，排除积水。

商周时期，随着人们对卫生防疫认识的提高，改善环境卫生的措施也相应得到了加强。在殷墟遗址和郑州附近的考古发掘中，均发现有用以排除积水的商代地下排水管道。甲骨文中还出现了“ ”（牛棚）、“ ”（猪圈）等字样（表示人畜已经分离），并记有关于室内外洒水、清扫和除虫的资料。周代以来，人们已开始做到经常洒扫居处，以保持环境卫生。春秋时期，《左传》、《管子》等还分别就水、土等居住条件作了初步概括，指出“土厚水深，居之不疾”“土薄水浅……其恶易觏”。另据《周礼・秋官司寇》记载，这一时期开始有了掌管环境卫生的职官。稍后，《庄子》一书中首先出现了“卫生”二字。

2·4·2　医学分科与医事制度

奴隶社会时期，随着社会分工的进一步扩大，各行各业日益趋向专业化。当时秦国已有医和、医缓等著名专职医生出现。医疗工作的专业化和巫术迷信的日趋衰落，使医学得以摆脱巫术的羁绊，从而走上独立发展的道路。

周代医术较之殷商时期已有显著进步，文化学术皆集于王官，医政制度已经确立。从《周礼·天官》所涉内容来看，宫廷医生不仅已有食医、疾医、疡医、兽医之分（食医，近似今日之营养医生，主管王室之饮食卫生；疾医，相当于今日之内科医生；疡医，专管医治肿疡、溃疡、金创、骨折等病，相当于今日之外科和伤科医生；兽医则专理兽病），同时还建立了一整套医政组织和医疗考核制度。如谓："医师掌医之政令，聚毒药以供医事。凡邦之有疾病者，疕疡者造焉，则使医分而治之。岁终则稽其医事，以制其食。十全为上，十失一次之，十失二次之，十失三次之，十失四为下。"这里所说的"医师"，即众医之长，除为王室与卿大夫治病和掌管国家医药之政令外，还负责各地疫情，乃采取相应措施加以预防和治疗。

医师之下，设有士、府、史、徒等专职人员，他们各有专任。"士"负责治病；"府"掌药物、器具和会计事务；"史"掌管文书和医案；"徒"供役使，并看护病人。年终由医师考查医生们全年医疗成绩的优劣，以制订他们的级别和俸禄。

这一时期对病历记录及死因报告已给予重视，《周礼》载有："凡民之有疾病者，分而治之，死终则各书其所以而入于医师。"这表明当时已建立了记录治疗经过的病历，对于医治无效而死亡者，还要求作出死亡原因的报告。这在我国医学史上无疑是具有进步意义的。

专职医生的出现与医事制度的建立，反映了当时医学发展的水平，同时也有利于医药经验的积累、整理、总结与交流，并进一步促进了对疾病的认识和医疗技术的提高。

2·5 医与巫的斗争

在我国奴隶社会，医与巫的斗争是唯物论与唯心论两种世界观的斗争在医药领域中的反映。

商代奴隶主贵族极端崇尚鬼神，他们出于统治的需要，以巫术和宗教作为精神支柱，人为地制造宗教学说，有意识地发展迷信活动，再加上当时生产力水平较低，人们对客观世界的认识能力极其有限，对诸如风、雨、雷、电、地震及疾病等自然现象，还不能给予正确解释，于是便幻想有一种超自然的神（或祖先）在支配着一切。这些现象客观上给奴隶主贵族鼓吹"天命""神意"，提供了方便和可能，因而导致了神权唯心论的急剧膨胀。一些神职官员如"大祝""大卜"和"司巫"等，方始得以应运而生。他们以神的代言人身份参与国家政治，掌握祭祀、占卜吉凶和医治疾病等宗教活动。

在巫术迷信的支配下，疾病被看成鬼神作祟和祖先示罚，治病采用祈祷、祭祀、诅咒等方法，以祈求祖先的保佑、鬼神的宽宥或将疾病驱逐出体外。并由此逐步发展成"咒禁""祝由"等法术。在《说苑》、《韩诗外传》及《世本》等古籍中均载有不少此类荒唐的法术，如"祝树树枯，祝鸟鸟坠"等。在殷墟出土的公元前12世纪商王武丁时的甲骨卜辞中，就有许多是问卜疾病的，甚至到了西周初年，在《尚书·金縢》篇仍有关于周武王患病，周公设坛告祭三王（三代祖先）的记载。

然而，巫术并不是一种能如实反映客观实际的思想体系，鬼神也毕竟不是真实的病因，因此祭祀祈祷当然不能治好病。单纯的巫术仪式充其量只能使一些迷信鬼神的患者得到某种精神上的慰藉，这仅是一种心理上的作用。巫师们知道，单一的巫术非但不能治病，反而会延误和加重病情，甚至加速病人的死亡。因此，为了维持其骗局，他们在进行迷信仪式的同时,不得不吸取和运用民间关于辨别、采集、制备药物的知识和治疗经验。可见,尽管巫师装神弄鬼,在“索隐行怪”四个字上大做文章,但最终仍得仰仗“不死之药”和“采方百药”来医治病患。此即人们通常所说的医巫混杂时期。它表明在神权统治的奴隶社会,以经验为基础的医学,实际上不可能以其自然的形状存在和发展,往往会被强行罩上一件神秘的外衣。这种状况势必造成医药的真实内容为巫术假象所掩盖,人们服药获愈,反误以为法术灵验。医药的成果,倒成了巫师施展骗术的重要手段。其结果,自然要大大阻碍医药的正常发展。

然而,即使在巫术最为盛行的时期,以经验为依据的早期医学也一直存在和发展着。在社会生产力和古代自然科学不断发展的基础上,在古代朴素唯物主义和自然辩证观的哲学思想指导下,经验医学经过与巫术的长期斗争,终将挣脱巫术的枷锁,走上独立发展的道路。

春秋时期,是我国由奴隶社会逐渐向封建社会转变的时期。在意识形态领域开始出现了一系列崭新的观点。它们都从各个不同角度冲击和动摇着天命神学的堤防和统治。此时,传统的天命神学虽说没有完全解体,但其内部的分化和斗争却愈演愈烈。人们知道,周代天命神学是在变革殷人宗教思想的基础上建立起来的。它一方面宣扬天命是不可抗拒的,而另一方面又重视人事上的主观努力,认为搞好人事也是顺从天命。这种内在的理论上的矛盾,到了奴隶制瓦解阶段,便急剧冲突起来。保守落后与进步革新的两派人物各执一端,呈现出理性与信仰、哲学与宗教之间的斗争。

“天命”经过西周末年变风、变雅中表现出来的怨天、恨天、咒天的思想冲击,加之春秋时期天子权力的进一步削弱,神圣庄严的地位明显地下降,人的思想开始逐步突破宗教信仰的禁区,而把“天意”演变成根据人的理性来自由讨论的对象,巫术影响自然也随着日渐衰落。

与此同时,经过改造的阴阳学说和五行学说却使自己发展成否定天命、鬼神的朴素唯物主义思想。在对待生命、疾病和死亡等问题上,唯物论者和神权唯心论的巫术迥然不同,他们力图按照自然界的物质本性去解释自然现象。如郑・子产认为晋平公患病“亦出入饮食哀乐之事也,山川星辰之神,又何为焉”!齐大夫晏婴指出齐景公之病乃“纵欲厌私”所致,祈祷是无用的。管仲也说:“死生命也,苛病失也。君不任其命、守其本,而恃常之巫,彼将以此无不为也。”其他如荀子、韩非子等更直截了当地断言:“养备而动时,则天不能病。”“用时日,事鬼神,信卜巫而好祭祀者,可亡也”。

以上看法和议论,虽然还不能确切地解答病因、病理上的一些问题,但有助于科学地总结医药知识。如前所述,春秋时秦国医家医和摒弃鬼神病因论,首倡“六气”致病说,引导人们从自然界的六种物质属性中去探求致病之因。在诊断和治疗方面,已不再求助于占卜、问卦,而是通过对实际病情的诊察。如《周礼》所述:“医师究人之血脉、经络、骨髓、阴阳、表里,察天五运,并时六气,眂人五声、九窍、九藏之动,以探五病,决死生之分。”尤其是关于“以五气、五声、五色眂其死生”的记载,实际上成了中医诊断的开端。治病时,食疗、药疗和针灸,也已逐步取代了巫师的祈祷、祭祀和咒禁。此外,《周礼》还述及“着药”“刮去脓血”“去其腐肉”和施以攻、养、疗、节等治疗手段。《左传》亦曾提及攻、达、药等治疗方法。

春秋时期,是我国医学史上医与巫展开激烈斗争的时期。在这一过程中医药逐渐摆脱巫术的禁锢,取得了一定的优势,从而得以基本上沿着唯物主义的轨道向前发展。这就为战国至秦汉时期我国医学理论体系的初步形成,奠定了思想基础。

2·6 古代医家

伊尹 商初莘国人,姓姒。相传乃有莘氏的陪嫁奴隶,擅烹饪。汤与有莘氏通婚,得伊尹而为厨师,后擢以为相。“按皇甫谧甲乙经序,伊尹以亚圣之才,撰用神农本草,以为汤液。”“按通鉴,伊尹佐汤伐桀……闵生民之疾苦,作汤液本草,明寒热温凉之性,酸苦辛甘咸淡之味,轻清重浊,阴阳升降,走十二经络表里之宜。今医言药性,皆祖伊尹,著有汤液本草,今行世。”[1]

医缓 春秋时秦人,未详其姓。“按搜神记,昔晋侯有疾渐重……闻秦有良医,发使往请。秦王乃命缓速赴晋。医缓将至晋国,晋君夜梦二鬼相谓曰:秦使医缓来,我等何逃?若往必当有杀,若去亦获其死,二途何适?一鬼答曰:此事何忧乎!我等二人,但居膏之上,肓之下,若我何,一鬼又问:何者为膏肓而免此难?答曰:心上为膏,心下为肓,此处针灸不能及,汤药不能至。二鬼相喜,各居其处。旬日医至,察其容,候其脉,良久曰:此病不可疗也!其疾在膏肓,药饵不可及,针灸不能至。晋侯闻之,嗟曰:此良医也!”另《左传》亦有类似记载。

医和 春秋时秦人,姓氏不详。据《左传》载,曾为晋侯诊病,并提出了“六气致病”说。“按通志列传,或曰:缓即和也,音讹耳。”另《国语》亦有近似《左传》的记载。

医竘 春秋时秦之良医,未详其姓。宋·张杲《医说》载有:“张子背肿命竘治之。张子谓之曰:非吾背也,任子制焉。治之遂愈。夫身亡与国而犹此也,必有所委,然后治之。”

文挚 春秋时宋国良医,据宋·张杲《医说》云:其人“洞明医道,亦兼异术。龙叔子谓之曰:子之术微乎!吾有疾,子能已之乎?文挚则命龙叔背明而立,文挚从后向明而熟视之,曰:嘻,吾见子之心矣,方寸之地虚矣,几圣人也,子心六孔流通,一孔不达,今圣智为疾惑由此乎!治之遂愈。”

凤纲 据《医说》记载:“汉阳人,常采百草花水渍之,瓮盛封泥,自正月始,迄九月末,又取瓮埋之,百日煎元之,卒死者以此药内口中,水下之皆生。”

长桑君 春秋时人,但不知出于何处,时人莫有识者。“按史记扁鹊传,扁鹊少时为人舍长,舍客长桑君过,扁鹊独奇之,常谨遇之。长桑君亦知扁鹊非常人也,出入十余年,乃呼扁鹊私坐,间与语曰:我有禁方,年老欲传于公……乃出其怀中药……悉取其禁方书,尽与扁鹊。”[2]

复习思考题

1. 这一时期对疾病的认识和诊疗技术的提高表现在哪些方面?
2. 简述医学理论的萌芽。
3. 这一时期药物知识有哪些提高?
4. 概述《周礼》一书记载的医学分科和医事制度的基本内容及其重要意义。

(陈道瑾)

---

[1]《古今图书集成·医部全录·医术名流列传》。
[2]《古今图书集成·医部全录·医术名流列传》。

3. 医学理论体系的初步形成

公元前475~公元265年(战国~三国)

战国时代(公元前475年~前221年),我国逐渐由奴隶制过渡到封建社会。由于生产关系的改变,加上铁器的普遍使用,生产工具的不断改进,生产水平有所提高。自春秋时代以来,中国处于分裂时期,作为东周统治者的周天子,早已名存实亡,各诸侯国称雄割据,互相兼并。后进的秦国任用商鞅变法,奖励耕战,使国家很快富强起来。公元前221年,秦王嬴政统一中国,建立了中央集权的封建专制主义国家。秦朝废除分封制,实行郡县制,统一车轨和度量衡,统一文字,这对当时的政治、经济和科学文化的发展颇有促进作用。秦始皇曾对反抗者采取"焚书坑儒"的残酷镇压手段,但医书和农书幸免于难。由于秦王朝实行残暴的统治,人民痛苦不堪,秦二世元年(公元前209年),终于爆发了我国历史上第一次农民大起义。陈胜、吴广首先揭竿而起,各地纷纷响应,项羽、刘邦等亦先后参加起义军。公元前207年,秦王朝在农民起义军的进攻中覆灭。

公元前206年,刘邦做了汉王,经过5年的楚汉战争,打败了项羽。公元前202年,刘邦正式称帝,定都长安,是谓汉高祖。汉初实行休养生息的政策,奖励耕织,广植农桑,农业生产得到恢复和发展;冶炼、纺织、陶瓷等手工业也不断进步;人民的经济生活有所改善,社会比较安定,出现了所谓"文景之治"。至汉武帝时期,国力尤为强盛,曾两次派遣张骞出使西域,打通了丝绸之路,促进了内地与边疆及汉朝与中亚一带的经济文化交流。西汉末年,朝政腐败。公元9年,王莽篡汉自立,国号新。王莽托古改制的结果,更加重了对人民的剥削和压榨,旋即爆发绿林、赤眉等农民军大起义。地主阶级知识分子,南阳人刘秀也参加了这次起义,并且很快攫取了领导权。23年,王莽败灭。25年,刘秀正式即帝位,定都洛阳,史称东汉。东汉前期,农业生产重新得到恢复和发展,冶铁、炼钢、纺织、造纸等手工业的生产技术有了新的提高,特别是蔡伦改进造纸方法,对发展经济和文化均有重要意义。东汉明帝时曾派班超等人出使西域,继续开辟丝绸之路。班超在西域奋战了30多年,击败了匈奴的侵犯,又派人到条支西海(今波斯湾)一带。这样不仅使西域各地进一步内附,而且还促进了中外经济文化的交流。

东汉末年,政治极其黑暗,天灾和瘟疫流行,生灵涂炭,民不聊生,随之爆发了黄巾军等农民大起义。统治者纷纷出兵镇压起义军,各地州牧皆拥重兵割据。汉献帝建安时期,曹操企图发兵讨平孙权和刘备。208年,发生了有名的赤壁之战,曹操兵败,形成三国鼎足之势。220年,曹操死,其子曹丕废汉献帝自立,称为魏文帝。接着刘备和孙权分别称帝于蜀汉和吴国,正式进入了三国时期。265年,西晋王朝建立,直至280年灭吴,中国才实现了短暂的统一。

先秦两汉时期,科学文化比较发达。不论社会科学,还是自然科学,都很有成绩。在哲学、文学和史学等方面,产生了不少名著,如《孟子》《庄子》《荀子》《韩非子》以及屈原的

《离骚》、汉代的乐府诗与辞赋、司马迁的《史记》和班固的《汉书》等，都是传之不朽的名著。在天文历算方面，科学家张衡创制了浑天仪和候风地动仪，对观测天文和地震很有意义。西汉时的《周髀算经》，东汉时期成书的《九章算术》，以及三国时刘徽所撰《海岛算经》等，都是当时的数学名著。在农学方面，据《汉书·艺文志》著录，西汉时期已有《氾胜之农书》等九种农学著作，惜大部分失传。《氾胜之农书》是我国现存最早的一部农书，原书 18 篇，大部分已散失，现存者仅 3 000 多字。东汉时崔寔的《四民月令》，也是我国现存较早的一部农书。上述两书皆总结了当时的农业生产经验。

在哲学思想方面，先秦两汉时期各有特点。处于社会大变革的战国时期，出现了“诸子蜂起，百家争鸣”的局面，形成了儒家、道家、墨家、法家、名辩家、阴阳家等不同的学术派别。他们在哲学思想上展开了争鸣。在自然观方面，围绕着天是否有意志的问题进行了争论。唯心主义者认为天是有意志的神，能够降祸赐福，赏善罚恶；唯物主义者认为天是客观存在的实体，没有什么上帝和神的主宰，也没有思维和意志，更不能惩恶劝善。宋钘、尹文、荀况和韩非等，在反对上帝和人格神的斗争中，基本上都是无神论者，特别是荀子，更是坚决反对天命论的。他曾经写道：“天行有常，不为尧存，不为桀亡。”[1]这就是说，天是不以人的主观意志为转移的客观存在。他又说：“强本而节用，则天不能贫，养备而动时，则天不能病。”[2]意即疾病和贫困并非上天之所降，而是人们自己能够控制的。他在承认客观规律的前提下，提出了“制天命而用之”等人定胜天的“戡天”思想。这些光辉的论述，无疑对古代医学的发展产生了积极的影响。在诸子百家中，尤以儒家、道家和阴阳家对医学发展的影响最为突出。儒家的“天命论”是唯心的、消极的，但他们所宣扬的仁义道德，对古代医德的形成有较大的影响。道家关于生命和精、气、神以及养生理论的阐述，在古代医学文献中皆有所反映。战国时期的邹衍，开始把阴阳和五行两种学说联系起来，并用以解释各种自然和社会现象。当他用“五德终始论”解释朝代递变等社会现象时，却不免陷入历史循环论等形而上学的泥坑。

西汉初期很重视清静无为的黄老哲学，这与当时推行与民休息的政策颇相吻合。到了汉武帝时期，董仲舒在所著《春秋繁露》中，大肆宣扬了唯心主义的天命论和儒家的纲常伦理，同时还向皇帝提出了“罢黜百家，独尊儒术”的建议。自此以后，儒家的地位日益提高。到了东汉时期，“诡为隐语，预决吉凶”的谶纬之学盛行，儒家经典著作被作出各种宗教迷信式的解释。东汉章帝四年（公元 79 年），朝廷在白虎观组织了一次全国性的经学讨论会，后来由班固整理成《白虎通德论》（简称《白虎通》）一书，把儒家的三纲五常加以神化，并且提到了钦定法典的地位。随着佛教的传入，以及道家的宗教化，各种唯心主义和形而上学的东西更加得到了统治者的提倡。东汉时期，出身于“细族孤门”的杰出思想家王充，在所著《论衡》中，对天命鬼神等唯心主义谬说进行了批判。他认为“气”是万物的本源，人是由物质性的“气”构成，因而人的禀赋厚薄和体质强弱是决定寿夭的关键。他说“人之禀气，或充实而坚强，或虚劣而软弱。充实坚强，其年寿；虚劣软弱，失弃其身”[3]，并提出了“妇人疏字者子活，数乳者子死”[4]等有关优生学的正确论述，这也是对“天命论”的直接否定。王充还提出了无鬼论和神灭论的思想，正确地论证精神与肉体的关系，指出精神是依附于肉体的，人死则精神不复存在。他的这些光辉论述对医学沿着唯物主义道路发展产生了积极的影响。

---

[1][2]《荀子·天论》。
[3][4]《论衡·气寿篇》。

这一时期医药学的发展更是发生了质的飞跃。① 在以往医药实践经验不断积累丰富的基础上,进入了理论总结的阶段。《黄帝内经》的产生,以及某些出土医书的重现,标志着中医学基础理论的初步奠定,张仲景《伤寒杂病论》的问世,在临床医学上确立了辨证论治的原则;《神农本草经》的成书,是我国药物学第一次系统的总结,它们共同标志着中医理论体系的初步形成。② 扁鹊、淳于意、华佗、张仲景等名医的涌现,在临床医学方面作出了较大的贡献。尤其是华佗发明了以酒服麻沸散的全身麻醉术,并成功地施行了多种腹部外科手术,展现了这一阶段我国外科学发展所取得的空前成就。总之,先秦两汉时期,是我国医学发展的关键性时期,它使原来零散的医药经验,上升成为系统的理论,为后世医药学的发展,特别是为两晋南北朝乃至隋唐医药学的发展,奠定了坚实的基础。

3·1 诸汉墓出土的医书

3·1·1 马王堆汉墓医书

自1972年初至1974年初,长沙东郊马王堆发掘了三座西汉古墓。其中一号汉墓墓主是西汉长沙国丞相轪侯利苍的夫人,名叫辛追;二号墓的墓主是利苍本人;三号墓的墓主则为利苍的儿子,死时年约30岁。在这群墓葬中,出土了几千件珍贵的文物。一号汉墓出土的女尸,其保存之完好,为我国考古发掘中所罕见,可说是我国古代防腐学上的一大奇迹。三号汉墓出土了一大批帛书和竹木简,共20多种,约12万字,内容包括哲学、历史、天文、地理及医学等,是一批价值连城的珍贵文献。

在马王堆三号汉墓出土的帛书中,有不少是古医书,计有《足臂十一脉灸经》《阴阳十一脉灸经》甲本、《脉法》《阴阳脉死候》《五十二病方》《却谷食气》《阴阳十一脉灸经》乙本、《导引图》《养生方》《杂疗方》《胎产书》等。以上11种,由于《阴阳十一脉灸经》有甲、乙两种本子,文字基本相同,可以合并起来算作一种,所以帛医书实际上是10种。还有竹木简200支,全部是医书,分为《十问》、《合阴阳》、《杂禁方》和《天下至道谈》。其中除《杂禁方》为木简外,其他三部全是竹简。这些都是后世已经失传了的古医书,就连《汉书·艺文志》也未能著录。它们的出土,填补了我国医学史上的空白。这些医书的成书年代大约在战国至秦汉之际,其抄写年代则在秦和汉初,最晚不得晚于三号汉墓下葬的当年即汉文帝十二年,也就是公元前168年。

3·1·1·1 脉灸经

帛书《足臂十一脉灸经》和《阴阳十一脉灸经》甲、乙本,这两部脉灸经记载了人体十一条经脉的循行走向及所主疾病。它与《灵枢·经脉》相比,从内容到词句,颇有相似之处,说明它们有某种内在联系。但《灵枢·经脉》所叙十二经脉循行走向很有规律,与脏腑之间也有明确的络属关系,而帛书不仅少了一条手厥阴经,且循行走向多以向心性为主,不像《内经》那么有规律;经络和脏腑之间亦无必然的联系。这就是说,两部脉灸经所叙经脉比较古朴,明显地早于《内经》。从成书年代来看,在两部脉灸经中,尤以《足臂》最为古朴,《阴阳》则稍晚于《足臂》,而《灵枢·经脉》则比两部脉灸经都晚,看来它是继承和发展了两部脉灸经的。可以说这两部脉灸经是《灵枢·经脉》的祖本。

3·1·1·2 《五十二病方》

帛书《五十二病方》,现存10 000余字,全书分为52题,每题都是治疗一类疾病的方法,少则一方二方，多则20余方。现存医方总数283个，用药达247种之多，估计原方应在300个以上，用药也将超过260种，有少部分已经残缺了。书中提到的病名，现存的有103个，所治包括内、外、妇、儿、五官各科疾病。其中尤以外科所占比重为最大，成就也较突出，如治疗痔疮就采取了精彩的手术疗法："巢塞直(脏)者，杀狗，取其脬，以穿籥，入直(脏)中，炊(吹)之，引出，徐以刀劙去其巢，治黄黔(芩)而娄(屡)傅之。"言医治痔疮患者用竹管穿狗尿脬，插入患者直肠(肛门)，对着竹管吹气，使狗尿脬胀大，将患部牵引出来进行割治，然后用磨碎的黄芩及其他药物进行敷治。早在西汉以前就能采用这种巧妙的手术疗法，委实令人赞叹不已。此外，本书在药物学和方剂学方面，亦具有相当的成就。

3·1·1·3　帛画《导引图》

马王堆三号汉墓出土的帛画导引图，是我国现存最早的医疗体操图。经复原后，此图长约100 cm，高约50 cm，在这幅彩色图上，描绘了44个不同性别年龄的人在做各种导引动作，他们分别列成四排，每排11人，人像高9~12 cm。这些人物形态逼真，服饰各异，栩栩如生，都在凝神操练。图中有许多模仿动物动作的导引术式，如"熊经""爰嫭"(猿呼)"蚤北"(鹞背)等。有的图旁还标明了该导引可以防治的某些疾病名称，如"引聋"即以导引防治耳聋；"引脾病"，就是以导引防治痹证或腹痛。这些都是非常珍贵的资料。

3·1·1·4　竹木简医书

马王堆三号汉墓出土的4部竹木简医书，包括《十问》、《合阴阳》、《杂禁方》和《天下至道谈》，共4 000余字。从《十问》提到秦昭王和齐威王等人的言论来看，这几部书的成书年代最早不会超过战国晚期，很可能是秦汉之际的作品。在这四部简医书中，除《杂禁方》为祝由方在此不作讨论外，其他多系古代养生学和房中术等方面的著作。书中所提养生原则，与《黄帝内经》及《吕氏春秋》等书所论基本一致。概括起来不外以下几条：① 是遵循天地阴阳的变化规律；② 是注意饮食起居和控制喜怒哀乐等情志；③ 是坚持操练气功导引；④ 是调适和节制房室生活。在房事方面，提出了"七损八益"的论述。所谓八益，指的是将气功导引与房室生活相结合的八种有益的两性交媾活动；所谓七损，指的是七种有害的两性交媾活动。其中有些论述非常合乎科学道理，对房事生活有一定指导意义。此外，在帛书《养生方》中，也收录了不少养生保健药方或性保健药方。在帛书《杂疗方》中，亦部分内容涉及性保健。

3·1·2　江陵张家山汉墓竹简医书

1983年底至1984年初，在湖北江陵张家山m247、m249、m285三座西汉前期墓葬里，相继发现了大批竹简。其中以m247出土的竹简最多，达1 000多支，其他各墓出土较少。竹简的内容包括法律、历史、天文、历法和算术等，其中属于医学的著作有两种：即《脉书》和《引书》。其墓葬年代为汉代吕后至文帝初年，相当于公元前2世纪中期，与马王堆三号汉墓下葬年代相差不远。

3·1·2·1　《脉书》

张家山竹简《脉书》共63简，2 028字，其内容大体上与长沙马王堆三号汉墓出土的《阴阳十一脉灸经》、《脉法》、《阴阳脉死候》等3种帛书相当。这3种帛书的缺字，由于有了竹简《脉书》作校对，基本上能够补足。如《阴阳十一脉灸经》载有肩脉、耳脉和齿脉，文字基本没有残缺。《脉书》上写道："肩脉，起于耳后，下肩，出肘内廉，出臂外馆上，乘手北(背)。是动则病，领种(肿)痛不可以顾，肩以(似)脱，臑以(似)折，是肩脉主治。其所产病、领痛、臑踝、肩病、肘外痛，为四病。”[1]“耳脉，起手北（背），出臂外廉两骨之间，上骨下廉，出肘中，入耳中。是动则病，耳辉辉焞焞，益种（嗌肿），是耳脉主治，其所产病，目外际痛、颊痛、耳聋、为三病。”[2]而《阴阳十一脉灸经》甲、乙本这几段均有缺文，可据此补足。又如马王堆帛书《脉法》原文残损严重，共缺 164 字，经与张家山汉墓竹简《脉书》对照补足之后，仅缺 11 字。由此可见张家山竹简与马王堆帛书可以彼此校勘，相互补充，可谓珠联璧合，相得益彰。

3·1·2·2 《引书》

《引书》原文抄写在 113 枚竹简上，有 3 000 多字。原简自名《引书》，题于书首竹简的背面，这是一部论述导引的专书。马王堆帛画《导引图》有图而无文字说明，《引书》无图则以文字说明导引动作，两者可以互相参看，彼此对照。《引书》由三部分组成：第一部分阐述一年四季的养生之道；第二部分记载了 35 个导引术式的名称、动作要领和部分导引术式对身体的功用，还记载了用导引术式治疗疾病的方法；第三部分讲述病因及预防方法。总的来说，第一、三部分着重说明导引养生理论，第二部分着重于导引的解说和导引术式的具体运用。如：“引足下筋痛，其在左足，信（伸）左足，右股危坐，右手据地，左手句（勾）左足指（趾）；其右也，信（伸）右足，左股危坐，左手据地，右手勾右足指（趾），力引之，三而已。”[3]“引颓，肠颓及筋颓，左手据左股，诎（屈）左厀（膝），后信（伸）右足，诎（屈）右手而左雇（顾）三；有（又）前右足，后左足，曲左手，雇（顾）右，三而已。有（又）复挢两手以偃，极之三；挢左臂以偃，极之；挢右臂，左手据左尻以偃，极之，此皆三而已。”[4]“引聋，端坐，聋在左，信（伸）左臂，挢母（拇）指端，信（伸）臂，力引颈与耳；右如左。”[5]这是迄今发现的最早导引术专著，对研究气功源流及其发展历史有重要参考价值。

3·1·3　满城中山靖王墓出土的医用文物

1963 年夏，考古工作者在河北省满城县西南三华里处的陵山发掘了西汉中山靖王刘胜的墓。刘胜是汉景帝之子（庶子），汉武帝刘彻之兄，中山国的第一任国王，在位 42 年。墓中出土了“金缕玉衣”等许多文物。其中与医学有关的文物有医针与医工盆等。医针共 9 枚，内有金针 4 枚，银针 5 枚。针细长，长度为 6.5 ~ 6.9 cm 不等，上端做成方柱形长柄。宽 0.2 cm，比针身略粗，柄上有一小孔。针尖有的尖锐，有的稍钝，有的呈圆卵状，有的为三棱形，说明当时已经运用了多种不同的针刺疗法。根据《灵枢 · 九针十二原》两相对照，就可以发现，医针有毫针 2 枚，鍉针、锋针、员针各 1 枚，其余 4 枚因残缺而难以辨认。除员针为银针外，毫针、鍉针、锋针都是金针。

医工盆是一件口径为 27.6 cm 的铜盆，盆沿和盆身均刻有“医工”字样，当是供医生调药施治或针刺前后盥洗之用。

3·1·4　武威汉简《治百病方》

1972 年 11 月，在甘肃武威旱滩坡发掘了一座东汉早期的古墓，在出土文物中，有医药简牍 92 枚，其中木简 78 枚，木牍 14 枚。在这 92 枚简牍中，保存了比较完整的医方 30 余个，方中所列药物近 100 味，它详细记载了病名、症状、药物剂量、制药方法、服药时间，以及各种不

---

[1][2] 见《文物》1989 年第 7 期《江陵张家山汉简〈脉书〉释文》。
[3] 见《文物》《张家山汉简〈引书〉释文》1990，2。
[4][5] 见《文物》《张家山汉简〈引书〉释文》1990，2。

同的用药方式。还叙述了针灸穴位和针灸禁忌等。书中所论疾病涉及内、外、妇、五官各科。在疾病诊断方面,已初步运用了辨证论治的原则。在该书所载近 100 味药物中,有 69 种见于《神农本草经》,11 种见于《名医别录》,另 20 多种不见于上述两书。书中以复方为主,每方少则二三味药,多的达 15 味以上,剂型多样,有汤、散、丸、膏、醴等不同剂型。这些均反映出当时的药物学与方剂学均已达到相当可观的水平。

3·2 早期的医学理论著作

3·2·1 《黄帝内经》

3·2·1·1 《内经》的产生

《内经》的出现,绝非偶然,而是先秦医学发展的必然结果。据《汉书·艺文志》记载,当时有医经七家[1],共计 216 卷,但绝大部分已经失传,而《内经》是仅存者。此外,尚有许多不见于文献记载的古代医书。如前面提到的许多出土医书。由此可知,在《内经》成书以前,曾有过更为古老的医药文献,我们可以从《内经》本身的记载中找到例证。有人统计,《内经》所引用的古代医书多达 21 种[2]。单是《素问·病能》提到的古医书就有《上经》《下经》《金匮》《揆度》《奇恒》等多种。这些已佚的古代医学文献,还可从《史记·扁鹊仓公列传》中找到某些印证。可以说,《内经》正是在上述各类更原始、更古老的医学文献的基础上,经过医家们不断加以搜集、整理、综合成书的。

《黄帝内经》,包括现存的《素问》和《灵枢》两部分。其成书年代一向有争议。有人认为成书于春秋战国时期,有人说是秦、汉时期的作品,还有人断定成书于东汉,甚或魏、晋、南北朝时期。我们认为《黄帝内经》并非一时一人之手笔,大约是战国至秦汉时期,许多医家进行搜集、整理、综合而成,其中甚至包括东汉乃至隋唐时期某些医家的修订和补充。

《素问》和《灵枢》,原书各 9 卷,每卷 9 篇,各为 81 篇,合计 162 篇。《素问》在唐代只存 8 卷,其中第七卷的 9 篇已佚。唐代王冰注解此书时,又从他老师处得到一秘本,便补充了"天元纪大论"等 7 篇,仍缺 2 篇。现存的《内经·素问》,虽有 81 之篇目,而其中的第 72 篇"刺法",第 73 篇"本病",只有篇名,没有文章。直到宋代,又补充两篇,附录于该书之后,称为"素问遗篇",显系后人伪托之作。《灵枢》一书,原来只剩残本。北宋元祐八年(1093),高丽献来《黄帝针经》,哲宗随即下诏颁发天下[3]。直到南宋时的史崧,才把"家藏旧本《灵枢》九卷"加以校正出版。这就是现存最早版本的《灵枢》。从现在的《素问》、《灵枢》两书来看,各篇篇幅长短悬殊,文字风格体例也不一致。如《素问·经络论》,通篇仅 144 个字,而该书的"六元正纪大论"等篇,字数却在 6 000 以上,又如《灵枢·经脉》,字数超过 4 500,而同书的"背腧"篇,仅为 146 个字。在文字风格上,有的很古朴,有的又类似于汉赋,有的所举事例是汉以后才出现的。如《素问·上古天真论》论述养生时,有些语句很像《老子》;《素问·宝命全形论》称人民为黔首,当是秦或秦以前的称呼;《素问·生气通天论》言平旦,言日中,言日西,而不以地支名时,似为秦人所作。《素问·脉解》说"正月太阳寅,寅,太阳

---

[1]《汉书·艺文志》所载医经七家为:《黄帝内经》十八卷,《黄帝外经》三十七卷;《扁鹊内经》九卷,《扁鹊外经》十二卷,《白氏内经》三十八卷,《白氏外经》三十六卷,《旁篇》二十五卷。

[2] 龙伯坚:《黄帝内经概论》上海科学技术出版社 1980,70—80。

[3]《宋史·卷十七·哲宗本纪》:"元祐八年正月庚子,诏颁高丽所献《黄帝针经》于天下"。

也”,则可断定为汉武帝太初元年(前104年)以后的作品;因为秦代和汉初皆用颛顼历,而颛顼历是以亥月为岁首的,直到汉武帝太初元年才改为以寅月为岁首。从各篇的内容来看,有的还有互相解释的关系。如《素问·针解》和《灵枢·小针解》分明是解释《灵枢·九针十二原》的。这就表明,“针解”和“小针解”是在“九针十二原”之后成篇的。这样的事例,还有不少。由此可见,《内经》确非一时一人之作。《四库全书简明目录》介绍《黄帝素问》时说:“其书云出上古,固未必然,然亦周、秦间人传述旧闻,著之竹帛。”此说基本上是正确的。

3·2·1·2 《内经》的基本精神和成就

《内经》的内容十分丰富,它全面地论述了人与自然的关系,人的生理、病理、诊断、治疗及疾病预防等。《素问》所论包括有脏腑、经络、病因、病机、病证、诊法、治疗原则以及针灸等。《灵枢》亦大体相同,除了论述脏腑功能、病因、病机之外,还着重介绍了经络腧穴、针具、刺法及治疗原则等。两书都运用了阴阳五行学说,阐明了因时、因地、因人制宜等辨证论治的原理,体现了人体与外界条件统一的整体观念。正是这些重要的论述,为中医理论的形成奠定了基础。《内经》的基本精神大致可概括为以下几方面:

(1) 注重整体观念 《内经》既强调人体本身是一个整体,又强调人与自然环境密切相关。这种整体观念,正是中医学理论的基本特点之一。

《内经》认为,人体结构的各个部分都不是孤立的,而是彼此相属,互有联系的。这种联系表现在生理、病理、脏腑和经络等各个方面。就内脏器官与体表关系而言,如心合小肠主血脉,开窍于舌;肺合大肠,主皮毛,开窍于鼻;脾合胃,主肌肉、四肢,其荣在唇;肝合胆,主筋,开窍于目,肾合膀胱,主骨,开窍于耳等。从脏腑本身的关系来说,五脏六腑各有所主,密切配合。《素问·灵兰秘典论》曾经指出,五脏六腑等十二官是一个统一的整体,不得相失,并且强调了心脏的主导作用。《内经》指出,如人体内脏器官均健康,功能正常,就不会生病,反之,便将导致疾患。若一个器官出了毛病,就有可能牵连其他器官,甚至会影响周身健康;而整个机体的盛衰,亦将影响局部的病变。因此,治病不能头痛医头,脚痛医脚,一定要把人的全身作为一个统一的整体看待,纵观全局来进行辨证论治。

《内经》又认为,人与天地自然也是一整体。《素问·宝命全形论》说:“夫人生于地,悬命于天,天地合气,命之曰人。人能应四时者,天地为之父母。”《灵枢·经水》亦说:“此人之所以参天地而应阴阳也,不可不察。”这些论述表明,古人在长期的生活实践中,通过观察和体验,已逐渐认识到人与天地自然息息相关。如四时气候的变化,地理环境的优劣,都会影响到人体健康。《内经》在总结古人这类认识的基础上,提出了“人与天地相应”的论断。比如天气寒温发生变化,人的生理反应也就不同。《灵枢·五癃津液别》指出:“天寒衣薄则为溺与气,天热衣厚则为汗。”这就是说,冬天气温低,人体尿多汗少;而夏天气温高,则汗多而尿少。由于四季气候不同,疾病流行的情况亦各相异。《素问·金匮真言论》有:“故春气者,病在头;夏气者,病在脏;秋气者,病在肩背;冬气者,病在四肢。故春善病鼽衄[qiú nǜ],仲夏善病胸胁,长夏善病洞泄寒中,秋善病风疟,冬善病痹厥。”这是对四季多发病、常见病的具体描述。《内经》还认为,四季气候变化是否正常,也将直接影响人体健康。《灵枢·岁露论》指出:“因岁之和,而少贼风者,民少病而少死,岁多贼风邪气,寒温不和,则民多病而死矣。”《内经》又认为,人体健康不仅与天气有关,而且与地理环境密切相关。《素问·异法方宜论》说:“故东方之域,天地之所始生也,鱼盐之地,海滨傍水。其民食鱼而嗜咸……鱼者使人热中,盐者胜血,故其民皆黑色疏理,其病皆为痈疡”“北方者……其地高陵居,风寒冰冽。其民乐野处而乳食,脏寒生满病。”这些论述,都在一定程度上反映了各地疾病流行的实际情况。正因为人体健康与天地自然密切相关。所以《内经》强调医家除必须掌握医药专业知识外,还必须懂得天文、地理等自然科学知识,就像《素问·气交变大论》所说的那样,要做到“上知天文、下知地理、中知人事”。只有这样,才能全面掌握病情,收到较好的疗效。反之,“治不法天之纪,不用地之理,则灾害至矣”[1]诸如此类的论述,至今还很有启发意义。

(2) 运用阴阳五行学说 阴阳五行学说,本是古代的一种哲学思想,它既为古代科学所运用,也为古代医学所运用。阴阳和五行,开始并无联系。战国后期,邹衍首先将阴阳和五行学说相结合。据《史记·孟子荀卿列传》说:“邹衍乃深观阴阳消息……称引天地剖判以来,五德转移。”他既谈阴阳,又谈五德,这里的“五德”就是指的五行。从马王堆出土的十四种简帛医书来看,有的已经谈到阴阳却只字未涉及五行。由此可知,真正系统地将阴阳五行学说引入医学的,当首推《黄帝内经》。此后,阴阳五行学说便成了中医学分析人的生理、病理,进行辨证治疗的一种思维方法和哲学基础,并且成了中医学理论的重要组成部分。

早在商周时期,人们就有了阴阳的概念。商周时期盛行卜卦,而《周易》八卦是以乾坤二卦为基础的。乾坤,实际上就是阴阳。正如《周易·系辞下》所说:“子曰:乾坤其易之门邪,乾,阳物也,坤,阴物也。阴阳合德而刚柔有体。”《周易·系辞上》又说:“一阴一阳之谓道。”《国语·周语上》记载了伯阳父对地震的解释,也谈到阴阳。他说:“阳伏而不能出,阴迫而不能蒸,于是有地震。”所谓阴阳,并非固定不变的概念,而是人们认识事物的一种方法。人们把复杂的万事万物,概括地分为互相对立而又互相统一的阴阳两个方面。阴和阳只是一种相对的称呼,它是一种朴素的辩证法。如天地、日月、昼夜、明暗等,皆可分为阴阳。天为阳,地为阴;日为阳,月为阴;白昼为阳,黑夜为阴;明亮的为阳,暗淡的为阴。推而广之,男女、雌雄、寒温、燥湿、高下、内外、进退、迟速等,均可以分为阴阳。从人体本身来说,背为阳,腹为阴;体表属阳,内脏属阴。同是内脏也有阴阳之别,如六腑属阳,五脏属阴。况且阴中有阳,阳中有阴,在此种情况下属阳的,而在彼种情况下,又可能属阴了。“重阴必阳,重阳必阴”(《素问·阴阳应象大论》),这又说明,在一定条件下,阴阳还可以互相转化。因此,阴阳绝非一成不变的概念。

《内经》把阴阳的对立统一看成万事万物的普遍规律。《素问·阴阳应象大论》说:“阴阳者,天地之道也,万物之纲纪,变化之父母,生杀本之始,神明之府也,治病必求于本。”《素问·阴阳离合论》又说:“阴阳者,数之可十,推之可百;数之可千,推之可万;万之大,不可胜数,然其要一也。”这两段话,都是把阴阳的对立统一,看成宇宙间万事万物产生、发展、变化的普遍规律。人的生理、病理变化也不例外。正如《素问·宝命全形论》所说:“人生有形,不离阴阳。”在正常情况下,人体的阴阳两方面是平衡的,一旦这种平衡遭到破坏,人体就会生病。“阴平阳秘,精神乃治;阴阳离决,精气乃绝”(《素问·生气通天论》),说的就是这个意思。由于阴阳偏盛偏衰所造成的疾病很多,就像(《素问·阴阳应象大论》)所指出的那样:“阴胜则阳病,阳胜则阴病。阳胜则热,阴胜则寒。”同是热证,而有阳盛或阴虚之异;同是寒证,又有阳虚阴盛之别。《素问·调经论》说得明白:“阳虚则外寒,阴虚则内热,阳盛则外热,阴盛则内寒。”从某种意义上说,治病就是调整阴阳,即使人体恢复到“阴平阳秘”的健康状态。因此,《内经》强调医生必须掌握阴阳这个总纲,做到“谨熟阴阳,无与众谋”(《素问·

[1]《素问·阴阳应象大论》。

阴阳别论》)。又说:“善诊者,察色按脉,先别阴阳。”(《素问·阴阳应象大论》)阴阳学说在祖国医学中的地位,由此可见一斑。

五行的观念,始于《尚书·洪范》。该书在谈到洪范九畴时说:“五行:一曰水、二曰火、三曰木、四曰金、五曰土。水曰润下,火曰炎上,木曰曲直,金曰从革(变),土爰稼穑。润下作咸,炎上作苦,曲直作酸,从革作辛,稼穑作甘。”从这个记载来看,五行就是人们日常生活中不可缺少的五种基本物质。这些物质各有属性和功能,一点也不神秘。古人认为,客观世界就是由这五种基本物质构成的。这是一种朴素的唯物论观点。这五种物质并非孤立的存在,而是互相依存和彼此制约的。例如,水能使草木生长,叫作水生木;木头能燃烧,故曰木生火;草木燃烧后的灰烬可以化为泥土,因而称为火生土;土中多埋藏金石及各种矿物,故曰土生金;金属又能熔化成液体,所以叫作金生水。事物之间这种相互依存的关系,就叫作相生。又如水能灭火,称为水克火;火能使金属熔化,故曰火克金;金石能制刀斧伐树木,所以叫作金克木;树木的根茎能钻入泥土之中,并将消耗土中营养物质,因而称为木克土(一说古代用木犁翻土,是谓木克土);土能筑堤堵水,故曰土克水。事物之间这种互相制约的关系,就叫作相克。

五行学说之所以引进医学,其关键不在这五种物质的本身,而在于它们的不同属性和相生相克的关系。根据《内经》的记载,世间各种事物,包括四季气候变化和人的生理、病理乃至精神情志状态,都可以拿五行相配。以四季而论,为了与五行相配,便从夏季中分出一个长夏来。于是春为木,夏为火,长夏为土,秋为金,冬为水。以五脏相配,则肝属木,心属火,脾属土,肺属金,肾属水。以五志相配,则木主怒,火主喜,土主思,金主悲,水主恐。以五味相配,则木味酸,火味苦,土味甘,金味辛,水味咸。以五色相配,则木色青,火色赤,土色黄、金色白,水色黑。以五音相配,则木音角,火音徵,土音宫,金音商,水音羽。如此之类,还有很多,不可枚举。

根据五行生克的关系,《内经》认为人的脏腑器官也是相互依存、相互制约的。《素问·六微旨大论》说:“相火之下,水气承之;水位之下,土气承之;土位之下,风气承之;风位之下,金气承之;金位之下,火气承之;君火之下,阴精承之。”表示各个脏腑之间的功能都要维持平衡,既不能不及,也不能太过。为了防止某一脏器的功能太过,就得有所“承”,也就是有所制约,否则便会产生疾病。“亢则害,承乃制,制则生化,外列盛衰,害则败乱,生化大病”,讲的正是这个道理。因此,《内经》又强调医生必须掌握五行生克的理论。《素问·脉要精微论》说:“微妙在脉,不可不察,察之有纪,从阴阳始,始之有经,从五行生……”《素问·脏气法时论》又说:“合人形以法四时五行而治。”可见《内经》是把五行和阴阳相提并论的。《内经》将五行学说引进医学,其最大的特点,就是用来说明人体脏腑及各器官并非彼此孤立,而是互相联系的。至于用生克的理论,能否准确地反映各脏腑之间的联系,这是值得继续深入研究和探讨的问题。

(3) 重视脏腑经络 《内经》十分重视脏腑经络学说,认为它在祖国医学理论体系中占有特殊重要的地位。脏腑经络学说是以研究人体五脏六腑、十二经脉、奇经八脉等的生理功能、病理变化及其相互关系为其主要内容的。《内经》认为,五脏六腑是维系人之生命的重要器官。《灵枢·本神》说:“是故五脏主藏精者也,不可伤,伤则失守而阴虚,阴虚则无气,无气则死矣。”《灵枢·本藏》又说“六腑者,所以化水谷而行津液者也”,亦不可损伤。《素问·灵兰秘典论》分别介绍了心、肝、脾、肺、肾、胃、胆、大小肠等的不同作用,说明人的呼吸、循环、消化、排泄、生殖、免疫等各种功能,无不与五脏六腑有关。因此,《内经》十分重视脏腑的研究。为了直接观察人体的脏腑结构,《内经》还提倡对人体进行解剖。《灵枢·经水》说:

"若夫八尺之士，皮肉在此，外可度量切循而得之，其死可解剖而视之，其脏之坚脆，腑之大小……皆有大数。"根据《灵枢·肠胃》所载，人的大小肠长度与食管长度的比例为 35∶1，而现代解剖测得其比例为 37∶1，误差并不大。它雄辩地证明，古人确实是通过解剖来认识人体内脏结构的。《内经》还认识到经脉在人体内是循环不已的，《素问·举痛论》说："经脉流行不止，环周不休。"这是最早涉及血液循环的记载，是很有意义的。

《内经》对经络学说犹有精辟的论述，认为业医者非通晓经脉不可。《灵枢·经脉》说："经脉者，所以能决死生，处百病，调虚实，不可不通也。"《灵枢·经别》也说："夫十二经脉者，人之所以生，病之所以成，人之所以治，病之所以起，学之所始，工之所止也。"对于十二经脉的循行走向，络属脏腑，及其所主疾病，《内经》均有明确的记载。对于奇经八脉亦有所论述。十二经脉即手太阴肺经、手厥阴心包经、手少阴心经、手阳明大肠经、手少阳三焦经、手太阳小肠经、足太阴脾经、足厥阴肝经、足少阴肾经、足阳明胃经、足少阳胆经、足太阳膀胱经。奇经八脉则为冲脉、任脉、督脉、带脉、阳维脉、阴维脉、阳跻脉、阴跻脉。关于十二经脉的循行走向，《灵枢·逆顺肥瘦》作了这样的概括："手之三阴，从脏走手；手之三阳，从手走头。足之三阳，从头走足，足之三阴，从足走腹。"与马王堆出土的《足臂十一脉灸经》及《阴阳十一脉灸经》相比，《内经》不仅由十一条经脉发展为十二经脉[1]，而且其循行走向很有规律，各经之间互相衔接，互为表里。由于每条阴经属于一脏，并与一腑相连络；每条阳经属于一腑，又连络一脏，这就使周身四肢和脏腑紧密地联系起来。每条经脉所主疾病，都与它的循行走向及所连属的脏腑直接相关。这样，在分析人的生理、病理和进行诊断治疗时，就赋予了特殊重要的意义。不仅针灸学的循经取穴离不开它，就是许多外感病和内科杂病的辨证论治，也离不开脏腑经络学说。

（4）强调精神与社会因素　《内经》在分析病因病理时，除了注意外邪的侵袭和人体正气的盛衰之外，还特别强调人的精神和社会因素。《素问·阴阳应象大论》就曾指出，喜怒惊忧恐皆可损伤人体，如怒伤肝、喜伤心、思伤脾、悲伤肺、恐伤肾等。《灵枢》也说"忧愁恐惧则伤心""忧恐忿怒伤气"。《素问·疏五过论》指出："凡未诊病者，必问尝贵后贱，虽不中邪，病从内生，名曰脱营；尝富后贫，名曰失精……暴乐暴苦，始乐后苦，皆伤精气。"又说："诊有三常，必问贵贱，封君败伤，及欲侯王。故贵脱势，虽不中邪，精神内伤，身必败亡。"这就是说，社会地位的变化，势必引起情志的变化，最终影响人的健康。先贵后贱，先荣后枯，先喜后忧，先甜后苦，必然在心理上受到打击，因而造成精神内伤，甚至夭折寿命。所以，《内经》特别强调"和喜怒而安居处"，保持心理上的健康。《素问·上古天真论》说："恬淡虚无，真气从之，精神内守，病安从来！是以志闲而少欲，心安而不惧……是以嗜欲不能劳其目，淫邪不能惑其心。"这是古人健康长寿的秘诀，也是古代养生学的重要经验总结。《内经》一书中有关医学心理学和医学社会学的这些合理的论述，是祖国医学的宝贵财富之一。

（5）注重疾病预防反对迷信鬼神　《内经》十分重视疾病的预防，认为好的医生应当做到见微知著，防患于未然。《素问·八正神明论》指出："上工救其萌芽，必先见三部九候之气，尽调不败而救之，故曰上工。下工救其已成，救其已败。救其已成者，言不知三部九候之相失，因病而败之也。"高明的医生，能采取积极措施，将疾病消除在萌芽状态；而技术庸劣的医生则相反，对疾病的发展变化视而不见，迁延观望，坐失良机，终于酿成不可救治之危症。

---

[1]《足臂十一脉灸经》、《阴阳十一脉灸经》与《灵枢·经脉》相比，文字、内容较接近，但少了一条手厥阴经。

有鉴于此,《素问·四气调神大论》便总结说:“是故圣人不治已病治未病,不治已乱治未乱,此之谓也。夫病已成而后药之,乱已成而后治之,譬犹渴而穿井,斗而铸锥(一作兵),不亦晚乎!”这些论述,至今还有深刻的现实意义。

《内经》既反对鬼神致病说,也反对有病求治于鬼神。《灵枢·贼风》提出:“其毋所遇邪气,又毋怵惕之所志,卒然而病者,其故何也?唯有因鬼神之事乎?岐伯曰:此亦有故邪留而未发,因而志有所恶,及有所慕,血气内乱,两气相搏。其所从来者微,视之不见,听而不闻,故似鬼神。”这就是说人之所以突然发病,有的是故邪潜留所致,有的是内伤于情志,绝非什么鬼神致病。由于致病因素幽隐奥秘,一时难以发现,人们便误以为有鬼神作怪。《素问·五脏别论》又说“拘于鬼神者,不可与言至德”,表明医学与迷信是水火不相容的。《内经》还认为,一切疾病都是可以治疗的,如《灵枢·九针十二原》所说:“疾虽久,犹可毕也;言不可治者,未得其术也。”诸如此类的论述,都反映了《内经》的唯物主义思想。

3·2·1·3　《内经》的影响

《内经》全面地总结了秦汉以前的医学成就,是我国早期的一部医学总集。中医学有两个最显著的特点,一是整体观念,二是辨证论治,两者在《内经》中均有充分反映,尤以整体观念最为突出。《内经》关于人与天地自然之关系的学说,阴阳五行学说,脏腑经络学说,生理病理学说,诊断治疗学说,疾病预防及养生学说等,都为中医学奠定了理论基础。可以说,《内经》的问世,标志着中国医学由单纯积累经验的阶段,发展到系统的理论总结阶段,它为医学的发展提供了理论指导和依据。《内经》的成就是多方面的,在我国医学史上有很高的地位。但是,囿于当时的科学水平和历史条件,《内经》也不可能没有局限性,比如《灵枢·邪客》说:“天圆地方,人头圆足方以应之。天有日月,人有两目。地有九州,人有九窍。”《灵枢·经水》又说“足少阴外合于汝水”“足厥阴外合于渑水”“手太阳外合淮水”等,这些取类比象的论述,牵强附会,未能摆脱形而上学观点的束缚。由于这些事物之间毫无必然联系,因而这种比拟是不伦不类的。此外,像什么“肺见丙丁死,肾见戊巳死”,完全用五行生克的关系来预言肺病和肾病的死期,也是主观推测,并无事实根据。诸如此类,都反映了《内经》的局限性,而这些局限性,又都有其时代的思想根源,这是阅读和研究该书时应当加以注意的。

《内经》对后世的影响颇大,历代有成就的医学家,无不重视此书。东汉医学家张仲景,就曾刻苦攻读过《素问》和《九卷》(即《灵枢》),特别是《素问·热论》等篇,为他撰著《伤寒杂病论》一书,提供了很好的启示和理论依据。晋代皇甫谧在编写《针灸甲乙经》时,辑录了3部古代医书,《素问》和《灵枢》就是其中的2部。金元医家同样很重视《黄帝内经》,如刘完素的火热致病学说,李杲的脾胃学说,无不直接渊源于《内经》。明清时期的许多医学名家,也是在深入钻研《素问》和《灵枢》的基础上,有所发挥和创见的。《内经》不仅在国内为历代医学家所重视,而且对世界医学的发展,亦有其不可忽略的影响,如日本、朝鲜等国,曾把《内经》列为医学生必读的课本。《素问》和《灵枢》的部分内容,已相继被译成日、英、德、法等国的文字,某些国外针灸学术组织还把它列为针灸医师必读的参考书,由此可见其影响之深远了。

3·2·2　《难　经》

《难经》,原名《黄帝八十一难经》,共计3卷(亦有分5卷的),作者及成书年代皆不详,传说为战国时秦越人(扁鹊)所作。查考《史记·扁鹊传》及《汉书·艺文志》,两书均无此记载。张仲景《伤寒杂病论》和《隋书·经籍志》,虽然提到了《难经》,却未言及作者姓名,直至唐代杨玄操《难经注》和《旧唐书·经籍志》,才提出《难经》的作者为秦越人。从书的内容来看,《难经》是继《内经》之后的又一部中医古典著作,其成书年代可以确定在东汉以前,大约编撰于西汉时期。至于作者姓名,有待于进一步考证,秦越人之说殆不可信。

本书以问答解释疑难的形式编撰而成,共讨论了 81 个问题,故又称《八十一难》,简称《难经》。全书所述以基础理论为主,还分析了一些病证。其中一至二十二难为脉学,二十三至二十九难为经络,三十至四十七难为脏腑,四十八至六十一难为疾病,六十二至六十八难为腧穴,六十九至八十一难为针法。该书内容简要,辨析精微,尤其对脉学有详悉而精当的论述。诊法以"独取寸口"为主,对经络学说和脏腑中命门、三焦的论述,则在《内经》的基础上,有所阐扬和发展,此书在中医理论和诊断学上颇有贡献。

3·3 药物学的发展

3·3·1 战国以来药物学的发展概况

春秋战国时期,药物学知识又有了新的积累,见于文献记载的药物显著增加。西汉初期曾流行过药物学专著,《史记·仓公传》提到的古代医药书中就有《药论》,可惜已经失传。在《黄帝内经》中记载了 12 个药方,其中提到了泽泻、半夏、连翘等多种药物。长沙马王堆出土的帛医书《五十二病方》,虽非药物学专著,却记载了黄芩、芍药、黄芪、甘草、蜀椒、水银等药物 247 种。秦汉以来,内外交通日益发达,特别是张骞、班超先后出使西域,打通丝绸之路,西域的红花、葡萄、胡桃、胡麻、大蒜、苜蓿及其他道地药材不断输入内地。少数民族及边远地区的犀角、琥珀、羚羊、麝香,以及南海的龙眼、荔枝等,已逐渐为内地医家所采用。东南亚等地的药材,亦源源不断地输入中国,这一切,大大丰富了当时人们的药物知识。用药经验的积累,以及药物学知识的日益丰富,需要专人进行整理和研究。据《汉书·郊祀志》记载,早在汉成帝建初二年(公元前 31 年),即有了"本草待诏"的职称。又据《汉书·平帝纪》记载,元始五年(公元 5 年),朝廷曾征召天文、历算、方术、本草等教授者来京师。可见早在西汉时期,已经开始征集人力整理、研究和传授本草学了。同时,由于临证医学的迅速发展,也要求药物学的发展与之相适应。《神农本草经》一书,正是在这样的历史背景下产生的,它对战国以来的用药经验和药物学知识,作了系统而全面的总结。到了三国时代,华佗的弟子吴普和李当之,也对药物学有所研究,并分别撰著了《吴普本草》和《李当之药录》,对于药物学的发展作出了一定的贡献。

3·3·2 《神农本草经》

3·3·2·1 《神农本草经》的成书及其流传

《神农本草经》,简称《本经》或《本草经》,是我国现存最早的药物学专著。关于它的成书年代,说法不一。有人认为成书于战国时代,有的说成书于秦汉之际,亦有人断定成书于东汉时代。我们认为,《神农本草经》也与《内经》一样,并非一时一人之手笔,大约是秦汉以来许多医学家不断加以搜集,直至东汉时期才最后加工整理成书的。《神农本草经》一书,《汉书·艺文志》没有著录,其书始载于梁·阮孝绪的《七录》,《隋书·经籍志》也作了著录,但均未说明写作年代及作者姓名。郑玄认为乃神农氏所作,皇甫谧认为是岐伯或伊尹所作,显然是不可信的。梁·陶弘景在《本草经集注·序》中说:"旧说皆称《神农本草经》,余以为信然……今之所存,有此四卷,是其本经,所出郡县,乃后汉时制,疑仲景、元化等记。"又说:"本草时月,皆在建寅岁首,则从汉太初后所记也。"《颜氏家训》亦云:"譬犹本草,神农所述,而有豫章、朱崖、常山、奉高、真定、临淄、冯翊等郡县名,出诸药物,由后人所掺。"陶弘景和颜之推都指出,《神农本草经》所记药物产地,多为后汉时所设置的郡县名,因此陶氏推断本书为后汉时所作,而颜之推则认为是后人篡改的结果。陶弘景还根据采药时月以建寅为岁首的特点,认为此书不早于西汉武帝太初元年(公元前 104 年)。我们现今再根据书中多"久服神仙不死"等语的情况来看,此书受东汉道教思想的影响是比较大的。陶氏之说不无道理。关于本书的作者,陶氏说可能出于张仲景、华元化一流人之手。这只是一种推测,其说不可靠。该书之所以称为"本草经",是因古代都以植物药为主之故。东汉许慎的《说文解字》云:"药,治病草也。"五代时韩保昇也说:"按药有玉石、草木、虫兽,而直云本草者,为诸药中草类药最多也。"至于书名冠以"神农",一是因为古代有"神农尝百草"而发现药物的传说;二是一种托古之风的反映,就像《内经》之前冠以黄帝之名一样。正如《淮南子·修务训》所说:"世俗之人,多尊古而贱今,故为道者,必托之于神农、黄帝而后能入说。"

《神农本草经》原著于唐代初年已经失传。现今流传的本子,都是后人从宋代《证类本草》以及明代《本草纲目》等书中辑出的。

3·3·2·2　《神农本草经》的内容和成就

《神农本草经》三卷(亦有作四卷的),共收载药物 365 种,其中植物药 252 种,动物药 67 种,矿物药 46 种。该书根据药物性能功效的不同,分为上、中、下三品。"上药一百二十种为君,主养命以应天",一般来说,是毒性小或无毒的,多属补养类药物;"中药一百二十种为臣,主养性以应人",有的有毒,有的无毒,多系补养而兼有攻治疾病作用的药物;"下药一百二十五种为佐使,主治病以应地",大多是除寒热、破积聚等攻治疾病的药物,其中有毒的居多,不可久服。这是中国药物学最早、最原始的药物分类方法。书中概括地记述了君、臣、佐、使,七情和合,四气五味等药物学理论。《神农本草经·序录》写道:"药有君、臣、佐、使,以相宣摄。合和宜用一君、二臣、五佐,又可一君、三臣、九佐。"这是对组方用药等方剂学理论的阐述。药物之间的关系很复杂,必须配合得宜。序录又指出:"药有阴阳配合,子母兄弟,根茎花实,草石骨肉。有单行者,有相须者,有相使者,有相畏者,有相恶者,有相反者,有相杀者,凡此七情合和,视之,当用相须相使者良,勿用相恶相反者。若有毒宜制,可用相畏相杀者,不尔勿合用也。"这就是说,并非所有药物都可以配合使用的,有的药物合用后,能相互加强作用,有的能抑制另一种药物的毒性,适宜于配合使用;而有的药物合用后,会产生猛烈的副作用,就要避免同用。序录还说:"药有酸、咸、甘、苦、辛五味,又有寒、热、温、凉四气,及有毒无毒。阴干暴干,采造时月,生熟,土地所出,真伪陈新,并各有法。"这里不仅记录了药物的性能,还注明了药物的产地、采集时间、加工炮制方法,以及药物质量优劣和真伪鉴别等。这在当时是非常切合实用的。书中对药物的功效、主治、用法、服法,都有一定论述。该书所载主治病证约有 170 多种,其中包括内、外、妇、五官(包括眼、喉、耳、齿)等各科的疾病。长期的临床实践证明,《神农本草经》所记药物功效,大部分是正确的。如麻黄平喘、常山截疟、黄连止痢、海藻疗瘿、瓜蒂催吐、猪苓利尿、黄芩清热、雷丸杀虫等,至今仍为临床疗效和科学实验所证明。

《神农本草经》是集东汉以前药物学之大成的名著,也是我国现存最早的一部药物学重要典籍。书中贯穿着朴素的唯物主义思想,系统地总结了秦汉以来医家和民间的用药经验,所载药物大多疗效比较确实，对后世药物学的发展有着重要影响。魏晋以后历代诸家的本草学，都是在该书已有成就的基础上发展起来的。书中所述药物学理论，包括药物性能、功效及加工炮制方法等，至今仍有相当一部分内容是值得继承和发扬的。该书所载365种药物，绝大部分是常用药，是现代中药学中重点讨论和研究的药物。直到今天，《神农本草经》仍然是学习中医中药的重要参考书。但是，限于当时的科学水平，书中也不可避免地会出现某些缺点和错误。由于东汉时期谶纬神学盛行，因此，书中也掺杂了一些神仙道教思想的内容。例如，"水银……久服神仙不死""紫苏……久服轻身不老，延年神仙""泽泻……久服不饥，延年轻身，面生光，能行水上"等。这些都反映了历史的局限性。此类内容，对后世药物学的发展曾经产生过消极影响。

3·4 辨证论治原则的确立

3·4·1 战国以来临证医学的发展概况

临证医学在较长的一段时间内，基本上还是处于朴素的经验阶段。春秋战国以后，医学有了较大的发展，出现了质的飞跃。《黄帝内经》的产生，代表了当时医疗实践经验的总结，标志着医学理论体系的初步形成。《五十二病方》、淳于意"诊籍"、《治百病方》等的出现，反映了从战国至东汉时期，临证医学已有了相当的发展。西汉时期曾流传过不少临证医学著作。据《汉书·艺文志》记载，当时已有"经方十一家，二百七十四卷"，可惜未能保存下来。张仲景《伤寒杂病论》的问世，对东汉以前的临证医学作了全面的总结，并且由于此书的精辟论述，使中医的辨证论治原则得以确立。从此，对外感热病及各种内科杂病，均有了具体、详细的辨证方法和准确、有力的治疗手段。在应用单味药之经验不断丰富的基础上，逐步过渡到复方配伍，并开始产生了复方配伍的理论。医方配伍的理论，与辨证论治原则的形成和发展，二者是密切相关的。这个发展过程，不但从《内经》及西汉淳于意"诊籍"中可以看到；而且，从《五十二病方》和《治百病方》的出土，亦可得到证明。河北省满城县西汉中山靖王刘胜墓中某些医用器具的出土，也间接反映了当时临证医学的水平。这一切，为张仲景研究临证医学创造了有利的条件。张仲景的《伤寒杂病论》，正是在汇集历代诸家临床实践经验的基础上，加以总结提炼而成。

3·4·2 张仲景和《伤寒杂病论》

3·4·2·1 张仲景的生平

张仲景（约150年~219年），名机，南郡涅阳（今河南省邓县穰东镇，一说今南阳市）人。年轻时曾跟从同郡张伯祖学医。经过多年的刻苦钻研，竟是青出于蓝，医术远超其师，终于成为汉代贡献最大的临证医学家。北宋高保衡、林亿等在《校正伤寒论·序》中说："张仲景，《汉书》无传，见《名医录》云：南阳人，名机，仲景乃其字也。举孝廉，官至长沙太守。始受术于同郡张伯祖。时人言，识用精微过其师。其所论，其言精而奥，其法简而详，非浅闻寡见者所能及。"从这些记载来看，张仲景医术之精湛，素为诸家所称颂。传说他曾做过长沙太守，因此，径直被人呼为张长沙，他的方书亦被称为"长沙方"。关于张仲景做长沙太守的传说颇多，且向有争论。因《后汉书》和《三国志》均未为张仲景立传，所以在史书上找不到什么根据。北宋林亿等人在《校正伤寒论·序》中称张机为长沙太守，乃是沿用唐代甘伯宗

《名医录》的说法。1981年,南阳医圣祠发现了张氏的墓碑和碑座。碑碣的正面刻有"汉长沙太守医圣张仲景墓"等字,碑座上刻着"咸和五年"。"咸和"是东晋成帝司马衍年号,咸和五年即公元330年。有人认为,碑刻的年代基本可靠,因而肯定张仲景做过长沙太守。但学术界对此仍有不同的看法。

张仲景生活在东汉末年,其时宦官专权,政治黑暗,人民生活在水深火热之中,官逼民反,各地纷纷爆发农民起义。统治者纠集武装力量,疯狂镇压黄巾军起义。战火绵延,天灾频仍,疫病流行,死亡枕藉。到处是"白骨露于野,千里无鸡鸣"[1]的惨状。据张仲景在《伤寒杂病论·序》中记载,他的家族原有200多人,自汉献帝建安元年(196年)以来,不到10年的时间,就有2/3的人因染疾病而死去,其中死于伤寒病的竟占了7/10。由于统治者从不重视医学,士大夫们一心追逐荣华富贵,不肯钻研医学,社会上迷信巫祝,因此,医学得不到应有的发展。一般医生墨守成规,只会"各承家技,终始顺旧",面对猖獗流行的伤寒杂病,却不愿作新的探讨和研究。那些庸医们不仅技术低劣,而且医疗作风马虎草率,常常是"按寸不及尺,握手不及足""相对斯须,便处汤药",结果使许多患者枉送了性命。严酷的现实,迫切需要解决伤寒病的防治问题,张仲景因此立志发愤钻研医学,"勤求古训,博采众方",刻苦攻读《素问》《九卷》(即《灵枢》)《八十一难》《阴阳大论》《胎胪药录》等古代医书,并结合当时医家以及自己长期积累的医疗经验,终于写出了《伤寒杂病论》这部临证医学名著。

《伤寒杂病论》问世以后,由于兵燹战乱,原著不久即告散失。后人分别搜集其中的伤寒部分和杂病部分,整理成两部书;现今流传的《伤寒论》和《金匮要略》,实际上就是《伤寒杂病论》一分为二而编成的。

3·4·2·2 《伤寒杂病论》确立了辨证论治原则

张仲景继承了《黄帝内经》等古代医籍的基本理论,结合当时人民同疾病作斗争的丰富经验,以六经论伤寒,以脏腑论杂病,提出了包括理、法、方、药在内的辨证论治原则,使祖国医学的基础理论与临证实践紧密地结合起来。

张仲景十分重视《内经》的研究,尤其对《素问·热论》等篇下过很深的功夫。《素问·热论》说:"今夫热病者,皆伤寒之类也。"接着指出:"伤寒一日,巨阳(太阳)受之,故头项痛,腰脊强;二日阳明受之,阳明主肉,其脉挟鼻,络于目,故身热,目疼而鼻干,不得卧也;三日少阳受之,少阳主胆,其脉循胁络于耳,故胸胁痛而耳聋。三阳经络皆受其病,而未入于脏者,故可汗而已。"三阳经传尽,又传入三阴经,四日太阴受之,五日少阴受之,六日厥阴受之。这种以六经传变的形式对外感发热病的论述,给了张仲景研究伤寒病以很大的启发。

张仲景在《素问·热论》的基础上,考察了整个外感病的发展变化过程。根据病邪侵害经络、脏腑的盛衰程度,病人正气的强弱,以及有无宿疾等条件,寻找发病的规律,并且提出了许多新的见解。这些都总结在现存的《伤寒论》十卷中。概括起来,即是以六经论伤寒,也就是把外感发热病在发展过程中各个阶段所呈现的各种综合症状,作为辨证论治的纲领。三阳病多属于热证、实证;三阴病多属于寒证、虚证。由于手足经络同名,六经实际上是十二经。而十二经又络属各个脏腑,因而把疾病的发生、发展、传变与整个脏腑经络联系起来。张仲景将经络及其所属脏腑作为辨证的理论根据,从而提出了伤寒传变的途径,而在证候变化方面,有表里之分,寒热之异,虚实之别。例如,同是太阳表证,又有表实表虚之辩;同是阳

[1] 曹操诗:《蒿里行》。

明实证，却有经证腑证之分，足见其辨证之精细。在表里虚实寒热之中，又以阴阳为总纲，这就为后世的八纲辨证打下了基础。《伤寒论》除了分别介绍各经病证的特点和相应的治法之外，还说明了各经病证的传变、合病、并病，以及因外治不当而引起的变证、坏证与其补救方法等。通过六经证候的归纳，可以分清诸证主次，认识证候的属性及其变化，从而在治疗上可以掌握原则性和灵活性。《伤寒论》第十六条说："观其脉证，知犯何逆，随证治之"，这是张仲景对辨证论治法则的扼要概括，也反映了原则性与灵活性的结合。

《金匮要略》六卷，共计25篇。此书以脏腑辨证论述内科杂病为主，如疟疾、中风、肺痿、心痛、痰饮、消渴、黄疸、吐血、反胃、腹泻等，兼及妇科的脏躁、经闭、妊娠、产后和其他杂病；在外科方面，也提到痈疽、肠痈等症。其辨证论治精神与《伤寒论》一致，只是不以六经分证，而以病证分篇。它分类简明，辨证切要。对病因、病机及诊断、治疗的论述均甚精当，它根据疾病传变的情况，又很强调采取预防措施。在病因分析方面，它最早提出了三因致病说，"千般疢难，不越三条：一者，经络受邪，入脏腑，为内所因也；二者，四肢九窍，血脉相传，壅塞不通，为外皮肤所中也；三者，房室、金刃、虫兽所伤，以此详之，病由都尽"。[1]为中医的病因学说作出了一定的贡献。在诊断、治疗上，也总结了不少宝贵的经验。此外，书中所述救自缢的人工呼吸法等，其注意事项之周到，方法之合乎科学原则，也是十分突出的。

从整部《伤寒杂病论》来看，实际上已经概括了中医的望、闻、问、切四诊，阴、阳、表、里、寒、热、虚、实八纲，以及汗、下、吐、和、清、温、补、消（利）等八种治疗方法。此书理、法、方、药齐备，正式确立了辨证论治法则，并具体指导临床实践，为我国临证医学的发展奠定了坚实的基础。

3·4·2·3 《伤寒杂病论》对方剂学的贡献

方剂学的发展，与临证医学的关系极为密切。早在《内经》一书所载医方中，论及半夏汤的配伍、煎法和服法，均已提出了一定的要求。居延汉简中关于医药方剂的记载，特别是武威出土的汉代医药简牍中的医方，比较真实地反映了汉代方剂学的发展水平。到了东汉末年，通过张仲景的创造和总结，使方剂学有了空前的发展和提高。《伤寒论》载方113首（实为112首，因其中的禹余粮丸有方无药），《金匮要略》载方262首，除去重复，两书实收方剂269首，其中使用药物达214种。本书基本上概括了临床各科的常用方剂，被誉为"方书之祖"。当时对方剂的君、臣、佐、使及加减变化的配合，已有较高的要求。在因证立法、以法系方及遣方用药上，都积累了丰富的实践经验和较系统的方剂学理论知识。所用剂型种类之多，更是远远地超过了以往医籍和简牍所载医方内容，计有汤剂、丸剂、散剂、酒剂、洗剂、浴剂、熏剂、滴耳剂、灌鼻剂、软膏剂、肛门栓剂、阴道栓剂等不同剂型。书中所列方剂，大多疗效可靠，切合临床实用，如用白虎汤治暑湿，白头翁汤治痢疾，茵陈蒿汤治黄疸，肾气丸治消渴，栝楼薤白汤疗胸痹、心痛彻背等，因而一直为后世医家所袭用。

3·4·2·4 《伤寒杂病论》的影响

《伤寒杂病论》是我国医学发展史上影响最大的著作之一。它成书以后，一直指导着后世医家的临床实践。人们常常遵循六经辨证的原则治疗外感热性病，以其脏腑辨证的原则治疗内科杂病，连处方也多用该书原方。历代许多有成就的医学家，如唐代的孙思邈，宋代的钱乙、韩祇和、庞安时、朱肱、许叔微，金代的成无己、刘完素、张子和，乃至明清时代的许多医学家，无一不重视《伤寒杂病论》的研究。自从唐宋以来，此书的影响远及国外。直到今

---

[1]《金匮要略·脏腑经络先后病脉证第一》。

天,日本还有不少医家专门研究《伤寒杂病论》,不但采用伤寒原方治病,而且还把其中的某些方剂制成成药,广泛运用于临床。

《伤寒杂病论》是一部优秀的古典医学名著,是历代学习中医的必读教科书,迄今仍有许多宝贵的经验值得发掘。要继承发扬祖国医药学遗产,就必须重视对《伤寒杂病论》等古代医书的研究。但医学是不断发展的,也不能墨守成规,故步自封。有人认为张仲景著作乃医圣之言,所处之方被尊为经方,以为言言金石,字字珠玑,甚至不许改易一字。这种保守观点,也是有害的。张仲景的著作,毕竟已经1 700多年了,当然也不可避免地会存在着某些历史局限性。

3·5 主要医家及其成就

从战国至两汉三国时期,产生过不少著名的医学家,如扁鹊、淳于意、郭玉、华佗、张仲景等,其中大部分是民间医学家。张仲景已详述于前,其余各家简述如下。

3·5·1 扁　鹊

扁鹊是我国历史上第一个有正式传记的医学家。其生平事迹,详见《史记·扁鹊仓公列传》。此外,在《战国策》《韩非子》《列子》《韩诗外传》《新语》等古书中,均有片段的记载。按《史记》所载,扁鹊姓秦,名越人,乃是"勃海郡郑人也"。有人以为是今河南省郑州市一带人;也有人说原籍为勃海郡,家住郑州市;一说"郑"乃是"鄚"字之误,应为鄚州人,即今河北省任丘县鄚州镇人。学术界大多赞成最后一说,因为鄚州地处勃海郡,而郑州与勃海郡了不相涉。另一说扁鹊又称卢医,应为齐之卢国人,即今山东长清县人。此说亦可供参考。扁鹊大约生活于公元前5世纪[1],年轻时做过经营旅店的"舍长"。舍客中有个叫长桑君的老人很擅长医术,扁鹊便跟从他习医。学成之后,又长期在民间行医,足迹遍及当时的齐、赵、卫、郑、秦诸国。扁鹊的医疗经验很丰富,曾编撰过医学著作。据《汉书·艺文志》记载,有《扁鹊内经》9卷,《扁鹊外经》12卷,可惜已经失传。

扁鹊精通望、闻、问、切四诊,尤以望诊和切脉著称。张仲景在《伤寒杂病论·序》中劈头就说:"吾每览越人入虢之诊,望齐侯之色,未尝不慨然叹其才秀也。"对扁鹊的望诊和切脉非常称赞。据《史记》所载,扁鹊曾望诊过齐桓侯的脸色,认为齐桓侯有病,"不治将深",经过多次提醒,齐桓侯就是不听,拒绝及时医治的结果,齐桓侯终于抱病死去。《韩非子·喻老》亦有类似的记载,所不同的是"齐桓侯"作"蔡桓公",在时间上不是每隔5天望诊1次,而是每隔10天望诊1次,结局则完全相同。在切脉方面,诊断赵简子就是一例,赵简子病"五日不知人",赵国的大夫们都很惊慌。扁鹊经过切脉以后说:"血脉治也,而何怪!"他认为脉搏正常,并非死症,后来果然痊愈。扁鹊路过虢国(今河南陕县一带),听说虢太子暴死,便向太子的属官中庶子详细询问病情,听了中庶子的回答以后,他断定虢太子没有死,而是患了一种假死的"尸蹶"症(类似于休克)。对于扁鹊的诊断,中庶子始而怀疑,继而惊服。扁鹊乃令弟子子阳用针刺治疗,虢太子很快苏醒过来,又让徒弟子豹用五分之熨和八减之剂,交替敷熨两胁,太子便能坐起来了,再经过服药20天,太子完全恢复健康。后世所说的"起死回生"这一典故就出于此。

---

[1] 关于扁鹊的生卒年代,尚待进一步考证,根据《史记》等书的记载,其活动时间有矛盾,前后相差数百年。

扁鹊是一位内、外、妇、儿各科兼长的医家，能根据各地群众的需要行医。他来到邯郸时，听说当地很重视妇女，便充当“带下医”即妇科医生。经过洛阳，得知当地很尊敬老人，而老人患耳聋、眼花、肢体麻痹等病的较多，于是做了“耳目痹医”。进入咸阳，因秦国人十分喜爱小儿，他又当了儿科医生。扁鹊治病的方法多种多样，不仅善用汤药，还用砭法、针灸、按摩、熨帖及手术疗法等。由于他医术高超，技艺专精，便遭到了秦国太医令李醯的妒忌，李醯竟然派人将扁鹊刺杀。李醯的罪恶行径，一直为后世所唾骂。人民群众始终怀念扁鹊，至今在河北和陕西等地，还保留不少有关扁鹊的纪念遗迹。

扁鹊是一位朴素的唯物主义者，一生坚持与巫神作斗争。他路过虢国时，看到四处在为生病的虢太子祈祷，但祈祷的结果，虢太子却蹶倒而死。最后还是靠他的精湛医术才把虢太子抢救过来，这是医学战胜巫术的一个光辉事例。又据西汉陆贾的《新语》记载，扁鹊在卫国时，也曾与灵巫作过斗争，由于病家迷信灵巫，终于使患儿枉送了性命。司马迁在《史记・扁鹊传》中，曾提到“病有六不治”，最后一条说：“信巫不信医，六不治也。”这实际上就是对扁鹊反对巫神迷信的唯物主义思想作了最好的概括和总结。扁鹊治病严肃认真，从不炫耀声名。当他治好虢太子的病，人们称赞他有起死回生之术时，他却质朴地回答说：“越人非能生死人也，此自当生者，越人能使之起耳。”这里既表现了他实事求是的科学态度，又反映了他谦虚谨慎的美德，是足以垂范于后人的。

3·5·2 淳于意及其“诊籍”

淳于意（约公元前 215 年～？），姓淳于，名意，临菑（今山东省淄博市）人。因做过齐国的太仓长（主管国家仓库的官）故又被称为“太仓公”，简称“仓公”。他年轻时酷爱医学，曾拜公孙光为师。后又投师公乘阳庆，习医三年，尽得其传，医术颇精。他是西汉时期唯一见于正史记载的医学家。

据《史记》所载，淳于意因曾拒绝给某些达官贵族看病而被人控告，于汉文帝四年（应为十三年）被捕入狱。多赖女儿缇萦直接上书皇帝，才获得释放。后来汉文帝召见他，并详细询问其学医经过，以及诊治疾病和带徒弟的具体细节，他一一作了回答。其中叙述了二十五位患者的姓名、性别、职业、里居、病理、诊断、治疗及预后等情况，当时称为“诊籍”。司马迁把这些内容记录在《史记・扁鹊仓公列传》中，这是我国现存最早见于文献记载的医案。

淳于意精于望诊，在二十五则诊籍中，有好几例是通过望色作出准确诊断的。如齐丞相舍人奴自己觉得无病，淳于意“望其色，有病气”，“望之杀然黄，察之如死青之兹”，便断定说：“此伤脾气也，当至春鬲塞不通，不能食饮，法至夏泄血死。”后来，“至春果病，至四月，泄血死。”又如宋建的肾痹病，亦是通过“见其色，太阳色干”而确诊的。淳于意尤精切脉，在诊籍中，有十例完全是根据脉象来判断生死的。如齐中御府长信病，淳于意“切其脉时，并阴”，认为“并阴者，脉顺清而愈，其热虽未尽，犹活也”。他从脉象分析，知其病虽久，却不是死症，结果用汤液火齐（剂）治愈。齐淳于司马病，众医皆以为死症，“臣意切其脉”，认为“其病顺”，“可治”，乃以火齐（剂）米汁饮之而愈。又如“齐章武里曹山跗病，臣意诊其脉，曰：肺消瘅也，加以寒热，即告其人曰：死，不治”。后曹山跗果然在染病后的第五天死去。中医十分重视脉学，早在《内经》中已记载了多种脉象，“诊籍”中则记载了浮、沉、弦、紧、数、滑、涩、长、大、小、代、弱、实等近 20 种脉象。除了坚、平、小、鼓、静、躁等几种脉之外，其他脉象至今还在沿用。这足以说明，淳于意对中医诊断学是有相当贡献的。淳于意对病因的观察和分析也比较正确，如他诊断齐中御府长信的外感病时说:“此病得之当浴流水而寒甚,已则热。”齐中大夫病龋齿,他认为是由于“食而不漱”所致,这些都是非常符合科学道理的。在治疗方法上,除了给病人内服汤药之外,还运用了刺法、灸法、冷敷等方法。方药剂型也多种多样,已运用汤剂、丸剂、散剂、含漱剂等。

从西汉时期起,逐渐出现了服食丹药求长生之风。“齐王侍医遂病,自炼五石服之。”淳于意当即指出炼服五石的危害性。他说:“公病中热。论曰:中热不溲者不可服五石。石之为药精悍,公服之不得数溲,亟勿服,色将发痈。”侍医不听,后来果然发痈疽而死。淳于意对服石求长生之风的批评,是符合唯物主义原则的。淳于意为人谦诚,从不掩饰自己的短处。汉文帝问他:“诊病决死生,能全无失乎?”他回答说:“时时失之,臣意不能全也。”这种实事求是的科学态度,也是十分可取的。

3·5·3 涪翁与再传弟子郭玉

东汉时期,四川涪水附近,有一位钓鱼的老翁,姓名失传,人称涪翁。他精通医术,据《后汉书·方术列传》记载,涪翁“乞食人间,见有疾者,时下针石,辄应时而效,乃著《针经》、《诊脉法》传于世”。这个记载说明,涪翁是一位出身贫寒而又热心为群众治病的民间医生,在针灸学和诊断学方面很有造诣,他的著作可惜已经失传。有个叫程高的很崇拜涪翁,便跟从他习医,“翁乃授之,高亦隐迹不仕”。程高学成之后,隐居乡里,长期在民间行医。后来程高又把所习医术,毫无保留地传授给郭玉。

郭玉,广汉郡雒县(今四川广汉县北)人,是涪翁的再传弟子,也精通脉学和针灸学。东汉和帝时(89~105)郭玉为太医丞。和帝为了考察其医术,“……令嬖臣美手腕者,与女子杂处帷中,使玉各诊一手,问所疾苦。玉曰:左阳右阴,脉有男女,状若异人,臣疑其故。帝叹息称善”。郭玉热心为劳苦群众治病。“虽贫贱厮养,必尽其心力”。他在民间行医,疗效很好,而给达官贵人治病,效果就差多了,和帝问其故。郭玉回答,医生必须无拘无束,充分发挥其聪明才智,只有这样,才能真正把病治好;如恐惧紧张,惴惴不安,就无法施展其才能和技巧了。给贫苦人看病,医生自然无拘无束,故能充分发挥其专长和智力;而给贵人看病,情况却完全不同了。《后汉书·郭玉传》写道:“夫贵者处尊高以临臣,臣怀怖慑以承之。其为疗也,有四难焉:自用意而不任臣,一难也;将身不谨,二难也;骨节不强,不能使药,三难也;好逸恶劳,四难也。针有分寸,时有破漏,重以恐惧之心,加以裁慎之志,臣意且犹不尽,何有于病哉?此其所为不愈也。”这是对权贵久病难以治愈的根本原因所作的深刻分析。这段话,医生和病人都应当从中得到启示。

3·5·4 华　佗

华佗、字元化,沛国谯(今安徽亳县)人,约生于公元2世纪初叶,死于公元208年以前。华佗年轻时,即“游学徐士,兼通数经,晓养性之术”。他是东汉末年一位杰出的医学家,对我国医学的发展有重大的贡献。他多次谢绝朝廷命他做官的征召,长期坚持在民间行医,足迹遍及今江苏、山东、河南、安徽等省的一些地区,深受群众的推崇和爱戴。晚年被曹操征召去许昌,专为朝廷官员治病。曹操患头风病,屡治不愈,华佗施行针刺疗法,疼痛立止。曹操强留他做侍医,华佗乃托故告假归家,拒绝返回许昌,终于惨遭曹操杀害。华佗临死之前,“出一卷书与狱吏,曰:此可以活人。吏畏法不敢受,佗亦不强与,索火烧之”。因此,华佗的著作未曾流传下来。现存的《中藏经》,传说为华佗所作,邓处中为该书作序,自称乃华佗之外孙,说此书系从华氏寝室遗藏中获得,然语多怪诞,颇不足信。且《隋书》及新旧《唐书》均未著录,疑系六朝人所作,特假托华佗之名而已。

华佗精通内、外、妇、儿、针灸各科,尤以外科著称。早在一千七百多年以前,他就应用了中药全身麻醉剂——麻沸散,施行了腹部手术。据《后汉书》本传记载:“若疾发结于内,针药所不能及者,乃令先以酒服麻沸散,既醉无所觉,因刳破腹背,抽割积聚。若在肠胃,则断截湔洗,除去疾秽;继而缝合,敷以神膏,四五日创愈,一月之间皆平复。”这种全身麻醉手术,不仅在我国医学史上是空前的,而且在世界麻醉学和外科手术史上也有重要地位。华佗发明麻沸散,对后世影响颇大。历代的中药麻醉,都是在他的启示下发展起来的。同时,还产生了一定的国际影响。

在内科方面,华佗能贯彻同病异治、异病同治的原则。据《三国志·华佗传》记载:俯吏倪寻、李延俱病“头痛身热”,经过他的诊断,认为一个是内实,一个是外实,便分别采用下法和汗法治愈[1]。在妇科方面,他也很有研究,如诊断李将军妻子伤于妊娠,认为是双胞胎,前儿产后,后儿未能出生,因而枯死于内,这是很准确的。他还精通针灸,不论针刺或艾灸,取穴不多,而疗效很好。华佗医德高尚,主动为人治病。他在路上碰到一个“病咽塞”的患者,便立即“驻车往视”,并指导病人内服“蒜齑大酢”。病人服后,即吐一蛇(实为蛔虫之类),一切痛苦皆除。不少患者康复后,即去感谢华佗。用蒜齑大酢治蛔虫病,无疑是一种民间的治疗方法。从这一点,又可说明华佗对民间医学的重视。

华佗还提倡积极的体育锻炼。他说:“人体欲得劳动,但不当使极耳。动摇则谷气得消,血脉流通,病不得生,譬犹户枢,终不朽也。”他懂得,只有坚持运动,才能活跃血液循环,促进消化功能,增强人的体质,抵抗各种疾病。他在继承古代气功导引的基础上,模仿虎、鹿、熊、猿、鸟等五种动物的活动姿态,创制了一套体操,名叫“五禽之戏”。这种五禽戏可使头、身、腰、四肢及各个关节都得到活动,这就是古代的医疗体操。他开创了我国保健体操的先例。他的弟子吴普依法坚持长期锻炼,结果活到九十多岁还是“耳目聪明,齿牙完坚”。弟子樊阿一边锻炼,一边服补养药,竟至“寿百余岁”。华佗的五禽戏对后世影响颇大,历代依法进行锻炼者不乏其人,至今犹有专门研究者。因此,华佗在中国体育史上,也是具有相当地位的。

复习思考题

1. 中医理论体系初步形成的标志是什么?为什么?
2. 如何评价《内经》中的阴阳五行学说?
3. 战国至三国之间有哪几位著名医学家?他们的主要贡献是什么?
4. 从主、客观条件论述张仲景是怎样成为“医圣”的?
5. 简述《伤寒杂病论》的主要内容及其历史意义。
6. 简述《神农本草经》的成书年代及其主要内容和价值。

(周一谋)

---

[1]《三国志·华佗传》云:“府吏倪寻、李延共止,俱头痛身热,所苦正同。佗曰:寻当下之,延当发汗。或难其异,佗曰:寻外实,延内实,故治之宜殊。即各与药,明旦并起。”

按:这段话中“寻外实,延内实”,根据医理,应为“寻内实,延外实”,因内实宜用下法,外实宜用汗法。此处可能是作者笔误,或系后人在传抄出版过程中有误。

4. 医药学的全面发展

265~960 年(西晋~五代)

从西晋~五代的近700年间,是我国封建社会的上升时期,其间既有战事连绵、分裂动荡的南北朝和五代,也有全国统一、政权集中、社会相对稳定的隋唐时期。特别是唐朝,堪称我国封建社会的鼎盛时期,不仅是亚洲经济文化的中心,而且其光辉辐射远及西方世界。

公元265年建立的西晋王朝于280年灭吴后实现了统一,然而291年发生的"八王之乱",不仅导致社会经济严重破坏和西晋的灭亡,并直接招致了民族斗争。北方少数民族入主中原,晋官民大量南迁(约70万人),形成了长达近300年的南北对峙的动荡局面。边疆少数民族不断进入中原,在与汉族人民共同生活和劳动的过程中,逐步实现了民族间的大融合;而北方人民南迁,又把进步的生产技术和文化带到长江流域,促进了南北经济的发展和文化交流,这些都孕育着进步和新的统一。

公元581年,杨坚夺取北周政权建立隋朝,并于589年南下灭陈,结束了南北对峙,统一了中国。隋文帝实行的减轻农民负担的政策,促进了生产,使经济得到繁荣。隋炀帝继位后,横征暴敛,穷其国力、民力开凿大运河,因此激起民变,成为隋朝灭亡的原因之一。但大运河沟通了南北交通,促进了南北经济文化的交流,为唐朝的鼎盛提供了有利的条件。

唐朝疆域辽阔,"前王不辞之土,悉清衣冠;前史不载之乡,并为州县"[1]。其势力东至朝鲜半岛,西北至中亚,北至蒙古,南至印度。唐王以多样化的怀柔—羁縻手段,造成多民族的归附,唐王被尊为"天可汗",成为各民族的最高共主。唐朝行政机构完备,法律制度严密,经济繁荣昌盛。成为当时世界上极为富庶和高度文明的大国。安史之乱以后,唐朝陷入分崩离析的局面,直到五代结束。

晋~南北朝时期以经学为主干的文化模式崩解,孕育了生动活泼的多元文化的发展,唐代开明、宽容的文化政策,更是推动文化在多元中扩展"万骑争歌杨柳春、千场对舞绣麒麟"[2]充满文化创造的激情。绘画领域的"密体""疏体"的不同画风,造就了三大石窟艺术的满壁风动;书法上的大胆创新各具千秋、争奇斗艳;李白、杜甫等的唐诗,千古流芳;晚唐、五代的词,更开后世宋词之先河。这些都充分展示了这一时期文化艺术的婀娜多姿。科学技术方面,北魏贾思勰的《齐民要术》是现存最早的一部完整的农书,对后世农业影响极大,书中还记载了许多利用微生物发酵加工农产品的技术和兽医药知识;南北朝时出现了当时世界上最先进的冶炼技术"灌钢法",提高了钠的硬度和韧性,可"斩甲过三十札"[3];隋唐间发明的雕版印刷术,更直接促进了文化的总结与传播;梁代成书的《地镜图》,总结了利用植物找矿的丰富经验;郦道元的《水经注》首次全面描述了全国的地理情况;僧一行的"大衍

[1]《唐大诏令集》卷十一"太宗遗诏"。
[2] 高适《九曲词》。
[3]《北史·綦毋怀文传》。

历”表明我国古代历法体系完全成熟;祖冲之所求圆周率数值,更是远远走在当时世界的前列。现存最早的大型石拱桥——赵州桥(591~599 年),以首创的敞肩拱结构形式、精美的建筑艺术和施工技巧,在世界桥梁史上占据瞩目地位;隋唐帝都长安城的设计布局规模空前的统一和强盛,气派空前的宽容和大气,雄踞当时世界诸都城之前列。

在意识形态领域,这一时期儒、道、佛三教盛行,不仅丰富了我国的宗教文化,也影响着医药学的发展。

南朝梁武帝首先兴儒家,制礼乐,为孔子立庙以倡经学,并设五经馆、置五经博士;随后还大兴佛教,广修佛寺达七百所,不仅亲自宣讲佛经,甚至三次舍身入寺当和尚;他又是一个虔诚的道教徒,对当朝著名道士陶弘景宠信之极,多次亲赐黄金、朱砂、曾青等供陶氏炼丹,以求长生不死。这些都促进了三教鼎立的形成和相互的合流。

儒家重生不重死,重视礼乐制度的建构和伦理道德的修养。封建的纲常礼教阻碍医学的发展,但其“修身、治国、平天下”及以“仁”为核心的人格修养,对中医伦理学及优良医德传统的形成有较深的影响。

道教创始于东汉,尊老子为祖师,提倡“无欲”“无为”,主张养生保命,崇尚炼不死之丹药。虽然炼丹求长生的目的十分荒唐,唯心主义的世界观也影响医学的进步,但炼丹实践活动中的发现,客观上成为近代制药化学的先声,其倡导的养生学思想及方法,也是构成传统预防医学的重要内容。

佛教自汉代传入,被儒家文化等所渗透,逐渐汉化。其宣扬的“灵魂不死”“因果报应”“三世轮回”及反对杀生等,对医学发展有消极影响。但佛经的大量传入,带来了很多的国外文化信息和医药知识,促进了文化交流。

至于从儒学失落中生长出来的“玄学”,援道入儒,重视抽象思辨的严密理论系统性,追求玄远等,促进了佛学思想的传播。其建构的哲学体系不仅影响那一时代的学人,其“崇尚自然”“贵无”“崇有”以及“言、意、象”之辨,对中医学的理论形态、思维方式和研究方法,甚至独特的诊疗技艺,都有着深远的影响。其兴起的“服石”之风,却又成为此期医学发展中的一股逆流。

这一时期,也产生了许多杰出的唯物主义思想家,如南朝的范缜,唐朝的柳宗元、刘禹锡等,就是唯物主义思想家的主要代表。范缜用“神灭论”驳倒了佛家“轮回说”,他提出的形神统一的论点,充实了医学中的科学思想。柳宗元论证了物质“元气”的客观性,指出天地阴阳是自然无知的物,没有神的主宰,只有阴阳变化,并无因果报应,其“元气说”也丰富了中医理论。刘禹锡提出的“天人交相胜”的观点,有力地反对了宿命论的世界观,强调了人的主观能动性。这些进步的唯物主义思想,在指导医家认识疾病,兴盛医药学方面起到了积极的作用。

这一时期医学发展的特点是:① 临床医学为医学发展的主流:表现在医学实践方面积累了丰富的经验,无论在对疾病病因证候的认识上,还是在医方创制、新药发现等方面,都有突出的进步。② 临床医学日趋专科化:这不仅表现在唐朝医学机构的明确分科,还产生了一批现存最早的专科著作。这也是医学发展不断深化而展示出的必然规律。③ 服石与反服石的斗争:玄学士大夫们争相服石,导致了“舌缩入喉”“脊肉溃烂”等严重后果。对此,《诸病源候论》列有专卷揭露服石所致 26 种证候,孙思邈也坚决反对服石。经医家们的努力,服石之邪风在中唐以后逐渐平息。④ 医学交流新发展:一方面表现在国内少数民族的医药经验被兼收并蓄的同时，中原地区的医学也广泛传播到边远地区，对一些少数民族医学体系的形成和发展产生了深远影响。另一方面，由于当时我国医学处于世界领先地位，日本、朝鲜就在此时把中医完全移植过去，中医学的影响远及波斯（今伊朗）、大秦（今罗马），国外的医药（如印度医学）也传入中国。⑤ 兴办医学教育：隋、唐两朝设置的太医署，都建立了较完整的医学教育体系，其机构之严密、规模之庞大，在世界医学史上也是十分突出的。

4·1 医学理论的提高

这一时期基础理论研究的特点是：一方面继承整理《内经》《伤寒杂病论》等前人医著，阐发其理论，如杨上善、王冰对《内经》的注释和发挥，王叔和、孙思邈对《伤寒杂病论》的整理和研究；另一方面重视总结临床经验，探索疾病现象与本质的关系，并使之上升为理论，以指导临床，在脉学、病因症候学等方面都取得了突出的成就。

4·1·1 古医籍的整理和注释

由于古医籍流传存在着易于散佚，传抄中出现错漏，甚至以讹传讹，导致内容交错纷呈的现象，于是医家们开始着手进行古医籍的整理和编次工作。他们结合各自的文化素养和医学经验，对文义幽深难解之处，加以注释，使原有的理论得到充实和发挥，成为理论发展的新起点。

4·1·1·1 《内经》

最早整理、注释《内经·素问》的是齐梁间的全元起，著《素问训解》。此书南宋时亡佚，北宋林亿校订的《素问》中，可窥其编次和部分注解。

现存最早的《内经》注本是隋唐时期医学家杨上善整理、注释的《黄帝内经太素》，简称《太素》。其特点有三：① 首创对《内经》的全面分类，分摄生、阴阳、人合、脏腑、经脉、腧穴、营卫气、身度、证候、诊候、设方、九针、补泻、伤寒、寒热、邪论、风论、气论、杂病十九大类，大类之下又分若干小类，纲目清晰，加强了原书系统性。② 尊重所据古传本之经文，绝不妄改。错讹之处注文说明，有益于后世辑佚钩沉，成为后世研究《内经》最重要的参考书。③ 释文多据《说文》《尔雅》《释名》《广雅》，并汇通医理而阐发，个别疑难则存疑待考，绝不牵强附会。该书凡 30 卷，宋元时即散佚，近代在日本发现唐抄本，先后计得 26 卷，国内流行的是萧延平据杨守敬从日本影抄的 23 卷而校勘的版本，后来发现的 3 卷，中国中医研究院有影印本。

注释《素问》影响较大的是中唐王冰的《注黄帝素问》。王冰别号启玄子，青年时笃好养生，留意医学，曾仕唐为太仆令，年八十余而寿终。王氏对《内经》评价极高：认为它是“至道之宗”“奉生之始”，是中医“华叶递荣”的根本。王冰有感于当时传世的《素问》“篇目重叠，前后不伦，文义悬隔，施行不易，披会亦难，岁月既淹，袭以成弊”，深恐贻误后学，决心重新编次、注释，历 12 年精勤博访，于 762 年成书。这是继全元起注《素问》后的又一次注释，故又称《次注黄帝素问》。该书有三大特点：① 对原书篇卷次序大加调整。删除重出篇目，合并调整内容相关篇目，辑成二十四卷，八十一篇。经过调整，以养生、阴阳、脏象、诊法、病能、经络，治法等类为序，不仅眉目清楚，内容系统，便于后学，还突出了治未病的预防医学思想，以后世医学发展有较大影响。② 内容上补亡续断。当时《素问》第 7 卷已佚，据王冰自称他从老师处得到这卷佚书，全部补入，即今本第十九卷—二十二卷中关于五运六气的七篇大论，虽然这些确否《素问》原文，尚有疑义，但它使运气学说得以流传，为中医理论的发展做出了贡献。③ 注释发挥。其注文大多精当，深入浅出，并对中医理论有所发挥，其注“诸寒之而热者取之阴，热之而寒者取之阳”时，提出：“益火之源以消阴翳，壮水之主以制阳光”的治疗大法，被后世医家视为圭臬。此外，王冰的《次注黄帝素问》增删较大，为不失其古貌，王冰是“凡所加字，皆朱书其文，使今古必分”，可见其治学态度之严谨。惜宋·林亿等校书时，业已朱墨不分，以致在很大程度上失去《素问》早期传本的原貌。

王冰的《次注黄帝素问》，总结了前人研究《素问》的精华，为后人进一步探微索隐奠定了很好的基础。清·汪昂赞其为注释之开山，“内有补经文所未及者，可谓有功先圣”。使“三皇遗文，灿然可观”，为中医理论的提高作出了重要贡献，至今仍为学习《素问》的重要参考书。

4·1·1·2 《伤寒杂病论》

《伤寒杂病论》成书不久，因战乱频仍而离散，是王叔和第一个对此进行了搜集、整理和重新编次，使之得以流传后世，对中医学的发展产生了极其深远的影响。曾任魏、晋朝太医令的王叔和，博好经方，尤其佩服仲景立论之精妙，遂在精研伤寒病的基础上，整理当时已离散不全的《伤寒杂病论》[1]。在编次方法上，王叔和以仲景所论各种治疗方法的“可”与“不可”列为编次进行排列。如：“不可发汗证”“可发汗证”“不可灸证”“可灸证”等，首开按照治法分类研究《伤寒杂病论》之先河，有“仓促寻检易见”之利，便于临床使用。但由于王氏在编次过程中，将自己研究心得也杂入其中，有主客相乱之嫌，因此后世一些医家据此攻击叔和，多有非议，以致在明清时期形成“错简派”。但不管怎样，王叔和距仲景年代最近，又曾任太医令，最有条件见到仲景原著，故其编次也最能保存仲景原著的内容，更何况，若无叔和编次之举，仲景之书恐早已湮没，故元代名医王安道赞其“功莫大矣”，不可不彰之。

自王叔和整理《伤寒杂病论》后，仲景医书盛行于世。南北朝时就已有多种不同的传抄本，但只限于师徒、父子相授，公开流传较少，以致孙思邈在编写《千金要方》时都难窥其貌，叹曰“江南诸师秘仲景要方不传”，直至晚年撰写《千金翼方》时，才见到《伤寒杂病论》的伤寒部分，叹为神功，并鸠集论中要妙，用“方证同条，比类相附”的研究方法，单独构成两卷，是为《千金翼方》卷九、卷十。成为唐代仅存的研究仲景学说的著作。所谓“方证同条，比类相附”，就是将仲景原书条文，分别按方证比附归类，以方名证，以方示法，即以方为纲，使之条理清晰，易于检索。同时，尤其重视仲景桂枝汤、麻黄汤、青龙汤三法的运用，对后世研究《伤寒论》者影响很大，被发挥为“三纲鼎立”之说。此外，孙氏还将各类条文中能归纳成六经的条文分别按六经归纳成篇，创《伤寒论》编次上的六经分类法。

这一时期，还有医家对《难经》进行研究，予以阐述，如吕广改编、注释的《黄帝众难经》，是已知最早的《难经》注本，杨玄操亦有《黄帝八十一难经注》一卷，对吕氏未注者，补之；注未尽者，引申之。惜二书皆亡，幸赖明·王九思《难经集注》，尚可窥其貌。

4·1·2 脉学的总结与普及

脉诊，又叫切诊，是中医诊断学的重要组成部分，故古人有“脉为医门之先”说。此期，不

[1] 根据有二：一是皇甫谧《甲乙经·序》：“近代太医令王叔和撰次仲景选论甚精。”二是《太平御览》引北魏“高湛曰：王叔和编次张仲景方论，编为三十六卷，大行于世”。

仅有总结性的脉学著作，还有由博返约，便于实用的普及性著作，它们共同发展了中医的脉学。

4·1·2·1　《脉经》

在我国，脉诊有悠久的历史，至迟在周代已运用于实践，《周礼》上就有切脉以察脏腑病变的记载。战国时扁鹊擅长诊脉。《内经》《难经》等医著中也有相当丰富的脉学内容。至东汉张仲景，更将脉象与症状、治疗的关系作了论述，这是脉学的一大进步。脉学虽不断发展，但缺少系统总结，使丰富的脉学资料显得繁杂而凌乱，医者常“心中了了、指下难明”，有时竟被做了玄学化的夸张，或干脆避难而不予考求。因此，如何正确判断脉象并用于临床诊断，就成为当时（以至直到今天）人们迫切需要研究的课题。王叔和对脉学进行了第一次全面的总结，撰成了我国现存最早的脉学专著——《脉经》，奠定了脉理与方法的系统化、规范化的基础。

王叔和，名熙，高平（今山东微山县）人。生于汉末、卒于晋初，距仲景时代不远。他早年曾作过游方医，后因医术精湛被选任太医令。他既有丰富的临证经验和理论修养，又得职务之便，看到更多的医书，使他得以在医学史上留下两大业绩：整理《伤寒杂病论》和著述《脉经》。王叔和晚年定居于湖北新州县，当地建有纪念他的庙宇、宗祠和塑像等，供后人瞻仰。

《脉经》共 10 卷，98 篇，约 10 万字，分述脉诊、脉形、脉象与脏腑关系，脉象阴阳的分辨及妇人、小儿脉的辨识等。其主要成就：

（1）确立“寸口脉法”　这是在继承《难经》诊脉“独取寸口”的基础上，进而提出两手寸、关、尺对应于内脏的脉学理论，成为后世脉诊的规范。

表 4－1　古代几种取脉方法对照表

脉　法	遍诊法（三部九候）（《内经》）	三部诊法（张仲景）	寸口脉法（《脉经》）
部位	上（头部）：天：太阳　地：巨髎　人：耳门 中（手部）：天：寸口　地：合谷　人：神门 下（足部）：天：太冲　地：太溪　人：冲阳	人迎　寸口　趺阳	寸口 寸 关 尺 左：心肝肾 右：肺脾命

（2）归纳脉象二十四种，规范了脉象名称　为便于比较，与《内经》载脉对照列表（表 4－2）。

表 4－2　《脉经》《内经》所载脉象名称对照表

脉经	浮、芤、洪、滑、数、促、弦、紧、沉
内经	浮、芤、洪、滑、数、促、弦、紧、沉
脉经	伏、革、实、微、濇、细、软、弱、虚
内经	伏、革、实、微、涩、细、软、弱、虚

（续表）

脉经	散、缓、迟、结、代、动
内经	散、缓、迟、结、代、动、长、濡、牢
脉经	大
内经	大、小、急、坚、盛、躁、疾、搏、钩
脉经	
内经	毛、石、营、喘等

不难看出：《内经》所述显然繁杂而凌乱，而王叔和所论二十四脉，虽源于《内经》，却简明而易于掌握。此外，《脉经》在每一种脉象下面，对其形状、指下感觉及相似脉的鉴别，都有具体而形象的描述，如“芤脉，浮大而软，按之中央空，两边实”“弦脉，举之无有，按之如弓弦状”等。这就使脉名和脉象特点达到了统一和标准化。

（3）阐述了不同脉象的临床意义，将脉与证统一起来　王氏对不同脉象的主病作了大量的论述，其中有很多可贵的认识。他提出了脉象主病的总原则是：“迟则为寒，涩则少血，缓则为虚，洪则为热”；他还用“屋漏”“雀啄”“釜中汤沸”等生动形象的词语描述了临危证候所表现出的散乱无序的怪脉、败脉。王氏论“代脉”主病重，中风患者多紧脉等，与今天所见心力衰竭，脑动脉硬化等患者所表现的脉象也是基本一致的。

尽管王叔和极重脉诊，但他绝不以偏概全，反对孤立地以脉断证，强调四诊合参，脉、证、治并论，即把脉象与症状相结合，全面进行辨证施治，体现了实事求是的治学风范。当然，时代的局限，使《脉经》也存在一些不足：全书体例不够严谨，所辑前人医学文献均未注明出处；还有所谓“王脉”“相脉”“囚脉”的记载，认为“假令得王脉，当于县官家得之”“假令得囚脉，当于囚徒家得之”等，陷入了唯心主义神秘化，这些荒诞不经的内容，需要我们在学习中甄别批判。

《脉经》作为具有当时世界先进水平的脉学成就，不仅影响着我国医学（隋唐起一直是太医署教学的必读之书），而且对世界医学也产生了很大影响。《脉经》在隋唐之际传到朝鲜、日本后，均被视为医者必读之书。以后经丝绸之路传到阿拉伯国家，11 世纪时，有“医学之王”之称的阿拉伯名医阿维森纳在其所著《医典》中，就吸取了《脉经》的部分内容，《医典》传到欧洲后，直至 17 世纪，还有很多医学校用其为教材。14 世纪波斯的一部百科全书也引述了《脉经》及其作者王叔和。无怪乎宋·林亿赞之曰“使人占外而知内，视死而别生……”，是一部“奇怪异端，不经之说，一切不取”的好书，将之校正刊行，广传于世。

4·1·2·2　《脉诀》

《脉经》行世后，由于其文义古奥，许多医家虽渴求脉理，又畏其艰深。于是六朝人高阳生[1]托王叔和之名，编撰了通俗本《王叔和脉诀》。

《王叔和脉诀》采用《脉经》的内容，用比较通俗的七言歌诀形式阐述脉学理论，同时又更密切地结合临床实际。高氏在书中提出了“七表八里九道”之说。七表者：浮、芤、滑、实、弦、紧、洪等七脉；八里者：微、沉、缓、涩、迟、伏、濡、弱等八脉；九道者：长、短、虚、促、结、代、

[1] 又有人疑为系五代或宋·熙宁以后年代的人。观敦煌莫高窟出土的卷子中，有《七表八里三部脉》和《青乌子脉学》两个抄本，也是用七言歌诀形式编写，其内容与《王叔和脉诀》基本相同。

牢、动、细等九脉。将二十四脉如此分类，更具条理，易于学习掌握。高氏对病与脉关系的认识，也是从实际情况出发。他说：“病参之脉，可决死生，然有应病，有不相应，此最宜详，不可执定。人安病脉，是曰行尸，人病脉和，可保无危。”既指出了疾病和脉象有相关、不相关的复杂情形，不能一概而定，又强调了脉象对疾病预后的重要意义。

《王叔和脉诀》问世后，使当时医家畏《脉经》之高深的同时，更喜《脉诀》之简易，由此，《脉经》竟逐渐不显，故有“《脉诀》出，而《脉经》隐”之说。然其学说价值终不及《脉经》。

4·1·3 病因证候学的探索

在古代，社会生产力比较低下，科学技术不十分发达的年代里，要比较客观地，并尽可能在宏观范围内全面揭示疾病的原因及其发病机理是极其艰巨的。而我国早在隋代就在对病源的探讨、发病机理的分析以及对症候的描述方面，进行了相当深入、系统地探索。610 年，由隋政府组织太医博士巢元方等编辑的《诸病源候论》，就是这一方面最具代表性的著作。

《诸病源候论》又称《巢氏病源》，主撰者巢元方生平不详，只知其为隋大业年间（605～616 年）的太医博士，曾治愈了隋朝大总管麻叔谋的“风逆证”[1]（即今风湿病），可见其是一位有丰富实践经验的医生。从《巢氏病源》中，我们还可看出，巢氏观察事物十分细致而敏锐，擅长对客观事物作深入的分析，敢于提出新见解，并重视普通劳动者的经验，这在当时是十分可贵的。

《诸病源候论》共 50 卷，分 67 门，论述了 1 739 种病候。详细地论述了各科疾病的病因和症状，包括诊断和预后，每个疾病之后，大多附有“补养宣导”的具体方法，表明了巢氏对“补养宣导”的重视。该书的具体成就有：

（1）对疾病的记载广泛而详确　书中所列主要病类，有中风、风湿痹、虚劳、伤寒、天花、霍乱、疟疾、痢疾、水肿、黄疸、消渴、脚气等，以内科为主，包括外科、儿科、妇产科、五官科等的疾病，如外科的痔漏、痈疽等。其对妇产科还细分为妇人杂病、妊娠病、将产病、难产病、产后病五类，包括有月经不调、白带、阴挺、乳痈、妊娠恶阻、难产、产后恶露等多种病证，这说明 1 300 年前的中医对妇女病的认识已相当丰富，为妇产科的独立奠定了基础。

（2）在病源认识上颇具科学性　该书在病源认识上，除根据传统的医学理论进行阐释外，还根据临床经验，进行了新的理论探索。如在“瘟病候”中，巢氏认为传染病是由于外界有害物质“乖戾之气”所致，这是在葛洪《肘后方》基础上的发展，后成为明代吴又可提出“戾气致病说”的先导，真是承先启后。更可贵的是，巢氏指出这些物质有“转相染易”的特点，但可以服药预防和控制，在传染病学史上有重要意义。对消化道寄生虫病，书中也有详细地描述，蛔虫“长一尺，亦有长五六寸……其发动则腹中痛……”；蛲虫“形甚小，形如今之蜗虫状”；寸白虫（绦虫）“长一寸，而色白，形小褊因脏腑虚弱而能发动”，是由于吃生牛肉或生鱼所致病。对某些特殊病因，如疥疮中有虫，“人往往以针头挑得”，突破了“湿邪”病因之囿。对于漆疮，认为“人有禀性畏漆，但见漆便中其毒……亦有性自耐者，终日烧煮，竟不为害也”，说明已认识到此病的发生与人的体质禀赋有关，即今日的“过敏性”疾病。书中还指出，生儿育女不能单责妇女，男子亦有关，这是符合客观实际的认识。

（3）对症候描述细致而准确　在长期而大量的临床观察基础上，书中对许多症候作了

---

[1] 见《古今逸史》：唐・韩偓《开河记》。

至详至微的描述，为医生正确辨识各种疾病提供了可靠依据，有些疾病的症候描述，要点突出，使人一看即可确诊。如：赤白痢者，大便“赤白相杂，重者状如脓涕而血杂之；轻者白脓上有赤脉薄血，状如鱼脂脑世谓之鱼脑痢也”；破伤风者，“其状口急背直，摇头马鸣，腰如反折须臾大发，气息如绝，汗出如雨，不及时救者皆死”。对有些疾病症状的描述更是发魏晋医家所未言。如消渴（糖尿病）“渴不止，小便多是也”，“其病多发痈疽”；麻风病早期“觉皮肤不仁，或淫淫苦痒如虫行，或眼前见物如垂丝”，甚者“眉睫堕落”“鼻柱崩倒”……还有中风、脚气病、猩红热、急性血吸虫病等等。

巢氏除对各种病症进行广泛的研究外，还记载了当时医学发展的新成就。如“妊娠欲去胎候”“金疮断肠候”“拔齿损候”“阴中生息肉候”等，由此可以看出，当时已能进行人工流产、肠吻合、拔齿等手术及妇科检查，可惜未述及具体的操作，无法窥及手术的具体细节及其水平。

《诸病源候论》反映了我国公元 7 世纪时医学理论与临证医学的发展水平，它对后世医学有深远的影响，唐以后的许多医著，如《外台秘要》、《太平圣惠方》等，在有关病因症候的论述上，都直接或间接引用它的原文和论点，宋代政府还将本书列为医生必修之书和考核的科目，《四库全书总目》称此书为“证治之津梁矣”。清代名医周学海赞巢氏“博采兼搜，于人间病名略尽，可不谓勤矣哉”。足见此书在我国医学发展史上的重要地位。此书很快传入朝鲜和日本，亦被奉为经典，日本最著名的汉方医著作《医心方》所论疾病，亦以巢氏之说冠其首，促进了中日医学的交流。

4·1·4 医德规范的树立

医德是整个道德思想体系的组成部分，它作为一种职业道德，是萌芽于我们祖先在与疾病作斗争的早期医疗活动中。它的形成与发展与社会政治、经济、文化、科学的发展有关，尤其是与社会道德、思想体系密切相连，但也受到医疗实践和医学科学发展的制约。中国古代医德就是中国古代精神文明与医药事业发展的产物。

隋、唐的统一，唐初的政治清明，经济文化繁荣，为医药学的全面发展总结提供了有利的条件，它将中国古代医德的发展推向一个高潮，产生了一代苍生大医孙思邈及其所撰述的医德规范——《大医精诚》《大医习业》，谱写了我国古代医德光辉的篇章，为后世留下了深远的影响。

孙思邈（581~682），京兆华原（今陕西省耀县）人，自幼好学，弱冠之年即精诸子百家之言，善言老庄，又好释典，兼通阴阳，推及医药。从他踏入医学殿堂起，就发出“誓愿普救含灵之苦”的誓言，而不为功名利禄所动。隋、唐两朝数次召他入朝为官均被谢绝，他认为“人命至重，有贵千金，一方济之，德逾于此”，只有治病救人的医学才是最值得他去从事的崇高工作。他将自己的医著题名为《千金方》，即寓此意。他一生精勤不倦，博极医源，直到“白首之年，未尝释卷”，他不但向书本学，也向所有有一技之长的人学，包括民间医生，甚至农家老妇，他乐于学习少数民族和国外的医药经验，并记载在他的医著中。追求精湛的医技，是为更好地服务于患者。当时麻风病的治疗十分棘手，他竟能带领六百余名患者同往深山，并且“莫不一一抚养”，仔细审察病情，揣摩治疗之法，为治好病人，使麻风病不在社会扩散，殚精竭虑，作出了实实在在的贡献。

孙氏不仅以高尚的医德垂范后世，并在《千金要方 · 总论》中，专著“大医精诚”“大医习业”两篇，全面系统地阐述了医家的道德规范。他认为从事医学，就要做一个“苍生大医”，而“大医”的修养有两个方面，即“精”与“诚”。

“精”指专业要精，因为医学是“至精至微之事”，只有“用心精微者”，才能称职，因此在“大医习业”中，他要求医者“必须谙《素问》《甲乙》《黄帝针经》”等古代医典，还要通诸子百家之说，并在广征博采之时，“一一沉思，留心作意”，如此“精勤不倦”地在学海中遨游，精益求精，才能“尽善尽美”，才能达到“普救含灵之苦”的目的，他谆谆告诫“世之愚者，读方三年，便谓天下无病可治；及治病三年，乃知天下无方可用”，“切莫以粗解一二种法，即谓知讫”，更不得“道听途说，而言医道已了，深自误哉！”。

“诚”即诚心实意，忠于职业，忠于患者，包括对医生思想品德、情感良心和作风节操的要求。“诚”原是儒家经典《礼记·中庸》中提出的道德修养核心，孙氏则以“诚”为医德的最高境界。他首先确立了“仁爱救人”的医德基本原则，具体要求医生：第一要立济世救人、仁爱为怀之大志，以“大慈恻隐之心”，“普救含灵之苦”。第二要有“无欲无求”的品质，“若有疾厄来求救者，不得问其贵贱贫富……普同一等”，“皆如至亲之想”。第三要无畏艰难，“勿避崄巇，昼夜寒暑，饥渴疲劳，一心赴救”。第四要悉心施治，一丝不苟，“处判针药，无得参差……不得于性命之上，率而自逞俊快，邀射名誉”。第五举止端庄，“不得多语调笑，谈谑喧哗”。第六尊重同行，切不可“道说是非，议论人物；炫耀声名，訾毁诸医，自矜己德”。第七要精勤不倦，虚心好学，切不可“偶然治差一病，则昂头戴面，而有自许之貌，谓天下无双”。第八要有强烈的职业责任感，“胆欲大而心欲小，智欲圆而行欲方”，胆大心细，施治果断。

时代的制约，也使孙氏的伦理道德观不可避免地带有局限性，信奉宗教的善恶报应，反对杀生而限制动物药的使用等。但总的来说，孙思邈关于医德修养的论述，集唐以前医德思想之大成，并有较深刻的医德规范的意义，对后世医家的医德实践和医德修养，都有重要的指导作用。

4·2 药物学的进步

两晋南北朝是我国历史上民族大融合的重要时期，大量少数民族的内迁，带来了他们的用药经验；生产和医疗实践活动的深入，使人们对药物的认识不断增加；隋、唐的统一，经济的发展，中外交流的日益扩大，大量外来药物的传入；晋~唐盛行的炼丹术，为化学制药的产生创造了条件。这些因素共同作用，使此期药物著作大量增加，梁《七录》载本草著作 27 部 115 卷，《隋书·经籍志》载药书 31 部 93 卷，《新唐书·艺文志》著录药书达 36 部 283 卷。兹择其重要者列表 4－3 一览。

表 4－3 晋~五代时期著名本草著作一览表

书 名	作 者	时 间	内 容 与 特 点
《本草经集注》	陶弘景	约 500 年	共 3 卷，载药 730 种，改进了药物分类法，注重药物的性味，采集、加工及配制等
《新修本草》	苏敬等	659 年	共 54 卷，系政府组织编撰并颁行的国家药典，载药 844 种，附有药图，重视地道药材和外来药物

（续表）

书　名	作　者	时　间	内　容　与　特　点
《食疗本草》	孟诜	约8世纪初	共3卷，载本草食物214种，是总结食治本草的专门著作
《本草拾遗》	陈藏器	约738年	共10卷，该书拾《新修本草》之遗，仅矿物药就新增110种。创“十剂”分类法
《食性本草》	陈士良	934年	10卷。广采博收食用药物并分类整理，记载食医诸方等
《蜀本草》又名《增广英公本草》	韩保昇	938~965	共20卷，以《新修本草》为蓝本，增补注解，绘图尤为精致
《海药本草》	李珣	10世纪	6卷。南宋时亡佚，现辑得药物124种，多为海外传入之香药

下面具体介绍此期药物学进步所取得的成就。

4·2·1　国家药典的诞生

659年，唐政府组织编撰的《新修本草》正式颁行全国，这是世界上第一部由国家政府颁行的药典，比欧洲最早的《纽伦堡药典》(1546年颁行)要早800余年。唐政府之所以能取得这一成就，是有着相当的背景条件：首先是时代的要求。《本草经集注》在一百余年的流传中，由于反复传抄，讹误较多，甚至“钩吻黄精引为同类”，且用药经验不断丰富，新的药物不断被发现，这都需要总结提高，特别是唐统一后，人民生活水平的提高，对医药学也提出了更高的要求；其次，经济的繁荣，文化的发展，使唐王朝成为世界上最文明、最富饶的国家，这为《新修本草》的编撰提供了文化基础和物质基础；第三，唐统治者十分重视医药学，设立了尚药局、尚药监以及药园等机构，这为《新修本草》的编撰提供了组织上的准备。正是这些有利条件，当苏敬上表请求重修本草时，很快就得到高宗李治的批准，责令由开国功臣英国公李勣、太尉长孙无忌领衔，苏敬等20余位专家集体编撰，同时诏令在全国各地征集道地药材，绘制药图。编写班子本着“本经虽阙，有验必书；别录虽存，无稽必正”的编写原则，对前代药物总结“详采博要”，对当代经验则“下询众议，订群言之得失”，在各方支持下，不到两年就撰成了图文并茂，充分反映当时药物学发展水平的第一部国家药典。

《新修本草》卷帙浩博，共54卷，分为“本草”“药图”“图经”3部分，其中“本草”20卷，附目1卷，主要记述药名、分类、性味、功能、主治、用法等。修订以往药书中的错误，补充新发现的药物和外来药物，如密陀僧、血竭、硇砂、云苔、安息香、诃藜勒、薄荷、郁金、阿魏、刘寄奴、鹤虱、蒲公英等，共载药物844种；“药图”25卷，附目1卷，首次创造了通过绘图来描记药物的形态和颜色标准，作为识药的指南；“图经”7卷，是对药图的文字说明，重点记述了地道药材的产地，采药时日，形态鉴别以及加工炮制。

由于《新修本草》为集体编撰，政府颁行，且内容丰富，叙述较准确，所以一经问世，传播快，影响广。当时名医孙思邈就在其所著《千金翼方》中，全部抄录了《新修本草》的目录及有关药物论述的正文，唐政府也将此书定为医学生的必读书，我国后代主要本草书籍中，亦都贯穿了《新修本草》的主要内容。更重要的是，这一由政府组织编撰，颁行国家药典的创举，为后代政府所沿用。该书很快传到朝鲜、日本，亦极受重视，公元10世纪日本律令《延喜式》中就有“凡医生皆读苏敬新修本草”的记载。

惜此书在宋以后亡佚。现只存1899年从敦煌石窟中发掘所得卷子本残卷，且为帝国主义者窃走，分藏于大英博物馆和巴黎图书馆，日本尚存有古抄本。国内有尚志钧先生的辑复本行世。

4·2·2 药物品种的丰富

晋~唐时期现存最早的药书当推梁朝陶弘景所著《本草经集注》。陶弘景（约452~536年），字通明，晚年又号华阳隐居，后世常称其“陶隐居”，是丹阳秣陵（今江苏句容县）人。据史书所载，陶氏十分好学，“一事不知，深以为耻”，青少年时就已“读书破万卷”了，19岁做了“诸王侍读”这样一个专为皇帝讲学答疑的官职。40岁时辞官隐居山中炼丹修道，兼行医业，成为著名的医药学家和道家。在医疗实践中，他有感于魏晋以来的药书，“或三品混糅，冷热舛错，草石不分，虫兽无辨”，不能很好地指导临证治疗，决心对本草勘订整理。他一方面注重总结前人的药物学成果和自己的用药经验，另一方面又特别注意搜集民间普通百姓的用药经验，因为长期的山村生活，使他体会到“藕皮散血，起自庖人；牵牛逐水，近出野老”，这些都可作补充、增订新药的依据。就这样，以《神农本草经》为基础，写成了《本草经集注》。

《本草经集注》共3卷（一说7卷），载药730种，其中新增药物365种，皆用墨笔书写，以区别《神农本草经》所载药物（皆用朱笔书写），这种标志，有助于我们对古医药文献的研究。

唐代苏敬等在编写《新修本草》时，不仅注重载入新发现的药物，还注重记载少数民族地区所产药物和国外传入的药物。《新修本草》新增加药物114种，均在其正文末加“新附”二字，以示区别。其中有不少药物仍为现代中医临床所常用，且疗效确切，如：蒲公英、薄荷、鹤虱、刘寄奴、豨莶草、郁金等等，还有安息香、阿魏、龙脑香、胡椒、诃黎勒、底野迦、血竭等少数民族地区所产药物和国外传来的药物。此外，还有密陀僧、硇砂、银膏等可以药用的制品，银膏是一种用白锡、银箔和水银合成的，用于补牙。

晋~唐时炼丹术的盛行，丰富了对矿物药的药用认识，更多的矿物药被发现。陈藏器《本草拾遗》中，仅矿物类药物就增加了110多种。由于此书原本基本亡佚，所增药物总数尚难确认，但从后世著名药物著作中取自该书所载药物数目来看：宋《证类本草》引用该书药物488种；《本草纲目》引用该书所载药物368种，是在引证诸家本草内容中最多的，比采用《新修本草》的114种超出3倍有余。不难推测陈氏在丰富药物品种上所做的突出成就。

五代李珣所撰《海药本草》，可以说是记述外来药物的专书。李珣，字德润，四川梓州（今四川省三台县）人。其祖父是波斯人，世代以售香药为业。正是自幼的耳闻目染，及至成年后遨游岭南的广见博识，李珣立志撰著一部以海外传入药物为主的本草著作。《海药本草》传宋末时亡佚，今之辑本存药124种，注明外国产地的就有96种，其中香药达50余种，如：青木香、荜茇、红豆蔻、丁香、零陵香、乳头香、降真香、没药、甘松香等等，多为现代习用。

4·2·3 分类方法的进步

正确的药物分类方法对促进药物学的发展具有重要意义。陶弘景鉴于《神农本草经》的

“三品分类法”不能准确反映药物的性质，在编撰《本草经集注》时创用了按药品自然属性分类药物的方法，将药物依据各自的自然属性，分为玉石、草木、虫兽、果、菜、米食、有名未用等七类，体现了唯物的科学态度。陶氏还根据临证选药的需要，创用了按药物效用进行分类的方法，即在其书中设“诸病通用药”，以主治功效分类药物。如：治风通用药有防风、防己、秦艽、川芎等；治水肿通用药有大戟、甘遂、泽泻、葶苈、巴豆、猪苓等。这对医生临证选药处方有很大的参考价值，十分便利。陶氏所创的这两种药物分类方法，一直沿用了1 000余年，成为我国古代药物学分类的标准方法，在今天中药学的分类方法上，也能看到它的影响。

此外，陈藏器在《本草拾遗》中，根据临证病理变化，对所需药物进行分类，即“十剂”分类法。十剂者：“宣可去壅，生姜、橘皮之属；通可去滞，通草、防己之属；补可去弱，人参、羊肉之属；泄可去闭，葶苈、大黄之属；轻可去实，麻黄、葛根之属；重可去怯，磁石、铁粉之属；滑可去着，冬葵子、榆皮之属；涩可去脱，牡蛎、龙骨之属；燥可去湿，桑白皮、赤小豆之属；湿可去枯，白石英、紫石英之属。”将中医基本理论和治疗方法结合起来，指导临床的辨证用药，对方剂学的发展很有意义，至今仍有使用。

4·2·4　药物图谱的创制

绘制药物图谱，使药学著作图文并茂，是《新修本草》最早创用。唐政府为此曾诏令全国各郡县征收当地特产药物的标本，请画工对照实物形态、颜色，描绘成图，上报京师汇集成帙，使《新修本草》更具科学性。此后，历代重要本草著作无不沿用这一体例。药图的创制和沿用，说明人们更加重视对药物的实地考察和对药物形态学的研究，这不仅有助于识别和鉴别药物，也有利于及时发现和纠正前代本草著作的错讹。宋代药物学家苏颂，就是在编撰《本草图经》的过程中，通过对药图的研究，纠正了前人将天南星作为天南星和虎掌两种药物加以论述的错误。

4·2·5　药物炮制的规范

中药炮制具有减轻或解除药物毒性，防止变质，增强药物功效，缓和药物峻猛之性的作用。药物炮制自古即受重视，不仅在《内经》中已有记载，《伤寒杂病论》中对炮制要求记载甚详，如麻黄去节，杏仁去皮尖，大黄用酒浸，厚朴用姜炙，巴豆须熬等。《神农本草经》还特别提到：一般金石药应“炼饵服之”。然而，对药物炮制的要求虽见述于秦汉医著，却未有系统的炮制专书问世。

我国现存的第一部炮制学专著，是南朝雷敩所著的《雷公炮炙论》。是书3卷，载药300种，系统地讨论了有关药物的性味、炮炙、煮熬、修治等理论及具体操作方法，并对操作过程及其实验数据有较详细的记录。主要内容包括：药物炮炙前后真伪的鉴别，优劣的判断，根据具体不同的药物，提出不同的修治和切制要求，以及文武火候的掌握、醪醯辅料的取舍，还有操作工艺的流程、中药饮片的存储及炮制作用、注意事项等。书中所论及的炮制方法有：炮法、炮炙法、焙法、煨法、蒸法、煮法、去芦、去足、制霜、制膏、酒制、蜜制、药汁制等，内容丰富，论述详尽。如“凡修事巴豆，敲碎，以麻油并酒等煮，研膏后用”。现代研究表明，巴豆是剧毒药品，其药用有效成分是巴豆油，经加热后，可部分溶于麻油中，而巴豆所含的毒性蛋白质则被破坏。可见这种传统的炮制方法是符合科学的。《雷公炮炙论》系统总结的炮制方法，一千多年来一直受到制药业的高度重视。今天所谓的炮制十七法：炮、爁、煿、炙、煨、炒、煅、炼、制、度、飞、伏、镑、椴、瞰、曝、露等，就是以此书为基础发展的，故后世制药业皆尊雷教为炮制学的鼻祖。

4·2·6 制药化学的先声

制药化学的先声是中国炼丹术。

炼丹可以说是原始的化学，它是与金属冶炼业一起发展起来的。我国炼丹术发源于战国时期，是当时"方士"为迎合统治者长生不死和追求更多的金银财富的愿望，吸取冶金技术，用于"不死之药"和金银的制造。《淮南子・人间训》中提到铅能炼丹，是关于炼丹法的最早文字记录。东汉道教兴起，道家大力提倡炼丹使此术大盛，东汉魏伯阳所著《周易参同契》，记述了大量的炼丹方法，成为世界上最早的炼丹著作。书中描述了汞易蒸发的特点，以及能与硫黄化合的现象，记述了铅丹（Pb_3O_4）能被碳还原成铅，提出了物质发生化学变化的配方比例的简略概念，介绍了当时的炼丹工具和药剂。因此，该书及其作者受到研究中国科学技术史者的高度重视。

炼丹术随着道教的发展兴盛于晋唐。医药学家葛洪，是炼丹史上最著名的代表人物，代表作《抱朴子》是一部包括宗教哲学和科学技术内容的书，分"内篇""外篇"。内篇主要论炼丹、养生、气功等，其中"金丹""仙药""黄白"3 卷专讲炼丹。从中我们可以看到他不仅熟练地掌握了炼丹这一古老的化学实验技术，而且有意识的试图通过各种实验来制造新的物质。他在书中记录了不少重要的化学反应现象。如"丹砂烧之成水银，积变又成丹砂"（即 $HgS \xrightleftharpoons{\triangle} Hg+S$），这就是一个可逆反应；再如"以曾青（$CuSO_4$）涂铁，铁赤色如铜……外变而内不化也"（即 $CuSO_4+Fe \longrightarrow FeSO_4+Cu$），这又向我们描述了一个置换反应的现象。在炼丹实践中，葛洪还发现了多种有医疗价值的化合物和矿物，如铜盐有杀菌作用，密陀僧（PbO，又叫"黄丹"）是良好的防腐剂和杀菌剂，他还记载了硫、石胆（CuS）、硝石、石膏等 20 余种炼丹原料的物理和化学性质，扩大了人们应用自然矿产的范围。

梁朝医家陶弘景也善于炼丹，有炼丹专书《合丹法式》行世，其中也有很多关于化学现象的发现。如怎样鉴别真假硝石（KNO_3），可"从火烧之，紫青烟起，云是真硝石也"，这和现代化学中所用的火焰法鉴别钾盐的原理是完全一致的。

唐代名医孙思邈亦兼通炼丹，所著《千金方》中就有很多炼丹内容，还专门著有《丹房诀要》讨论炼丹术。其在《千金要方》中所载的"太一神精丹"（主要成分是氧化砷）和"水银霜"（即 Hg_2Cl_2），都是孙氏炼丹的产物，前者内服可治疗多种疾病，如回归热、疟疾等，外用可杀虫；后者外用可提毒、拔脓，促进疮口的愈合，能治疗多种皮肤病。这些都大大丰富了祖国医药学的内容。

对于炼丹术，我们可以这样评价，它的指导思想是唯心主义的，从一开始就蒙上神秘的神仙色彩。妄想炼丹成仙，长生不老，不仅不能达到，常常还因此中毒身亡或终身残疾，唐代皇帝因迷信炼丹而中毒身亡的就有 6 个。但剥去神秘迷信的外衣，在炼丹的客观实践过程中，古人积累了大量的原始化学知识。唐代时，中国炼丹术传向阿拉伯地区，并由此传向欧洲，并因此成为近代化学发展的重要基础，英国研究中国科学史的专家李约瑟说："整个化学的最重要的根源之一（即使不是唯一重要的根源），是地地道道从中国传出去的。"同时，炼丹术又给中医制药提供了许多新的炼制方法（如"升华"等）及新的药物，如红升丹拔毒生肌，白降丹治疗疮疽等，至今仍广泛用于中医临床。因此，在药学史上，炼丹术当被视为制药化学的先驱，因为它提高和扩大了化学药物的效用和范围，在近代化学兴起之前，化学药品很少，而其中的绝大部分都是先在中国制造和应用，故李约瑟又说："医药化学源于中国。"

4·3 临证医学的显著进展

随着医学知识领域的日益扩展，临证医学分科的趋向也日益显著。这一时期各科专著的出现，以及太医署分科教学的确立，则是这一趋向的自然延续和必然结果。此外，还出现了反映这一时期临证医学全面发展的综合性医著。

4·3·1 针 灸

祖国医学中独具一格的治疗方法——针灸术，从原始社会用砭石为工具刺病开始，伴随着生产和制作技术的提高，经骨针、竹针、陶针的发展阶段，在商朝已开始用金属针具了。作为秦汉以前临证实践最常使用的技术，在《内》《难》中已积累了丰富的经验和理论认识，并产生了扁鹊、华佗、涪翁、郭玉等针灸圣手。魏晋皇甫谧对针灸学进行了首次大总结，写成了我国现存最早、并以原本形式传世的第一部针灸专著——《针灸甲乙经》；唐朝，还出现了彩色经络穴位图和独立成科的针灸教学，这些都标志着这一时期针灸学的显著发展。

4·3·1·1 《针灸甲乙经》

这是一部承先启后的针灸专著。

作者皇甫谧（215～282 年），幼时名静，字士安，晚号"玄晏先生"。安定朝那（今甘肃省灵台县，一说宁夏固原县）人。其家境贫寒，但从青年始即发愤苦读，每天"躬自稼穑，带经而农"，终成"博综百家之言"的大学者，著有《帝王世纪》《高士传》《列女传》《玄晏春秋》等大量史学著作。42 岁时因患风痹而潜心研究医学，尤致力于针灸学研究，通过对《素问》《针经》《明堂孔穴针灸治要》三部医书的综合比较，并结合自己的临证经验，将有关内容分类编撰，"删其浮辞，除其重复，论其精要"，大约在 256～259 年间著成《黄帝三部针灸甲乙经》，简称《甲乙经》。

《甲乙经》共 12 卷，128 篇，内容丰富，叙述系统，理论完备，包括脏腑、经络、腧穴、病机、诊断、治疗、禁忌等多方面内容。其成就有：

（1）系统整理人体腧穴 该书参考古医书进行归纳、整理后，共厘定腧穴 349 个，其中双穴 300 个，单穴 49 个，比《内经》增加 189 个穴位，不仅确定了这些穴位的名称，还包括部位及取穴方法等。

（2）提出了分部划线布穴的排列穴位方法 将人体的腧穴，按头、面、项、肩、胸、背、腹、四肢等体表部位，划分为排列穴位的 35 条线路，方便临床应用，这思路方法，对后世影响较大。

（3）阐明针灸操作方法和针灸禁忌 详述了九针的形状、长度和作用，针刺手法及补泻的方法，针刺深度与灸的壮数，强调取穴要准确，因人、因病制订具体的治疗方案。掌握针刺的时机，即"用针之理，必知形气之所在，左右上下，阴阳表里，血气多少，行之逆顺，出入之合"，对后世子午流注针法发生有影响，并提出了禁针穴 8 个，不宜深刺穴 4 个，禁灸穴 31

个等。

（4）总结了临床针灸的治疗经验，按病论穴　《甲乙经》的7～12卷讨论了内、外、妇、儿等科的多种疾病的病因、病机、症候及腧穴、主治，总结了晋以前的针灸治疗经验。书中依病论穴，针对临床的200余种疾病症候，提出腧穴治疗500余条。如“顶上痛，风头重，目如脱，不可左右顾，百会主之”。

《甲乙经》的重要成就，对后世影响很大。它既保存了大量的古代医学文献，又为后世针灸学的发展，提出和建立了规范。孙思邈在《千金要方》中开卷即曰：“凡欲为大医，必须谙《素问》、《甲乙》……”唐太医署亦取此书为教习课本，宋、明、清的重要针灸著作，无不参考遵循《甲乙经》而编成。在日本、朝鲜，均被列为学习中医学的必修教材。因此，《甲乙经》不仅成为祖国医学宝库中的珍藏，而且由此建立了较完整的针灸理论体系。

4·3·1·2　其他

这一时期在针灸学方面做出贡献的医家还有很多，如葛洪、鲍姑、孙思邈等。

葛洪倡行灸法，“凡人览之，可了其所用”，其所著《肘后方》中所述72病种中，可用灸治者30余种，并大胆用灸法治疗急症，如对吐泻腹痛为主的“霍乱”和突然昏厥的“卒中恶死”，均选承浆穴灸治。他还最早记载了隔物灸法，详细介绍了隔蒜、隔盐、隔椒、隔面、隔瓦甑等的灸治方法以及蜡灸法等，可谓取材广泛，扭转了晋以前重针刺而忽灸治的偏向，丰富了灸疗法的内容，推动了灸治学的发展。

鲍姑（约309—363），名潜光，葛洪之妻，是医学史上第一位女灸家。其用“越冈（在广州）天产之艾，以灸人身赘瘤，一灼即消除无有”[1]，“不独愈病，且兼获美艳”[2]，既能治病又能美容，足显鲍姑灸术之精。后人怀念她的精湛医术和良好医风，在广州越秀山下建有鲍姑殿，立像以奉祀。

孙思邈重视针灸，强调针灸与药物的结合。他说：“针灸而不药，药而不针灸，究非良医也。”正是在这一思想指导下，孙氏在针灸学方面也做出了重大贡献，《千金要方》以临证疗效为准，记载了大量的经外奇穴约200个，如悬命穴、十宣穴等，其中最有影响的是“以痛为俞”的阿是穴，至今仍在临床广泛取用。在对针灸理论的发挥、针灸处方的辑录和灸治方法的充实等方面，孙思邈也都有突出贡献，以致在日本、朝鲜的医学著作中（如《医心方》、《东医宝鉴》等），都收载了孙氏医著中针灸学的内容。

4·3·2　内　　科

此期虽未产生有关内科的专书，但众多医学著作中，有关内科的内容最为丰富。

《诸病源候论》所载内科疾病有27卷，详列内科病候达784条，其中对绦虫病、恙虫病、消渴、麻风等的认识，已达到很高的水平。

对脚气病的深刻认识是这一时期内科发展的卓越成就之一。脚气病是维生素 B_1 缺乏病，可见下肢和全身水肿、周围神经炎，严重者可致心脏扩大，循环衰竭而死亡，多见于南方以米食为主的地区。在孙思邈《千金翼方》中即对脚气病分为“肿”“脚气攻心”等类型，指出用谷白皮煮汤入粥内可预防此病，还采用猪肝、赤小豆、苡仁、乌豆、大豆等治疗本病。现代

[1] 见《南海县志》卷十三。
[2] 见《羊城古钞》卷八。

研究证明,这些物品中多含有丰富的维生素 B。陈藏器在著作中不仅详细描述了脚气病的临床表现,还明确指出久食精白米是发生脚气病的根本原因。关于这些认识,荷兰医学家艾伊克曼(Chxistiaan Eijkman)于 1886 年才得到,并因此而名重荷兰。值得注意的是,艾伊克曼并未因此止步,他借助于近代科学技术,又经过 8 年的研究,发现了引起脚气病发生所缺乏的物质——维生素 B,获 1929 年度诺贝尔生理学及医学奖。

其他如对精神病及小儿癫痫病症状的描述,对黄疸病患者采用小便观察法判断黄疸之进退,以及对消渴患者尿甜的认识,都能反映这一时期内科学的发展。

4·3·3 妇产科

我国很早就注意到妇女的妊娠胎产问题,并积累了一定的经验。甲骨文中的“育疾”是有关妇女生育疾病的最早记载。战国时已有专治妇女病的“带下医”。马王堆出土的帛医书中有一本《胎产书》,论及妊娠十月养胎法。这些都为后世妇产科的发展奠定了基础。

北齐名医徐之才继承“十月养胎法”,并增加了脉养和方剂治疗,被收录于《千金要方》之中,其中有关于先兆子痫症状的记载。《诸病源候论》中载有妇人病 8 卷,总计 283 论,探讨妇产科多种疾病的病因病机;《千金要方》更将妇产一门列于卷首,广泛论述了赤白带下、崩中漏下、求子种子等多方面内容,尤重视孕妇之卫生,书中还收载有关药方 557 个,灸法 30 余条,填补了《巢氏病源》有论无治的缺陷。

唐末,在这些著作基础上出现了现存第一部妇产科专著《经效产宝》。作者昝殷,四川成都人。于 852 年收集了有关经闭、带下、妊娠、坐月难产、产后诸证等备验药方 378 首,撰成《产宝》3 卷,现传本作《经效产宝》。书中论及妊娠杂病、难产诸病及多种产后证,并具体介绍了治疗方法。如:对“胎动不安”提出“安胎有二法,因母病以动胎,但疗母疾,其胎自安;又缘胎有不坚,故致动以病母,但疗胎则母瘥”[1]的治疗原则;对于难产,主张“内宜用药,外宜用法”,至今仍具指导意义。对产后热结而大便不通,反对内服攻下药,而采用蜜煎导坐药通大便,既审慎也有效。其对产后血晕的救治方法,是用秤砣烧红以后淬醋熏蒸,直至近代民间仍有使用。至于书中所载“四物散”方,通用于妇科,历千余年检验,成为妇科“圣药”。

4·3·4 小儿科

小儿一科是在此期发展起来并成为专科的。《脉经》中已论及小儿脉法,认为小儿脉快疾,一息 7~8 至曰平;《诸病源候论》小儿疾病有 6 卷 255 候,并已观察到危害初生儿最常见的疾患是“脐疮”(新生儿破伤风,因断脐不洁所致);《千金要方》述之更详,从小儿洗浴、哺乳和衣着等保育护理,及伤风咳嗽等常见病的治疗,无不赅备;《外台秘要》更是将唐以前治疗小儿疾病的丰富经验和有效方剂保存下来。特别是唐太医署于医科中专设儿科,更为儿科学的独立发展提供了条件。

《颅囟经》出现于唐朝,是现存最早的儿科专书,全书 2 卷,由《永乐大典》中辑复。该书最早提出小儿体质属“纯阳”的学说,首次记载了用烙法断脐预防小儿脐风,是南宋创制“烙脐饼子”的基础。书中对小儿常见的惊痫、疳痢、火丹等症状述之甚详,并已采用鳖甲治疗小儿骨蒸,疗效较好。

---

[1] 昝殷《经效产宝》卷 2“胎动不安方论第五”。

4·3·5 外　科

中医外科远在周代已独立成科,当时四科之一的“疡医”就相当于外科,故后世外科医生常因此而称“疡医”,外科也叫“疡科”。

从马王堆出土的《五十二病方》中可以看出:秦汉时外科发展已具相当水平,其治痔瘘已有多种手术方法(如将狗膀胱套在小竹管上插入肛门,使狗膀胱充气后外拉带出痔核,以刀割治,并敷以黄芩末以防感染),并能用汞剂治疗皮肤病,这在世界医学史上是最早的。

479~502 年间,南齐龚庆宣整理的《刘涓子鬼遗方》是现存最早的外科专书。原书 10 卷,今流行为宋刻 5 卷本。该书记述了金疮、痈疽、疥癣、疮疖、瘰疬等外科疾病,列有内、外治处方 140 余个,包括止血、止痛、收敛、解毒等治法,讲求辨证施治,为后世外科“消、托、补”三法的确立奠定了基础;书中还介绍了痈疽的辨脓法,直至今天仍在临床沿用;对痈疽积脓,当时已能采用引流法,即用火针穿刺排脓,既注意了消毒,又达到了排脓的目的。日本弘仁时期以此为医学教科书。

《诸病源候论》中关于肠吻合术、血管结扎术等的记载,从另一个方面展示了外科的发展。特别是唐太医署设置“疮肿”专业,培养专业外科医生,这对中医外科的继续发展十分有利。

4·3·6 按摩科

按摩是运用各种手法,作用于人体表面,通过经络和神经传递,引起适宜的反应,达到强身防病、治疗痼疾的目的。早在战国时期,按摩就是重要的治病方法,如扁鹊之“桥引”“案杌”。《汉书·艺文志》中列有《黄帝岐伯按摩》10 卷(早佚),《黄帝内经》中也有许多关于按摩的论述:“病出于不仁,治之以按摩醪药。”

至隋唐,此法更被重视,两代的太医署中均设有按摩博士,使之成为独立的专科,《唐六典》认为按摩可除“八疾”,即:风、寒、暑、湿、饥、饱、劳、逸。并说“凡人肢节脏腑积而疾生,宜导而宣之,使内疾不留,外疾不入”。

按摩疗法最晚从唐代已传往朝鲜和日本。

4·3·7 骨伤科

骨伤科在我国源远流长。甲骨文中的“疾”即象征人被矢镞射伤而需治疗。周代“疡医”也负责处理“金疮”“折疡”,当时对不同程度的外伤已有明确界定:“皮曰伤,肉曰创,骨曰折,骨肉皆绝曰断。”汉代军中已设有折伤簿,是专门记录官兵折伤的医案,淳于意的《诊籍》中,记述了跌仆与坠马的伤状及其治疗。

葛洪《肘后方》中,首次记载了下颌关节脱位的复位方法,并采用了竹片作为大小夹板的外固定法,显示了骨伤治疗学的新进展。这一时期骨伤科的突出成就较集中于唐代成书的《仙授理伤续断秘方》,这是我国现存第一部骨伤科专著。

作者蔺道人,长安人,约生活于唐玄宗至唐武宗年间,是一位精于骨伤科的道士。唐武宗时曾下诏拆寺,促僧道尼姑还俗从事生产,蔺道人正是在此情况下,从长安到了江西农村,将自己的理论知识和治疗技术,毫无保留地传授给一位经常帮助他耕耘的彭姓老者,连同珍藏的骨科专书《理伤续断方》。传艺后,他另觅地隐居,踪影皆无。人们见他忽然消失,便传说他是神仙下凡,将书也更名为《仙授理伤续断秘方》。

是书1卷。主要论述骨折与关节脱臼的治疗,特别是关于骨折的治疗原则,至今仍为骨科临床所遵循。其具体成就有:

(1) 系统地记述了骨折的治疗常规,包括局部冲洗、诊断、牵引、复位、敷药、夹板固定等14个步骤,对开放性骨折,主张用快刀扩大创口,然后再清创、包扎。

(2) 对骨折复位固定,提出了“动静结合”的治则,在保证骨折复位后有效固定的前提下,提倡患肢的适当活动,减少骨折痊愈后后遗症的发生。

(3) 对肩关节脱位,首次采用了“椅背复位法”,方法简便易行,效果确切。后来的“架梯复位法”和今天仍在应用的“改良危氏法”,都是在这一基础上产生的。

(4) 书中收载40余方,有外洗、外敷、内服等多种用法,为后世伤科用药奠定了基础。

总之,这是一部既有文献价值,又能很好指导伤科临床实践的骨伤科专书。

4·3·8 五 官 科

关于五官科疾病的记载,在我国亦可追溯到殷商甲骨文时代,那时已有“疾目”“疾耳”“疾齿”“疾自(鼻)”的记载,战国的扁鹊也曾作“耳目痹医”。汉《淮南子·氾论训》中所记“目中有疵,无害于视,不可灼也;喉中有病,无害于息,不可凿也”,似乎从反面告诉我们,当时已有眼和喉部疾患的手术治疗。《后汉书·艺文志》中就载有《张仲景口齿经》一卷,惜已亡佚。

晋唐之际,五官科又有新的发展。晋代已有关于兔唇修补术的记载[1],可谓美容医学之肇端。隋代《诸病源候论》除详论口齿疾患36种外,还介绍了口腔保健的导引术如叩齿、咽唾、漱口,对小儿耳鼻咽喉疾病也有专卷论述,认为脓耳(中耳炎)治疗不当,可引起严重并发症。唐太医署设立的“耳目口齿”专业,专门培养五官科医生,促进了五官科的进步,不仅发明了汞合金补牙,推广了金针拔障术治疗白内障,还可割除赘疣胬肉、拔治倒睫,甚至补眼等,产生了一批五官科专书,遗憾的是,曾被著录的五官科专书均已亡佚,使我们难窥此期五官科发展的全貌。

4·4 综合性医著

晋~唐医学的发展,还表现在卷帙浩大的综合性医书的问世,如公元7世纪时,隋政府组织编写的《四海类聚方》达2 600卷(早已失传)。现存对后世医学发展有重要影响的有:《肘后方》、《千金方》、《外台秘要》和藏医的《四部医典》等。

4·4·1 《肘后救卒方》

简称《肘后方》,是我国早期医学文献中的杰作。作者葛洪(283~343年),是晋代著名的医药学家、道家和博物学家,在中国哲学史、医药学史以至科学史上都有很大影响。他取字稚川,别号抱朴子,以示守其本真、朴实,不为物欲所诱惑之志。丹阳句容人(今江苏句容县),出生于士族家庭,祖父葛玄,是三国时吴国大鸿胪(赞襄礼仪之官),精炼丹之术;父葛悌,官至都督、太守,且极博学。然葛洪因幼年丧父,兼之社会动乱,家道衰落,过着“衣不避

[1] 见《晋书·魏咏之传》。

寒、室不免漏、食不充虚”的贫困生活，靠砍柴换钱，维持生活与学习。但他勤学不辍，“携史而樵”，以博览群书为乐，他在《抱朴子外篇》中说：“孜孜而勤之，夙夜以勉之……饥寒危困而不废……诚乐之自然也。”他不仅勤学，还极好问，经常与朋友探讨学问之精髓，因为“独学而无友，则孤陋而寡闻，益须切磋，相起明也”。为此，甚至不远千里去寻师访友，为探求炼丹之道，甚至跑到海南，拜太守鲍靓为师。此外，他敢于“疑古”，反对“贵远贱今”，强调创新，认为“古书虽多、未必尽善”，并在实际的行医、炼丹活动中，坚持贯彻重视实验的思想，这对于他在医学上有所贡献是十分重要的。

葛洪读了上千卷医书，并注重分析与研究，在行医实践中，总结治疗心得和搜集民间医疗经验，以此为基础，完成了百卷巨著《金匮药方》。由于卷帙浩繁，难以携带检索，他便将书中有关临床常见病、急病及其治疗等摘要简编成《肘后救卒方》3 卷，使医者能随身携带，以应临床急救检索之需，故此书堪称中医第一部临床急救手册。《肘后方》的突出成就有：

（1）对急性传染病有较高认识　书中详细描述了天花病的症状：“比岁有病时行，仍发疮，头面及身，须臾周匝。状如火疮，皆戴白浆，随决随生，不即治，剧者多死。治得瘥后，瘢痕紫黑，弥岁方灭。”这是世界医学史关于天花病的最早认识，尽管早在 4 000 年前的埃及木乃伊上就有天花病后留下的瘢痕，但国外直到 10 世纪才由阿拉伯医家累塞斯（Phazes，850～923）最早描述天花病。书中对沙虱病的认识，也是世界上最早的。葛洪不仅准确地描述了沙虱病的症状、发病地域、感染途径、预后等，还介绍了沙虱病的预防方法。更为可贵的是，观察到沙虱病的发生是由沙虱之一种的红恙螨的幼虫（直径只有 0.3～0.4 mm）所致，故又称“恙虫病”。而国外，直至 20 世纪初，才逐渐发现了沙虱病的病原是“东方立克次氏体”（介于细菌和病毒之间的微生物），其寄生于红恙螨幼虫的身体上而传播传染病。由此可见葛洪观察之细致，令人叹止。

（2）“以毒攻毒”防治疾病　狂犬病是一种危害剧烈的传染病，春秋时的《左传》中已有“国人逐瘈狗”以防狂犬病的记载。葛洪在《肘后方》中首创用狂犬脑组织敷贴在被咬伤的创口上，以防治狂犬病的方法。现代医学证明，狂犬脑组织中含有抗狂犬病抗毒素。可见葛洪所创方法，具有免疫思想萌芽。德国发现白喉抗毒素的细菌学家贝林（Emil Adolphvon Behrine，1854～1917）对此赞曰：“中国人远在两千年前，即知以毒攻毒之医理，这是合乎现代科学的一句古训。”[1]

（3）所载治法“简、便、廉、验”　为适应偏僻之地治疗急症的需要，葛洪在书中大力提倡简易有效的治疗方法，所用药物多为山乡易得之物，如黄芩、栀子、葱、姜、豆等。其治疟疾，取用随处可生的青蒿绞汁饮服，这不仅在当时疗效显著，更为我国现代药理研究提供了宝贵线索，从青蒿中提取出的高效、速效、低毒的抗疟新药——青蒿素，成为中国医学对世界医药学的一项新贡献，再次证明“中国医药学是一个伟大的宝库”。

葛洪作为一个道教的积极鼓吹者，又曾带兵镇压过农民起义，是有其历史与阶级的局限性。但他一生主要是在炼丹和行医的实践中度过，他所持有的注重实践、精于观察、博采众长、勇于创新的治学方法，体现了朴素唯物论的某些原则，从而在医学上留下不可磨灭的贡献。这就反映了作为自然科学家——葛洪处在那样一个时代的世界观的两重性。同时，古代的自然科学往往与神学杂糅在一起，因此我们在评价古代医家时，要坚持用历史唯物主义

[1] 转引自《诺贝尔医学奖金获得者传略》，科学普及出版社，1981。

和辩证唯物主义的观点，既要肯定他们的科学成果、科学思想，也要剔除他们唯心论思想的糟粕。

4·4·2 《千金要方》与《千金翼方》

《千金要方》和《千金翼方》，各 30 卷。前者完成于 652 年，后者完成于 682 年。该书详尽地记载了唐以前主要医学著作的医论、医方、诊法、治法、食养、导引等多方面的内容，包括了作为一个医生所必备的各种医学理论和实践知识，堪称我国第一部医学百科全书，显示出很高的医学成就。

(1) 重视医德修养、详论医德规范。

(2) 集唐以前医方之大成　两书中汇集的医方计 6 500 余首，既有前代著名医家用方，又有各地民间百姓之验方，如“齐州荣姥方”“九江散”等。他还虚心学习并吸收少数民族医方和国外传来医方，如“蛮夷酒”“匈奴露宿丸”和波斯的“悖散汤”、印度的“耆婆方”等。又使很多验方得以流传后世，成为现代医生常用的名方，如犀角地黄散，大、小续命汤，紫雪丹等。他还创设了分证列方的体例，即分科列症，每一证候下，先简述医论，再列对证医方，便利检索，达到了“备急”的目的。这些都为方剂学的发展做出了贡献。

(3) 重视妇女、儿童疾病的诊治　孙氏认为“先妇人小儿……则是崇本之义也”，是关系人类繁衍的大事。故其在《千金要方》中将妇儿病辟为专卷，列于首位，详述妇、儿疾患诊治的特殊性和必要性，讨论了小儿护养的原则和方法，颇具科学性。特别是在《千金翼方》中为妇女保健大声疾呼，这在封建社会中，是极为难得的。孙思邈的成就，对古代妇科、儿科的确立和发展产生了重要影响。

(4) 强调综合治疗　孙思邈不仅主张针药并用，为针灸发展发现新的穴位，创制彩色经络图，还常配合按摩、灸治。他还是食治疗法的积极倡导者。他在书中专列“食治”一门，应用羊、鹿的甲状腺来治疗甲状腺肿瘤，用动物肝脏治青光眼和夜盲，对防治营养缺乏性疾病取得了突出的成就，在世界医学史上也是重要的创举。

(5) 对药物学的深入研究　孙思邈特别重视印度医学中“万物皆药”的思想，努力发掘自然界生物的药用价值。他周游各大名山，实地采集和考察药物，甚至自种和炮炙药物，进一步把握药物的药性，积累了丰富的药物学经验。《千金翼方》中载录药物 800 余种，详述了药物的采集时节、加工炮制等，并对一些药的药性进行了修正，如：地黄有生、熟之分的认识，始于此时。生地黄经酒蒸炙后，其性寒改为甘平，功效由平宣改为温补。孙氏很注重地道药材，认识到药物的功效与产地有密切的关系，记载了当时 133 个州所产的地道药材 519 种。由于孙思邈对药物学发展作出了突出贡献，被后人尊为“药王”。

(6) 倡导积极养生，强身长寿　孙思邈反对魏晋盛行的服石求长生的风气，强调积极的养生方法，达到延年益寿的目的。他说“养生之道，常欲小劳，但莫大疲及强所不能堪耳”；“安身之本必须于食”，“不知食宜者，不足以全生”，必须“非其食勿食”；以及“食勿过饱，睡勿尸卧”，“独卧守真”，“少欲终无累”等，还总结了一套按摩养生法。使养生学成为有理论、有实践的科学，受到现代人的广泛重视。

《千金方》的成就，代表了盛唐医学的先进水平，这既是中医自身理论发展和实践经验积累的成果，也是吸收外来文化，取各家之长的结晶。它不仅在国内影响极大，而且在亚洲国家广为传播，日本医学界誉《千金方》为“人类之至宝”，并建有“《千金方》研究所”予以研究。

4·4·3 《外台秘要》

《外台秘要》是唐代另一部总结性的医学著作,被《新唐书》赞为“世宝”,整理者王焘因此被誉为医学文献整理的“大师”。王焘,陕西郿县人,生活于公元8世纪,由于王焘自幼多病,对医学产生兴趣。他执掌国家图书馆——弘文馆有20年之久,有机会阅读了晋唐以来的大量医书,并决心将之系统整理。经20年的“废寝缀食,锐意穷搜”,终于在752年编成《外台秘要》。“外台”即兰台,古代宫中藏书之处,他将从宫廷藏书中收集到的诸“秘密枢要”之方汇编成此书,故名之。

《外台秘要》共40卷,分1 104门(今本为1 048门,或有散佚),其内容包括内、外、妇、儿、骨伤、皮肤、五官、传染病等多方面的内容,几乎包罗了东汉到唐的全部方书。其医论多引《诸病源候论》,其方多采《千金方》,具体成就如下。

(1) 整理和保存了大量的古代医学文献　共引证方书69种,所引资料均注明书名、卷次,便于查核,为医学文献的整理创立了范例。保存了如《小品方》、《深师方》、《崔氏方》等不少今已亡佚方书的内容。故《四库全书提要》评:“古书益多散佚,惟赖王焘此编以存。”

(2) 搜集、整理并推广大量的民间单、验方　如“许明疗人久咳欲死方”“苍悟道人陈元膏”等,详述其疗效、治疗范围和来源。

(3) 对疾病认识和治疗有新发展　书中最早记述“消渴者……每发即小便至甜”,比西方威尔斯1670年的同样认识早900多年。系统记述了治疗白内障的“金针拨障术”,有“一针之后,豁若开云而见白日”之功效。

书中首次记载了用观察小便法以鉴别诊断黄疸病之轻重、进退;汇集了唐以前的多种疗法,如灸、熏吸、吹、蒸等,以及多种切实可行的急救法。但由于王焘毕竟不是专业医家,临证实践较少,故书中较少临证独到之处,也有一些片面认识,如重视灸法而否定针法,曰:“针能杀生人,不能起死人。”

《外台秘要》很快传到朝鲜、日本等国,在《医方类聚》、《医心方》中,都大量引用该书资料。我国唐以后中医,也将之选作教科书,认为:“不观《外台》方,不读《千金》论,则医人所见不广,用药不神。”可见此书在医学中的重要地位。

4·4·4 藏医与《四部医典》

藏医药学是中国医药学宝库的重要组成部分。据西藏古代史书《述臣语录》记载:约在公元前2世纪,藏族先民在和疾病的长期斗争中,就已懂得“服药可以解毒”的道理。公元4世纪,藏医学开始萌芽,能用“溶化的酥油止血”,使用制造青稞酒剩余的渣滓外敷治疗创伤等。由于此期藏族没有文字,医学经验只能“口口相传,代代接替”,得不到系统的整理和发展。629年,历史上有名的藏王松赞干布,征服了青藏高原的大小部落,建立了统一的吐蕃王朝,并首创30个字母新文字,为藏文化的发展奠定了极重要的基石。641年,文成公主入藏,带去“医方百种,诊断法五种,医疗器械六种,医学论著四种……”[1]这批书一到拉萨,松赞干布即命人译成藏文,总称《医学大全》(已佚)。此后,松赞干布还邀请四方名医到拉萨,

[1] 见《吐蕃王朝世纪明鉴》。

与藏医交流医药学术，在吸收汉族、印度、阿拉伯医学精华的同时，总结藏医药经验，编写具有青藏地区特色的医书《无畏的武器》。710 年，金城公主入藏，不仅带去大量医药书籍，且“杂伎诸工悉从”[1]，这些医书在被翻译的过程中，融入了藏医药学，产生了现存最早的藏医著作——《月王药诊》。该书载药 780 种(其中一半为西藏所产，并包括解剖知识、脉诊、导尿术、灌肠术、放腹水等多方面内容)。公元 8 世纪时，西藏历史上出现了最著名的医家宇妥·元旦贡布(约 708~833 年)，他自幼随父习医，以后师事入藏的汉医东松嘎瓦(藏王赐名，意为“四方三界最好的人”)，成为吐蕃王朝的九大名医。此后游学内地和印度、尼泊尔等地，广泛吸收各种医药学知识，归藏后，经数十年努力，著成《四部医典》(藏名《居悉》)。《四部医典》的完成，标志着藏医药理论体系的形成。

《四部医典》是以药王及其五个化身相互问答的形式，以七字句或九字句诗歌的体裁，论述了系统的医药知识，其第一部《总则本集》(藏名《扎居》)总论藏医学生理、病理、诊断、治疗的基本理论；第二部《论述本集》(藏名《协据》)以取类比象的方法进一步阐述藏医基本理论；第三部《秘诀本集》(藏名《门阿据》)讨论临证各科疾病的症状、诊断和治疗；第四部《后续本集》(藏名《其玛据》)着重介绍各种药物的炮炙和用法，内外治法等。《四部医典》作为藏医经典著作是学习藏医的必读书籍，并对青海、内蒙古等地的民族医学产生了广泛而深远的影响，有“不读《四部医典》，不可为人医”之说。为配合《四部医典》学习，18 世纪初还绘制了 79 幅彩色系列挂图，以形象的方法展示了《四部医典》中的主要内容，其包含之丰富，形象之逼真，色彩之鲜艳，在古代世界医学中是硕果仅存的。《四部医典》还全部或部分被译为蒙、俄、英、德、日等多种文字。

4·5 医学教育

据《唐六典》载，443 年，刘宋王朝已有初步的医学教育，北魏有太医博士、太医助教等医官设置。隋代更设有“太医署”；署内设有主药、医师、药园师、医博士、助教、按摩博士等职。

唐代，医学教育在组织机构上，已发展到比较完善的程度。624 年，唐政府设立了“太医署”，由行政、教学、医疗、药工四部分人组成。太医署既是医学教育机构，也是医疗单位。

表 4-4 太医署的组织编制一览表

科＼职	博士	助教	师	工	生	典药	备注
医科	1	1	20	100	40	2	太医署隶属于太常寺，设太医令，太医丞各 2 人，全面领导，府 2 人，史 4 人，掌固 4 人，司总务；医监 4 人，医正 8 人，领导业务；主药 8 人，药童 24 人，管理配制药物。师生员工共 340 人
针科	1	1	10	20	20		
按摩科	1		4	16	15		
咒禁科	1		2	8	10		

学习科目如下：

[1] 见《新唐书·吐蕃传》。

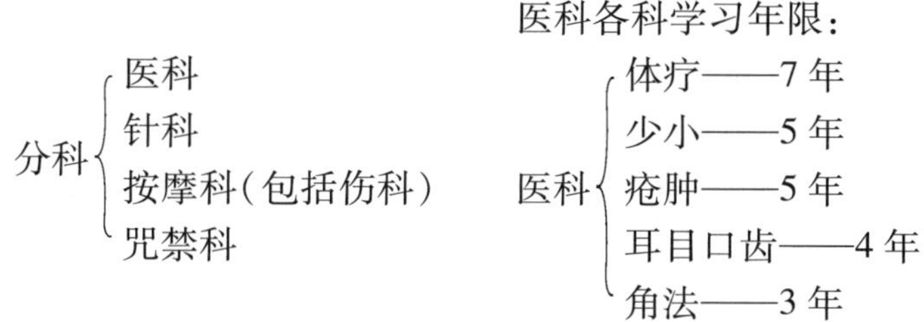

课程规定：必须先学《素问》《神农本草经》《脉经》《甲乙经》等基础课程，然后再分科学习，月、季、年都有考试，以评核成绩，并规定学习九年仍不及格者，即令退学。

在京都还设药园一所，招收青年充当药园生，培养药学人才。药园还置有药童、主药等人。

由此可见，我国在唐代已经有了较完善的医学教育机构，而且在分科方面，也较详细，这在世界医学史上也是较早的。

在唐代除了中央设有“太医署”外，有的州还建立了地方性医学教育机构。不过当时传授医学的主要形式，仍是家传和个人带徒。

4·6　中外医药交流

4·6·1　中朝医药交流

中朝两国人民的文化联系，早在晋唐之前已很密切。541 年我国曾派医师赴朝。唐代，中国医学书籍输入朝鲜的有《素问》《伤寒论》《甲乙经》《神农本草经》《诸病源候论》《千金要方》《外台秘要》等。朝鲜医学制度曾仿唐制，设医学，置医博士，以中国医书为教本，用《素问》《难经》《甲乙经》《本草经》等教授学生。

同时，朝鲜药物和医学知识也传到我国。陶弘景的《本草经集注》中，记载了不少朝鲜出产的药物，如五味子、昆布、芜荑等。唐代的《新修本草》《海药本草》中，也记载了朝鲜品种的白附子、玄胡索等药物。《外台秘要》中，记有治脚气病的“高丽老师方”，也来自朝鲜。一些方书中所载药物，有的注明用新罗白附子、新罗人参等，说明当时治病用药，已采用不少朝鲜出产的药材。

4·6·2　中日医药交流

秦汉以来，中日两国文化交流日益发展，经历三国、两晋南北朝，正式往来从未中断。552 年，我国赠给日本《针经》一套。562 年，吴人知聪携带《明堂图》等医书及其他书籍 160 卷到日本。608 年，日本推古天皇派遣药师惠日、倭汉直福因等来中国学医，于 623 年学成回国，带去《诸病源候论》等重要医书。701 年，日本采取唐制，制定医药职令——“大宝律令·疾医令”，规定医学生必修《素问》《黄帝针经》《明堂脉诀》《甲乙经》《新修本草》等书。733 年，日本荣睿、普照等来华留学，10 年后至扬州邀请鉴真和尚（扬州人、俗姓淳于）赴日本传授佛学和医学。鉴真率弟子数 10 人，6 次渡海，历时 10 年，于 754 年到达日本。他在日本传授中国医药学术，对当时日本医学的发展有很大影响。今日本东大寺的正仓院里，还存有唐时从扬州运去的中药。后世日人撰《鉴上人秘方》，其中有鉴真医方，惜书已散佚。鉴真用过的脚气入腹方、诃黎勒丸等,在《医心方》里还可见到。763 年鉴真逝世于日本奈良招提寺,日本人称之为“过海大师”。805 年,日本医生菅原清在我国学医后回国,他精通唐代医方,竭力提倡中国医学。

808 年,日本医家以我国的《素问》《黄帝针经》《脉经》《甲乙经》《小品方》《新修本草》等为蓝本,编成《大同类聚方》100 卷,影响较大。

4·6·3 中国与东南亚诸国的医药交流

我国与印度、越南大约自汉代起即有医药交往,随着对外交通的开发,南北朝至隋唐时期,逐渐扩至柬埔寨、印度尼西亚、马来西亚等东南亚国家。

我国向印度输出药物较早,品种较多,如人参、茯苓、当归、远志、乌头、附子、麻黄、细辛等,被称为“神州上药”。唐僧义净在印度居住 20 年,常用中国医药为印度人诊治疾病。印度医学随佛教传入我国。据《隋书・经籍志》记载,当时被译成中文的印度医书有《龙树菩萨药方》(即《龙树论》)、《婆罗门药方》等 10 余种。唐代贞观、开元年间从印度输入龙脑香、郁金香等药物和秘方[1],《千金要方》《千金翼方》《外台秘要》等书中也收载了一些印度方药和治疗方法。

中越医药交流较早,据《历代名医蒙求》记载,三国时我国名医董奉曾到越南,治愈了交州刺史杜燮的重症(中毒假死);曹州观察判官申光逊通医术,以胡椒、干姜等辛辣药物,治愈过越南人的脑痛症。在中越两国文化交往中,越南的一些药物也逐渐输入我国,如汉代传入薏苡,唐代开元年间(713~741)传入沉香、琥珀等药物[2]。

4·6·4 中国与阿拉伯诸国的医药交流

中国与阿拉伯国家之间的医药交流较多。至迟公元 8 世纪前,中国炼丹术多次传入阿拉伯各地,并经阿拉伯传到西方,对世界制药化学产生积极影响。

我国脉学在 10 世纪前就传入阿拉伯。阿维森纳(Avicenna,980~1037)的《医典》中有这方面的详细记载。其中许多脉象是采自《脉经》的资料,这对阿拉伯诊断学的发展有一定影响。此外,《医典》中还记述了一些中国医学知识,例如,知道糖尿病的患者尿甜,还提及麻疹的预后以及用水蛭吸毒等治疗方法。

中国古代麻醉法,也曾传入阿拉伯医学界。美国的拉瓦尔(Lawall)在《药学四千年》(Four Thousand Years of Pharmacy)一书中认为阿拉伯人的吸入麻醉法可能是由中国传入的。阿维森纳《医典》中也记有许多中国药物。

另一方面,我国也吸收了阿拉伯医药知识。自唐永徽年间(650~655)以后,阿拉伯国家多次来我国赠送方药,其中药材很多。据《诸蕃志》记载,输入的药物有乳香、没药、血竭、木香等多种,为我国医学家所采用。一些阿拉伯药商,曾在我国营业,并带来一些医方。

综上所述,晋唐时期,我国学习了许多外国的医药知识,同时对世界医药学的发展,作出了一定的贡献。

---

[1] 《新唐书》卷 221 上,《中西交通史料汇编》,6: 90~91。
[2] 《唐会要》下册,1751。

复 习 思 考 题

1. 我国现存最早的脉学、病因证候学、针灸学、外科、骨伤科专著是什么？简述其成就。
2. 葛洪、陶弘景、孙思邈、王焘等人在医学上有何成就？
3. 怎样正确评价炼丹术？
4. 简述中外医药交流的情况及其对医药学发展的影响。
5. 简析《大医精诚》篇的医学伦理学思想。

（周敬平　韩　刚）

5. 医药学的突出成就与医家的创新

960～1368 年(宋～元)

960 年,赵匡胤发动政变,夺取了后周政权,建都汴梁(开封),是为北宋。979 年,宋太宗赵炅再灭北汉,终于结束了五代十国的割据局面。

北宋王朝始终未能完全统一中国,东北和华北有契丹族建立的“辽”以及党项族建立的“西夏”;西部有吐蕃势力;西南有白族的“大理”;南方交州又属于丁琏王朝。这些政权或势力,大多与两宋相始终。

1115 年,在松花江两岸兴起的女真族建立金国。1124 年灭辽,1126 年南下陷汴京,迫使宋廷迁至临安。从此,以江淮为界,南宋与北金对峙百余年。

1234 年,北方兴起的蒙古族灭金,1271 年建立起元朝,定都大都(北京)。然后短期内征服了亚欧广大地区,1279 年回师再灭南宋。元末红巾军起义,1368 年元朝灭亡。

宋金元时代,由于各时期、各地区政治形势极不相同,因此社会经济方面,总的说或恢复发展,或破坏停滞,差异甚大。

宋前期由于社会比较稳定,因而经济有较大的发展。大力垦荒,兴修水利,改进耕作,农业生产迅速上升,手工业方面丝织、造纸、造船、矿冶、制瓷等也发达起来。在农业、手工业发展的基础上,商业发达,纸币出现,行会产生,临安已成百万人口的大城市。马可·波罗称它“堪为世界其他城市之冠”的“天城”。金代农业也有进步,铸铁技术超过北宋。元代农业仍有缓慢发展,手工业发展较快,瓷器产量超过两宋。这些,标志着中国封建经济发展到一个新的阶段。

在社会生产力提高,经济发展的基础上,科学技术获得了突出的进步。著名科学家沈括(1031～1095)在 11 世纪就发现了地磁偏角(“常微偏东,不全南也”)[1],他所著《梦溪笔谈》一书,全面反映了当代天文、历法、地理、地质、数学、物理、化学、医学、生物、历史、考古等多方面的科学成就。元代卓越的天文学家郭守敬(1231～1316)研制了更为准确的“简仪”等 10 余种天文仪器,测定了“黄赤大距”[2]。在北京建造了著名的天文台(原名灵台或司天台),确定一年为 365.242 5 日(实际上比地球绕日公转一周的时数仅差 26 秒),与现代世界通用的公历完全相同。他既是水利工程专家,开凿了通惠运河等,又是我国地理学上用“海拔”测量地形的第一人。13 世纪纺织家黄道婆引进了黎族先进的纺织技术,改革了一整套的“擀、弹、纺、织”等工具设备,发展了棉纺织业,松江一带成为全国纺织业中心。14 世纪著名农学家王祯 1313 年著成《农书》,总结了“不违农时”(授时篇)和“因地制宜”(地利篇)等农耕知识。

---

[1] 欧洲哥伦布 15 世纪首次横渡大西洋时才发现地磁偏角。

[2] 既现代天文学的“黄赤交角”,指黄道与天赤道成 23°26′的角,相交于春分点与秋分点。

北宋时期已实际应用了具有世界意义的三大发明：火药、指南针和活字印刷术。传说中国火药发明在公元9世纪。11世纪在战争中已用火药武器。北宋时曾在开封建立火药厂（“广备攻城作”）。至13世纪，中国火药经阿拉伯流传到世界各地。指南针的发明也很早。《吕氏春秋》载有“磁石召铁”，东汉王充《论衡》说：“磁勺柄指南”，这是表明发现了磁石的指极性。北宋发明了用天然磁石摩擦钢针，才制成了真正的指南针。11世纪指南针已使用于航海，航海业发达，发展了对外文化与医药交流。1041~1048年间，毕昇发明用胶泥焙烧成活字，实行排版印刷，是印刷史的一大进步。1298年，王祯又创造了木活字与排字盘，印制了《旌德县志》，是印刷术的又一次改进。1488年出现了用字模浇铸的铜活字，16世纪初又出现铅字排版。

中国古代三大发明被马克思高度评价：“火药把骑士阶层炸得粉碎，指南针打开了世界市场并建立了殖民地，而印刷术则变成新教的工具，总的来说变成科学复兴的手段，变成对精神发展创造必要前提的最强大的杠杆。”[1]正是宋代科学技术的蓬勃发展，带来了医药学的突出成就。

宋代政治的重要变化是发展了文官统治，因此重视文士的培养和选拔，知识分子的社会地位得到提高。京师设国子学、太学，培养一般官员的后备人才，还设有律学、算学、医学等培养专业人才的学校。王安石变法后，学校体制和教学内容又有改进。大量培养文士的结果，促进了文化科学的发展，其中一部分文士进入医学队伍，大大提高了医药队伍的文化水平，这是宋金元医学发达的又一原因。著名政治家枢密副使范仲淹说：“不为良相，当为良医。”政治家王安石、文学家苏轼、科学家沈括皆通晓医学。在这种历史条件下，宋代始有“儒医”之称，金元更有发展。如宋代朱肱、许叔微都是进士出身。金代成无己、张元素都是著名的儒医。元代朱震亨初为理学家，王好古、戴启宗曾任儒学教授。医学队伍结构的这一变化，无论对医药理论的发展或临床经验的总结提高，都起了重要作用。

在意识形态方面，宋代出现了“理学”与“新学”不同哲学流派长时期的争论，它们互有渗透，互有吸取和发扬，并对医学思维均有一定影响。

理学亦称道学或性理之学，周敦颐、程颢、程颐、朱熹等都是著名理学家。周敦颐力倡太极图说，二程提出“天理”思想，朱熹最后完成了理学体系，主张“理”是万物之源，“理”在不断运动中，自我分化产生“气”（阴气和阳气）和五行以至万物。人就是“理与气合”的产物等[2]。理学思想，如太极图说等，对后世医学理论有相当影响，若干著名医书，就是“参以太极之理”撰成的。在当时，随着理学的发展，也引起医学界对五运六气的变化进行理论上的探讨。因此，运气学说流行起来。宋廷曾于每年发布“运历”，预告该年所主运气、易生病证以及如何治法等。对运气学说的合理内容及其体系的局限，自宋以来，不断引起学术界的讨论。

“新学”思想的著名代表人物有王安石、陈亮、叶适等。北宋王安石的理论学说被称为“新学”。他认为：天地万物皆由五行（金、木、水、火、土）的变化所生成，而变化的原因在于事物的内部有“耦”、有“对”，“阴阳代谢，四时往来，日月盈虚……故不召而自来”，规律是客观的。人有“役万物”的能动作用。南宋陈亮反对朱熹关于天理人欲的观点，反对空谈议理，主张实际应用某种理论，强调“用”是衡量一切的标准。主战派叶适认为：万物都是“一气之所役，

[1] 马克思：《机器·自然力和科学的应用》人民出版社，1978，67。
[2]《中国历代哲学文选》宋、元、明编，中华书局，1963，4。

阴阳之所分”，是客观存在的。“飘风骤雨，非无地之意也”，而是“起于二气之争”。

这些思想家表现了明确的革新精神，敢于怀疑历来奉为神圣的经典，对旧有文化持一定的分析态度。

这种革新思想反映到医药学术界，出现了许多著名的革新家，总结了新经验，提出了新见解，活跃了学术空气，在理论上有突破，临证上有成果。宋金元医学的发达，是有其历史基础的。

这一时期医学发展的特点是：①“儒医”的出现。宋代士人知医成为风尚，医学队伍文化水平的提高，推动了医学理论的发展和临证经验的总结。② 宋金元时期国家均设有较完善的医药卫生行政机构和管理系统，制订一系列的医事制度和法规，促进了此期医药卫生状况日趋进步。③ 医学著作的大量出版，医学知识的普及与提高。印刷术的发明和政府对医学事业的重视，使医学著作大量出版；方书的盛行，成药的出售，促进了医药知识在一般群众中的普及。④ 临床各科医学全面发展。宋、元时期临床医学分科更趋精细，使各科获得全面发展，其中针灸科、妇科、儿科、骨伤科、法医学成就最为突出。⑤ 学派的形成。金元时期的学术争鸣，开创了医学发展新局面，金元医家的不同学术观点，补充和发展了中医学理论，是这一时期临证和理论成熟的一个重要里程碑。⑥ 中外医药交流日渐频繁。由于交通的发达，为中外医药交流的发展提供了条件，我国医书、药物外传的同时，也输入了各国的药物和医疗经验，丰富了我国医药学。

5·1 医政设施的进步

宋金元时代医政设施的进步主要表现在以下几方面。

5·1·1 改进医事管理

宋代加强了医事管理，改进了体制，在太常寺属下分设太医局和翰林医官院、御药院以及其他保健或慈善机构，把医药行政与医学教育分立起来。

翰林医官院（1082 年改称医官局）掌管医之政令（太医局专管教学）和医疗事务，包括对军旅、官衙、学校派出医官，管理医药等事宜。

宋初，医官院无定员，1039 年（宝元元年）才规定总额包括院使、副使、直院、尚药奉御、医官、医学、祗候等共 102 人。1112 年以后设官衔如大夫、郎中等多达 22 种，医官最多时达 1 096 人。后世北方和南方分别泛称医生为大夫、郎中者，盖源于此。

翰林医官，是选 40 岁以上，经过各科专业考试合格后任用的。成绩最优秀的留翰林医官院，其他合格者分配为医学博士或外州医学教授。1188 年后，考取医官的范围又扩大到外州各地民间医生。经过推荐、进修和一系列的考试，按成绩授予各级医官衔。

除中央外，各州郡也设有医官。如 1083 年（元丰五年）京府节镇置医官 10 人（其中包括小方脉 3 人），各州置医官 7 人（包括小方脉 2 人）。缺额或不称职者，由当地通过考试录取补充。

为了解决中央和地方医生的过剩或不足，1113 年后，将医学分为 8 科（即大方脉、小方脉、产、眼、针、疮肿、口齿、金镞等），按各科考试成绩统一分配医官。

宋代除医官院设置外，还有其他若干类型的医疗、保健和慈善机构，如安济坊：设于 1102 年，由僧人主持，疗养民间贫病者；保寿粹和馆：设于 1114 年，供宫廷病患者疗养；养济院：供四方宾旅病患者疗养；福田院：设于京师四郊，收养老疾孤寡者；慈幼局：设于1249年，主要收养遗弃幼婴，兼疗贫民疾病；漏泽园：设于1104年，救济贫葬用。

金代始称太医院，统管医政与医疗。元代沿用太医院为最高医药机关并开始成为独立机构。其管理官员和医师之职称，多次变动，名目不一。

宋代医政设施之进步，还在于重视选拔人才，严格考核标准，及时整顿医药队伍，并有相应的法令。早在11世纪，范仲淹就建议“自京师以逮四方学医之人，皆聚而讲习，以精其术，其黜庸谬……”，借以提高医学水平，整顿医药队伍。后来范仲淹还强调：“今后不由师授……不得入翰林院。”“外面私习”确属“医道精通”，须经推荐考试合格者方可录用。986年，“诏诸州送医术人校业太医局”。1131年，“命太医局试补并募草泽医人”。这是从各地区官府或民间选拔优秀医生。但是，做了医官后，也还可以罢黜。如乾德初，令太常寺“考校翰林医官艺术……绌其艺不精者二十二人”。再如1167年“东宫医官杜辑除名”。就是说，不够条件或不称职的医官，将被撤职淘汰。

宋代还曾以法律形式规定了医生的职业道德以及医疗事故的责任制。如凡利用医药诈取财物者，以匪盗论处。庸医误伤致人死命者，以法绳之。主管官员不恤下属病苦者，亦予惩处。元代政令禁售毒药、烈性药和堕胎药品，其致人于死者，买卖双方均处死刑。

以上法令或措施对发展医药、人才培养和安定民生均具有意义。

5·1·2　开设国家药局

宋金元时代有“御药院”“尚药局”“惠民局”“广惠司”等机构。御药院保管国内外进献的珍贵药品，供帝王需用。尚药局为最高的药政机关。惠民局管理经营药物制剂和售卖。广惠司为元代医疗机构，多修制御用的回回药物，后在其属下专设有回回药物院。

北宋施行王安石新法时，按“市易法”，由政府控制药品贸易，国家专利。1076年由太医局创立“熟药所”，1103年增为5所，另设“修合药所”（炮制作坊）2处。11年后前者改称“医药惠民局”，后者改称“医药和剂局”。1130年，南宋（于临安）也设“和剂局”（当时称“熟药所”），又十二年后改名为“太平惠民局”，不久淮东、淮西、襄阳、四川、陕西等地均仿照成立了“惠民药局”。“惠民局”一直延续到元代。

按新法精神，官药局的创办在历史上起了积极的作用。第一，推广了“局方”，流行了“成药”。这一传统至今沿用于国内外。第二，药局所定若干制度颇有价值。如轮值制度：保证昼夜售药，如因失职，而影响急症病家购药者，“杖一百科罪”；检验制度：经常检查药品质量，陈腐过时药物及时废弃；施药制度：遇有贫困或水旱疫疠，施给药剂。

随着宋政权的腐朽，官药局也逐渐变质，药料亏减，以假充真，台附当川附，樟脑充冰片。大官僚童贯私库中，仅囤积“理中丸”竟达数千斤。“惠民局”“和剂局”变成了“惠官局”“和吏局”，国家药局成为贪官污吏投机发财的场所。

5·1·3　发展医学教育

宋代重视医药人才的培养，医学教育比唐代更有发展。宋太医局已不兼有医政职能，而专为医学教育机构。宋初，太医局归太常寺管理，于翰林院选拔医学教员，讲授《素问》《难经》等，但规模很小，水平有限。1060年，规定太医局学生为120人，课程除原有《素问》《难经》《诸病源候论》和《圣惠方》外，更加入了本草。王安石改革了教育之后，太医局逐渐改观,著名的“三舍法”也推广到医学教育中。

在组织机构上设提举(校长)1 人,判局(副校长)2 人。特别规定,判局一职要由“知医事者为之”[1]。这是重要历史经验。每科设教授 1 人,选翰林医官以下人员与上等学生或外面的著名医家充任,这是我国医学校最早的教授设置。

学生在春季招考,以 300 名为额,计分上舍 40 人,内舍 60 人,外舍 200 人。学习分科如表 5-1。

表 5-1 宋太医局专业课程设置一览表

<table>
<tr><th>课程
科别</th><th>科 目</th><th>共同必修课</th><th>加 习 课</th></tr>
<tr><td>方脉课</td><td>大方脉
小方脉
风科
产科</td><td rowspan="3">《素问》
《难经》
《诸病源候论》
《嘉祐补注本草》
《千金要方》</td><td>《脉经》
《伤寒论》</td></tr>
<tr><td>针科</td><td>针灸
口齿、咽喉
眼、耳</td><td>《针灸甲乙经》
《龙木论》</td></tr>
<tr><td>疡科</td><td>疮肿
折伤
金疮
书禁</td><td>《针灸甲乙经》
《千金翼方》</td></tr>
</table>

考试方法完全仿照太学的办法,每月 1 次私试,每年 1 次公试。成绩的评定:分为“优、平、否”三等,学习成绩优良者补升内舍。间年舍试 1 次,成绩为优、平二等者,补升上舍,并且还参考学生的品行与医疗技术,将上舍分为三等:二优为上,一优一平为中,二平或一优一否为下等。

太医局不但强调理论上的学习,而且注重学生实际医疗技术的训练,令医学生轮流为其他三学(太学、律学、武学)的学生与各营将士治病。每人发给印纸,记录治疗的经过和结果。年终根据治疗结果,分为上、中、下三等,十全为上,十失一为中,十失二为下,依次递补,并适当予以奖励。失其五者开除学籍。这种依据理论课程和实际医疗技术高低与医疗得失严重与否的具体情况,进行奖惩,乃至黜退,是医学教育的重要发展。

元丰(1078~1085 年)中太医局学生分为九科专业学习,名额为 300 人。根据《元丰备对》所载,其分科和学生名额的分配如表 5-2。

表 5-2 宋太医局专业招生规模简表

科目	大方脉科	风科	小方脉科	疮肿兼折伤科	产科	眼科	口齿兼咽喉	针灸	金疮兼书禁	合计
人数	120	80	20	20	10	20	10	10	10	300

[1]《宋史·职官四》志第一百一十七。

宋代的医学教育虽不如唐代长期稳定,但比唐代更为详备。其临证实习,使学生的理论学习与实际医疗实践密切联系起来。

除中央太医局外,1061年后各州郡也仿照太医局开办了地方医学。置医学博士教习医书。1104年后,地方医学普遍设立,以现任官员中精通医术与文章者,兼任医学教师。1115年,各州县医学又分斋教养,其一切制度均与三舍法相同。

金代医学教育仍沿用宋制,京师与各州府镇均有医学设置,并有医博士之职。元代亦很重视医学教育,1263年重新恢复了已经长期衰落的各路医学,太医院还制定教学条例。1282年又制定了施行办法,要各地每月呈报材料进行审查,以防无学滥充之弊端。教育分为13科(后合为10科)。对医学教授也进行考核,由太医院拟定120道医经题目,下达各地,各医学教授须于3年内选作若干题目上交,经考核定夺升补。1305年又规定学医必须精通四书,并且进行考试。还规定教学质量低劣,医学生完不成功课时,要对教授等人扣发1~2月薪俸的经济处罚。总之,宋金元时代医学教育的兴起,促进了医药学的发展。

5·2　古医籍的整理与研究

宋代,对印刷技术进行了革新,医学著作大量增多。一方面国家系统校订、刊行了大批医书,另一方面是医家个人进行了许多研究和著述。其中既有古医籍整理,又有方书的编著,还有专科著作。这对医学的推广与提高起了重要作用。

5·2·1　医籍的整理与刊行

宋开国后不久,组织专业人员,设置专门机构,多次编校、刊行了医书。

973~974年诏刘翰、马志、瞿煦、王光佑、李昉、王佑等多人整理了唐代本草,编集成帙,定名为《开宝重定本草》。

978年诏医官院献经验方,981年又于各地购求医书,同年10月诏翰林学士贾黄中等人编录医书于崇文院,986年10月纂成《雍熙神医普救方》。982~992年再由王怀隐、王佑、陈昭遇等人编成《太平圣惠方》,颁行全国。

宋仁宗赵祯即位后,1026年再次命晁宗悫、王举正等人整理和校订古代医书,次年由国子监摹印颁行。

1057年专设“校正医书局”,集中了一批当时著名医学家和其他学者,如地理学家直集贤,崇文院掌禹锡,光禄卿直秘阁林亿,国子博士高保衡(以上皆非医药专家),尚药奉御丞孙兆,翰林医官秦宗古、朱有章等。再任朝散大夫钱象先、范镇等先后负责(提举校正医书局),有计划地对历代重要医籍进行了搜集整理、考证、校勘,历10余年,约在1069年(熙宁二年)后陆续刊行。如《素问》、《伤寒论》、《金匮要略》、《金匮玉函经》、《脉经》、《针灸甲乙经》、《诸病源候论》、《千金要方》、《千金翼方》和《外台秘要》等,都是经过此次校订、刊行后流传下来的。其中对《素问》一书就“正其缪误者六千余字,增注义者二千余条”。这对当时医学的发展和后世医籍的传播,都有重要贡献。

宋元期间,对著名医籍进行了大量研究工作。如滑寿著《读素问钞》和《难经本义》二书,综合了历代医学家对《内经》、《难经》的注释,辨论比较精确,考证亦较详审,有相当影响。最为突出者,是这期间对《伤寒论》的研究,十分盛行。许多医家对伤寒学说进行了整理、研究与发挥，使辨证论治的原则，逐渐为广大医生所应用，在治疗外感热病方面取得很大进步。

韩祇和于 1086 年撰《伤寒微旨论》2 卷，庞安时撰《伤寒总病论》6 卷（1100 刊行），皆为研究《伤寒论》较早的专著，并有相当影响。尤其庞著对小儿伤寒、妊娠伤寒、暑病、斑痘等的论述，是对张仲景学说的发展。朱肱于 1107 年，撰《伤寒类证活人书》，特点是将《伤寒论》原文以问答体裁予以叙述，然后详列各方，并说明各方之主治病证；同时撷取《千金要方》《外台秘要》《太平圣惠方》等方书中的有关方剂，以增补原书治法之不足。刘完素曾对该书予以高度评价。成无己于 1144 年，撰成《注解伤寒论》10 卷，是现存全面注解《伤寒论》最早的专著，对于学习和研究《伤寒论》原有宗旨，具有重要意义。成无己约于 1142 年，还撰写《伤寒明理论》4 卷，卷一、二、三扼要辨析伤寒 50 种证候的病象和病理；卷四专论方药，选《伤寒论》常用方 20 首，简述其配伍制使的关系。后世把该书作为学习《伤寒论》重要补充读物。许叔微撰有《注解伤寒百证歌》5 卷（1132），附《伤寒发微论》2 卷，《伤寒九十论》1 卷。三书特点在于：凡遇仲景有论缺方者，即以《千金方》等方补之，若遇仲景议论尚有不足者，则采《诸病源候论》等之说以补之，这对研究仲景学说很有裨益，同时三书为歌诀体裁，便于习诵。该时期还有郭雍的《伤寒补亡论》20 卷和杨士瀛的《伤寒类书活人总括》7 卷，王好古于 1236 年，撰《阴证略例》1 卷等，皆为研究伤寒学说的著作，均有一定价值。

5·2·2 方书的编著和发展

宋元时代，政府和医家编著了大批方书，主要有：

《太平圣惠方》 （982 年）是宋廷命翰林医官使王怀隐等编著的大型方书之一。共 100 卷，分 1 670 门，载方 16 834 首，广泛地收集宋以前方书及当时民间验方，内容颇为丰富，对方剂、药物、病证、病理都进行了论述。它强调医生治病必须首先诊断出疾病的轻重程度，病位深浅，辨明虚实表里，再进行选方用药。每门皆先引《诸病源候论》的理论为总论，然后汇集方药，是一部具有理、法、方、药完整体系的医书，很有临证应用价值。1046 年，经何希彭选其精要，辑为《圣惠选方》，作为教本应用了数百年，对后世方剂学的发展有较大影响。现在常用的搜风顺气丸等方出自该书。

《太平惠民和剂局方》 1107~1110 年间，诏令太医令裴宗元、提辖措置药局陈师文等将官药局所收医方加以校订，编成《和剂局方》，全书共五卷，分 21 门，载方 297 首，为该局的制剂规范。后来，《和剂局方》经多次增补，内容日益丰富，1151 年经许洪校订，定名为《太平惠民和剂局方》颁行全国。此为世界最早的国家药局方之一。淳祐年间（1241~1252）全书已有 10 卷，附《用药指南》3 卷，分诸风、伤寒、诸气等 14 门，载方 788 首。每方之后除详列主治证和药物外，对药物炮炙法和药剂修制法亦有详细说明。因此它既有配方手册的作用，又有推广成药的用途。它所收的多为常用有效方剂，又多采取丸、散等剂型，有适用、易存、便利群众的优点，影响巨大。该书若干方剂如辛温宣肺的“三拗汤”，宣肺理气的“华盖散”，泻火通便的“凉膈散”，疏肝解郁的“逍遥散”，解表和中理气的“藿香正气散”，凉开的“至宝丹”“紫雪丹”，温开的“苏合香丸”，补气的“四君子汤”等，至今仍为临床上所常用。该书也有一些方剂药味庞杂，叙述夸张等缺点，加之属于法定官书，曾产生拘泥于“局方”的流弊。

《圣济总录》 北宋末年，政府组织曹宗孝等八位医官广泛收集历代方书及民间方药，历时 7 年（1111~1117）编成此书。共 200 卷，达 200 万字，分 60 余门，方近 20 000 首，前代方书几乎全被囊括。每门又分若干病证，每证先论病因、病理，次列方药与治疗。综合全书所载病证，包括内、妇、外、儿、五官、针灸、正骨等 13 科，内容十分丰富。该书前数卷大量论述了当时盛行的“运气”学说。该书于金大定年间（1161～1189）、元大德年间（1297～1307）两次刊行，对后世医学的发展有一定影响。如二参丸、十香丸、茵陈汤、草豆蔻汤等都长期应用于临床。

除上述“官修医书”之外，宋代医家个人著有很多方书，有些是很有价值的。如严用和于 1253 年所著《济生方》，为严氏 50 余年临证经验的总结。全书 10 卷，分 80 门，载方 400 首。其后又续编 8 卷。惜原书已佚，现存者乃从明代《永乐大典》中所辑出。其中归脾汤、济生肾气丸、济生橘核丸、清脾散等至今仍在应用。

陈言著《三因极一病证方论》（1174），全书 15 卷，分 180 门，载方 1 500 余首，有方有论，论后附方，使读者易于洞晓病因，论因求治，在传播方剂学上也有贡献。

其他如苏轼、沈括的《苏沈良方》（1075 年）[1]，许叔微的《普济本事方》（1132 年），张锐的《鸡峰普济方》（1133 年），还有《史载之方》《简易方论》《仁斋直指方论》（1264 年）以及各科著名方书等，不胜枚举。金元著名医家，对方剂学皆有重要贡献。总之，宋元时期，不仅医方数量空前之多，而且方剂理论也日益丰富。

5·3 药物学的发展

宋元时期，整理了前代的本草文献，总结了当代全国药物调查成果和临证方药的新经验，对药物辨识、采集、栽培、炮炙、应用以及药政管理等方面都取得了卓越的成就，在同时期世界药物学领域占领先地位，对后世本草学、方剂学的发展产生了深远影响。

973 年（开宝六年），宋廷诏令刘翰和马志及其他翰林医官共九人重修本草。他们在《新修本草》和《蜀本草》的基础上，以陈藏器《本草拾遗》为参考，增加 134 种新药，并作注解，勘正名称，经翰林学士知制诰扈蒙、翰林学士卢多逊等勘定初稿 20 卷，定名为《开宝新详定本草》。次年（974 年）又经翰林学士李昉及集贤院修撰王佑、扈蒙等重新校勘，共 20 卷，定名为《开宝重定本草》，简称《开宝本草》。共载新旧药物 983 种，不仅增加了药物数量，而且改进了分类法。经过 80 年之后，到 1057 年（嘉祐二年），由掌禹锡、林亿、苏颂等在《开宝重定本草》的基础上，再重新编撰。经 3 年编成《嘉祐补注神农本草经》（简称《嘉祐本草》），次年（1061 年）12 月刊行。全书 21 卷，但附以《蜀本草》《日华子诸家本草》《药性论》等书，并吸收了诸子百家各方面有关药物知识。全书共载新旧药物 1 083 种。虽然书已亡佚，但其内容尚散见于《证类本草》和以后的本草书中。由于该书采集较广，对保存医药资料有一定贡献。1058 年，宋廷曾向全国征集各州郡所产药材标本及实物图谱，并令注明开花结实，收集季节以及功用等。凡进口药材，则要求查询收税机关和商人，辨清来源，选出样品，送交汴京。全国 150 多个州郡的标本和药图，被集中起来研究整理，这又是一次全国规模的药物大普查，为世界药学史上的壮举之一。这些资料经苏颂于 1061 年（嘉祐六年）主编成《本草图经》。全书共 20 卷，载药 780 条，其中增加民间草药 103 种。在 635 种药名下共绘制 933 幅药图，成为中国第一部刻板药物图谱，对后世本草图谱的绘制很有影响。该书重点讨论了药物的来源和鉴别，把辨药和用药结合起来，还收载了大量单方验方。

---

[1] 宋代赵希弁《郡斋读书后志》认为应是沈括的《沈存中良方》。

《日华子诸家本草》 是宋初一部具有一定学术水平的个人本草著作[1]。“……四明人撰，不著姓氏，但云日华子大明，序集诸家本草，近世所用药，各以寒温性味，华实虫兽为类，其言功用甚悉，凡二十卷。”该书虽早佚，但其内容被收于《证类本草》《本草纲目》等书中，仍有一定影响。

《证类本草》 宋代个人编著的本草较多，其突出的代表作是唐慎微的《经史证类备急本草》(简称《证类本草》)。唐慎微(约 1056~1093)字审元，原居蜀州晋原，后被蜀帅李端伯召至成都，行医多年，因而称为华阳人。世医出身，学习刻苦，对经方尤为专长，成为当时一代名医。其治病不分贵贱贫富，不避风雨寒暑，有求必应，医不重酬，但重得方，所以求得广泛知识，收集了民间和历代本草文献上的大量资料，在此基础上，他把《嘉祐本草》与《本草图经》合而为一，约于 1098~1108 年编成《经史证类备急本草》。全书 32 卷，载药 1 558 种，达 60 余万言。新增药物 476 种，如灵砂、桑牛等皆为首次载入。每药均有附图，查阅时有按图索骥之便。在药物主治等方面，详加阐述与考证。每药还附以制法，为后世提供了药物炮炙资料。如《修事指南》，便是抄录该书有关炮炙部分而成。全书附载古今单方验方 3 000 余首，方论 1 000 余条，为后世保存了丰富的民间方药经验，是宋代药物学最高成就，在中国药学史上占有重要的地位。

《证类本草》刊行后，受到各方面的重视。后经赵佶(徽宗)命杭州仁和县尉艾晟加以修订，并加上赵佶的年号，改名为《经史证类大观本草》(简称《大观本草》)，于 1108 年作为官修本草颁行。1116 年再修订称《政和新修经史证类备用本草》。1159 年又修订称《绍兴校定经史证类备急本草》，1249 年又由张存惠整理刊行名为《重修政和经史证类备用本草》，共 30 卷，载药 1 748 种。此书流传 500 余年，一直为本草学的范本。至李时珍撰《本草纲目》时，仍以它为蓝本。李时珍评价该书说：“使诸家本草及各药单方，垂之千古，不致沦没者，皆其功也。”

在《证类本草》之后，一些有关药理、药性的著作相继出现，它是宋代药物学取得重大成就的另一标志。

《本草衍义》为寇宗奭撰于 1116 年。全书共 20 卷，载药 460 种。作者认为，医家临证处方全凭了解药理，故对一般常用药物作了进一步阐述。对于辨认药物的优劣真伪，常用调查和实验的方法来证实旧说之是非，如亲自检视鹳巢，观察鸬鹚，饲养斑鸠等。又如指出“常山，鸡骨者佳”。临证实践和现代研究证明，小枝黄常山，即鸡骨常山的药效确为最强。再如，“葶苈用子，子之味有甜、苦两种，其形则一也。《经》既言味辛苦，即甜者不复更入药也”。这是作者凭自己的丰富经验和比较各家之说后得出的结论。该书还记载了升华法精制砒霜、结晶法精制芒硝等制药方法。作者还指出前人对药物性味功用记载上的一些谬误，如《本经》说天门冬久服轻身延年，而本书则定“治肺热之功多，其味苦，但专泄而不专收，寒多人禁服……”等。在本草理论上寇氏提出气味新说。《本经》最早载述的是“气味”，他认为“寒热温凉是药性”，酸苦甘辛咸是药味，“香臭腥臊”则是药气。例如说，某药性寒，不能说气寒，如此等等。清人杨守敬说：“寇氏……翻性味之说，而立气味之论……本草之学，自此一变。”因而，此书对后世有相当影响。

《宝庆本草折衷》是民间节要性本草的代表著作，为民间杰出医学家陈衍所撰。陈衍字万卿，号丹丘隐者，浙江黄岩人。有丰富的医疗经验，医德高尚，治学严谨。所以该书吸取了

---

[1] 一说成书于唐代，另据掌禹锡说，该书为“国初开宝中”(968~975)。

历代本草编纂的教训,取材慎重,编述简要,具有较高的实用和文献价值。全书20卷,载药789种。今存14卷,载药523种。本书着重讨论药性,并以疗效作为归纳药性的根据。如薄荷、假苏、水苏、香薷、石香柔等皆可"理风解毒热",故其"性之凉必矣",而前代本草"悉以温称,殆非所宜",表明了该书的特点。

金元医家对于药物的性味功用等亦多有发明。如张元素的《珍珠囊》,是金元时期的本草名著。该书虽只讨论了113种药物,但其内容却很丰富,包括"辨药性之气味、阴阳、厚薄、升降、浮沉、补泻、六气、十二经及随证用药之法"(李时珍语)。特点是对药物归经学说和脏腑标本的用药方式,有重要发展。又如朱震亨著《本草衍义补遗》,是发挥和补充寇宗奭《本草衍义》一书的。再如李杲的《用药法象》则是阐发《珍珠囊》一书而来的。王好古的《汤液本草》,又是在《珍珠囊》和《用药法象》两书基础上,充实了张机、成无己等各派学说。该书对法象药理、各病主治药、用法、修制以及238味常用药,作了系统的论述。

宋代在药物炮炙上也有显著进步。《太平惠民和剂局方》所用的炮炙方法,比《雷公炮炙论》大有进步。加之由政府颁行,很多是采用《局方》做法的,如水飞、醋焠、镑、煏、纸煨、面煨、烧存性、煅、浸、煎、蒸、炒、火焙等。当时,还发展了用酒醋炮炙药物的方法,如酒炒、酒蒸及醋炒等,使药物能更好更快地发挥治疗作用。酒制可以有助活血,醋制可以增加收敛,说明炮制的目的已不单纯是抑制药物的副作用,而且能更进一步增强或改进它们的功效。

值得提及的是《苏沈良方》(1075年)和《证类本草》二书都记载有"秋石"(尿甾体性激素)的制备法,分为阳炼、阴炼两种。其中阳炼法成功地应用了皂甙沉淀甾体这一特异反应,从而在1061年以前"就已勾划出20世纪优秀甾体化学家在20到30年代所取得的成就"[1],成为世界制药化学史上的光辉业绩。在丸药加工制剂技术上和理论上亦有新的发展,创造了糊丸,水泛丸,以及化学丸剂等。阿拉伯传入的金银箔丸衣促进了朱砂衣、青黛衣、矾红衣,麝香衣等多种丸衣的发展。对于药物的矫味矫臭方法也有较大改进,如寇宗奭说"厚朴有油味苦,不以姜制则棘人喉舌"等。元代齐德之在《外科精义》中介绍了360种药物的炮炙方法,均有参考价值。

在食疗方面,《太平圣惠方》中载有水肿病食鲤鱼粥或黑豆粥,咳嗽食杏仁粥等疗法。尤其元代皇家厨师忽思慧撰《饮膳正要》一书,从健康人的实际饮食需要出发,以正常人膳食标准立论,制定了一般饮食卫生法则。如夜晚不可多食,食后要漱口,睡前刷牙比晨起刷牙好等,并列述妊娠和乳母的饮食忌宜。例如,对各种点心、菜肴的成分和烹调方法等,均详加阐述,书中还具体阐发了饮食卫生、营养疗法,乃至食物中毒的防治等。附录版画20余幅,图文并茂,为中国现存第一部完整的饮食卫生与食治疗法的专书,也是一部古代有价值的食谱。

还有著名的蒙医马奶酒疗法。马奶酒原为蒙古族人民的常用饮料,后来普遍应用于医疗上。《蒙古秘史》一书,就有元代以前蒙古人用马奶酒救治受伤大出血昏厥病人的记载。到元代,用马奶酒治病已驰名中外。

5·4 临证各科的突出成就

宋元时期医学各科的成就,既有病因学、诊断学的重要发展,也有临证诸科的空前成果,

[1]《生理学年鉴》,1971。

出现了一批著名的专科医家和专门著作。

5·4·1 病因病机学

1174 年陈言(无择)著《三因极一病证方论》15 卷,进一步阐述了"三因致病说"。他把复杂的病因分为三类,一为内因,即喜、怒、忧、思、悲、恐、惊,内伤七情,内发自脏腑,外形于肢体;二为外因,即风、寒、暑、湿、燥、火,外感六淫,起于经络,发于脏腑;三为不内外因,实际上是六淫之外的外因,包括饮食饥饱、呼叫伤气、虎狼虫毒、金疮压溺及其他偶然性因素之类。每类有证有论,有法有方,论从证出,法随论定,方法一致,辨析严谨。这种分类虽与张仲景略同,但内容有所发展,即对各类病因概括得更加具体,其范围亦较全面,因此更符合临床实际。它使中医病因学说更加系统化、理论化。三因分类的原则,一直为后世病因著述所遵循。

关于病机学说,自《内经》以来,代有发展。特别是唐代王冰将七篇大论补入《内经》之后,《至真要大论》中所专论的病机十九条,就成为后世各时期论述中医病机学说的主要依据。宋元时期医家们对此又有具体的阐发,如钱乙论述儿科病理的特点,刘完素提出了六气皆从火化的论点,并把《素问》病机十九条的 38 种充实为 97 种。朱震亨更从内在火热的病机研究中提出"相火妄动""煎熬真阴";李杲则强调了内伤脾胃,"百病由生"。这些病机理论,大都为后世明清医家继承与发挥。

5·4·2 诊断学

宋元时期,重视诊断经验的总结和脉学文献的研究。崔嘉彦于 1189 年在《难经》和王叔和《脉经》、高阳生《脉诀》等脉学专著基础上,撰《崔氏脉诀》(亦称《崔真人脉诀》、《紫虚脉诀》)一书,以《难经》的浮、沉、迟、数为纲,以风、气、冷、热主病,将《脉经》的二十四脉、《脉诀》的长、短脉等隶属其下,加以论述,精练了脉学。尤其对牢、革两脉的鉴别,以本书为最早。该书为四言歌诀,便于习诵,颇为后人重视。明代李言闻予以补订,改称为《四言举要》,李时珍又将其辑入《濒湖脉学》一书中。

施发于 1241 年,在《内经》《难经》《甲乙经》等有关脉学的基础上,撰《察病指南》3 卷。明白易晓,切于实用。其内容以脉诊为主,脉象沿用"七表八里九道"二十四脉分类法。卷下载有审诸病生死脉法。除脉诊外,尚有听声、察色、考味等诊法,为现存较早的诊断学专著,尤其本书创制了 33 种脉象图,以图示脉,别开生面。这种描绘脉形的尝试是可贵的科学探索。事过 6 个世纪之后,法国人马瑞(E. U. Marey)在 1860 年制成脉搏描记器,才实现以科学仪器描记脉波形态的理想。

宋代的脉学专著还有刘开于 1241 年撰写的《脉诀》,它将七表八里脉法,总括为浮、沉、迟、数四类,分别隶属于寸、关、尺三部主病,予以概述,亦别具一格。元代滑寿于 1359 年,撰《诊家枢要》1 卷,首论脉象大旨及辨脉法,颇多创见。继则简析 30 种脉象,比《脉经》所列脉象有所增加,并专门论述了妇人及小儿脉法。

元代杜本在《敖氏验舌法》基础上,于 1341 年增补成《敖氏伤寒金镜录》,将各种舌象绘成 36 种图谱,其中有 24 图专论舌苔,4 图专论舌质,8 图兼论舌苔与舌质。图中所载舌色有淡、红、青等 3 种;论舌面变化有红刺、红星、裂纹等;苔色有白、黄、灰、黑四种,苔质有干、滑、涩、刺、偏、全、隔瓣等描述。对主要病理舌象,基本都已提到。每图之下还有文字说明,结合脉象阐述所主证候的病因病机、治法和预后判断等。这是我国现存第一部文图并用的验舌专书,对舌诊的发展,起了承前启后的作用。

5·4·3 解剖学

中国古代医家很早就进行过人体解剖,《内经》《难经》已有关于人体解剖的记录。汉代王莽曾组织太医尚方解剖尸体进行研究,唐代《千金方》也有大略相同的记叙。到宋代,人体解剖的记述有很大发展。不但积累了更多的尸体解剖经验,而且开始根据实物描绘成图。当时主要图著有二:其一是《欧希范五脏图》[1]。它主要是关于人体内脏的图谱,也有一些病理的论述。如:肺之下有心、肝、胆、脾,胃之下有小肠,再下有大肠,大肠之旁有膀胱……肾有二,一在肝之右微下,一在脾之左微上,脾在心之左等。对肝、肾、心、大网膜等解剖位置和形态的记载基本正确。再如,记有蒙干生前患咳嗽,肺胆俱黑;欧铨少得目疾,肝有白点。说明若干病理解剖的记述也比较符合实际。该书也有观察错误和臆说成分。其二是杨介的《存真图》[2]。这套图谱,由下列各系统分图组成:《肺侧图》,为胸部内脏的右侧图形;《心气图》,绘示了右侧胸、腹腔的主要血管关系;《气海横膜图》,为横膈膜及在其上穿过的血管、食管等形态图;《脾胃包系图》,绘出了消化系统;《分水阑门图》绘出了泌尿系统;《命门、大小肠膀胱之系图》,绘出了生殖系统。所绘诸图与文字说明大体正确。后世医书,如朱肱的《内外二景图》,明代高武的《针灸聚英》、杨继洲的《针灸大成》等,都引用了《存真图》的材料,说明此书对医疗实践起到一定作用,这在世界医学史上也是比较早的成就。

5·4·4 针灸学

宋元时期,针灸学有很大发展。仅北宋就有30种左右的针灸学著作,许多医书如《太平圣惠方》中,均有针灸内容。翰林医官尚药奉御王惟一研制了闻名国内外的"铜人"并著成《新铸铜人腧穴针灸图经》。据《夏竦序》:铜人铸于1027年,称王氏"素授禁方,尤工厉石……定偃侧于人形,正分寸于腧募……创铸铜人为式"。两具铜人与成年男子体型相等,躯壳可拆卸,内藏脏器,外刻穴位,"浑然全身",可谓创举。铜人体表刻穴657个,可以按穴论病。考试医生时,铜人体表用蜡封,体内灌水(一说汞),针刺时如中穴则水出,未中则否。这是古代精密的医学模型,也是教育史上形象实物教学法的重要发明。王惟一同时撰成《新铸铜人腧穴针灸图经》3卷,载腧穴657个,除去双穴则有腧穴354个,与皇甫谧《针灸甲乙经》相比,增加青灵、厥阴俞、膏肓俞三个双穴和督脉的灵台、阳关两单穴。腧穴的排列,兼采《甲乙经》与《外台秘要》之长,卷一、卷二按十二经和督、任脉的经络循行排列,卷三讨论腧穴主治,则分为偃、伏、侧、正四面和头部、面部、肩部、侧颈项、膺腧、侧腋、腹部、侧胁等各种部位排列,但对四肢仍依十二经次序排列。这种腧穴排列的好处,就是使人既能了解古代的经络系统,又能便于临证的需要。本书不仅当时刊刻印行,并且刻石立于相国寺仁济殿内[3],是中国针灸史上新的里程碑。

---

[1]《五脏图》是1041~1048年(宋仁宗庆历年间)吴简(一作灵简)将宋廷处决的欧希范等56具尸体解剖,经由绘工宋景绘成图谱。早亡佚。但从当时或稍后的学者范镇(《东斋纪事》卷一)、沈括(《梦溪笔谈》卷二十六)、叶梦得(《岩下放言》卷下)等著作中可见该图的内容与始末。

[2]《存真图》是1102~1106年(崇宁间),杨介据泗洲处死者的尸体解剖整理而成的。元代孙焕在1273年重刊《玄门脉内照图》中,就主要转述了《存真图》的内容。

[3] 此碑刻残石,于1965~1971年间在北京出土。

《针灸资生经》 著者王执中，字叔权，浙江瑞安县人。1169 年进士，官从政郎澧洲教授。该书撰于 1165 年，共 7 卷。1220 年刊行于嘉定，1231 年又刊行一次。卷一分部论述头、胸、腹各部腧穴，分经论述四肢腧穴。附入临证有效的别（新）穴及附图 46 幅。卷二论述针灸法，尤以有关灸法居多，以及定穴、宜忌等。卷三至卷七，全部论述各种证的取穴与施治，对各科都有记载，如卷三叙述虚损、生殖、泌尿、消化系统疾病；卷四叙述神志、精神、风疾、呼吸等方面诸证以及积聚、癥瘕、腹满、水肿等证；卷五叙述诸痛证与手足筋骨疾患；卷六叙述头面、五官疾患；卷七叙述伤寒、黄疸、妇人胎产经带及疮疡等外科诸证，全书各证共 193 种。故本书为宋以前所未见的一部因证配穴、内容丰富的临证针灸专著。

本书叙述的督腧、气海腧、风市等腧穴，虽已归经并为针灸家所常用，但王惟一《新铸铜人腧穴针灸图经》并未载入。其他分别列于各篇的眉冲、明堂、当阳、穷骨、百劳等 21 个民间行之有效的别穴，均有一定价值。另外对魄户、大椎、巨骨、照海、申脉、育门、鸠尾等诸腧穴的辨误，以及对足三里当以犊鼻下三寸为是等考证，都是宝贵资料。本书提倡“今取男左女右手中指第二节内庭两横纹相去为一寸……谓同身寸”。（《千金要方》始载此法，《针灸资生经》始用此称）这种取穴标准一直沿用至今。其他在取穴中重视或强调压痛点和注意患者体位等，对增强疗效都具有一定意义。本书所载灸法特别丰富，如有灸劳、灸痔、灸肠风法、四花穴灸、膏肓俞灸、孙真人脚气八穴灸、《良方》咳逆灸、痈疽隔蒜灸、附子饼灸、小儿雀目灸、神阙防老灸、黄帝疗鬼邪唇里穴灸等有关历代的灸治方法，加以综合总结，可谓集宋以前灸法之大成。该书还对拘泥于人神避时论之说，予以极力反对，对遵循古书旧说，不按病变部位盲目施灸，也提出批评，反映了作者客观的研究态度和治学精神。

《标幽赋》 著者窦默（1196～1280），字子声，又字汉卿，河北广平肥水乡人。官至翰林侍讲学士，昭文馆大学士、太师，追封魏国公，谥文正，擅长针灸。该书认为人体十二经循行顺序流注关系，是从太阴肺经开始，然后按大肠经、胃、脾、心、小肠、膀胱、肾、心包络、三焦、胆、肝，然后又回归手太阴肺经。周而复始，循环不息。因此，配穴上十分注意时间性。根据经络系统辨证论治，常选取膝以下的井、荥、俞、经、合穴及有特殊疗效的腧穴。并以《素问·至真要大论》病机十九条为依据，分类阐述，指出疾病关键所在，以为临证施治之法则。《标幽赋》是以歌赋体裁，阐述针灸与经络、脏腑、气血等的关系、取穴宜忌、补泻手法等，予以综合阐述，通俗易懂，便于习诵，成为针灸学的纲领。

《十四经发挥》 撰者滑寿，字伯仁，晚号樱宁生。原住河南襄城，后迁居仪真、余姚。幼习儒学，擅长诗文。在医学上从名医王居中学习，精通《内经》、《难经》等古医典。后随高洞阳专学针法，而擅于针灸。在针灸学术上有两大贡献：一是对经络理论很有研究，提出奇经八脉的督、任二脉，一在前一在后，前后包括腹背皆有专穴，和其他奇经不同，应与十二经脉相提并论而成为十四经。二是在《素问》、《灵枢》的基础上，通考腧穴 657 个，辨其阴阳之往来，推其骨孔之所驻会，图章训释，缀以韵语，厘为 3 卷，于 1341 年撰成此书，对针灸学发展有一定影响。

《备急灸法》 闻人耆年著于 1226 年，本书为讨论常见急性病证灸治疗法的专著，如心痛、牙痛、急喉痹、霍乱、肠痈、疔疮，骨疽等。这种灸治法可以收到与现代热敷相近似的疗效，故为临证医家所喜用。该书还附以多幅生动而形象的插图，如屈指量腧穴法、朱点腧穴法、骑竹马灸法等，都是同期其他针灸书上所没有的。

宋元间出现了子午流注针法，主张依据不同的时间，选择不同的穴位，达到治疗的目的。

这一方法早在《灵枢》等书中已略有记述,南宋时有新的发展。何若愚所撰《子午流注针经》和《流注指微赋》(1153 年)就是论述子午流注的。

此外,这一时期蒙古族的“蒙古灸”,也颇著名。它是一种用油(奶油)拌小茴香,涂在毛毡上加热裹敷的疗法。还有刺血疗法,即针刺某处静脉放血,使病邪排出体外的一种疗法,是蒙医传统的外治术之一。

5·4·5 内 科

宋元时期,关于内科杂病方面的理论和医疗实践都有新的发展。宋太医局专设有“风科”。《圣济总录》一书,以 18 卷分为 86 个子目,专题讨论“诸风”的辨证论治。表明诊治“风证”已被置于重要地位。张锐的《鸡峰普济方》把水肿病区分为多种不同类型,施以不同治法,它为水肿病的理论研究和临证医疗,提供了丰富的参考资料。还有其他内科杂病的专著,如董汲于 1093 年撰《脚气治法总要》2 卷,对脚气病因、发病情况、治疗方法等,都有深入细致的探讨,如“阴阳虚实,病之别也;春夏秋冬,治之异也;高燥卑湿,地之辨也;壮老男女,人之殊也”。并根据这一原则,订出 46 首方,分总治法、寻常法,治其偏阴、偏阳,治老人血枯,治虚、实、风、湿与风湿相兼、风湿夹虚、风湿瘴疠,以及外治法等,是一部较全面的脚气病专著。李杲的《脾胃论》可谓内科脾胃病的专书,其中许多方剂对内伤杂病有较高的实用价值。葛可久于 1348 年撰《十药神书》一卷,创制 10 首良方,如甲字十灰散、乙字花蕊石散等,分为止血剂、止嗽剂、祛痰剂、补养剂等。还具体地阐述了证的分型与方的分类,为治疗肺痨病提供了可以遵循的法则,得到医学界的重视。

5·4·6 外伤科

唐以前称战伤谓之金创折疡,并无明确的外科、伤科之称。宋代陈自明著《外科精要》,标志着外、伤科的确立。

宋、元时期皆有疡科专门设置。由于长期战争,特别是蒙古族崇尚骑射,因金创与跌打损伤的救助需要,促进了外伤科的发展。金元时期专设有正骨兼金镞科,正是这种需要的结果。

外科专著有《急救仙方》,撰年不详,原书早佚,《四库全书》重辑为 6 卷本。内容有发背、疔疮、眼病、痔瘘、杂疮与杂证,包括内、妇、儿各科一些治疗方剂等。这时期,一般认为痈疽为内热证。《太平圣惠方》最早载述了“内消”与“托里”的治法。《圣济总录》提出“痈疽内热,甚于焚溺之患,治之不可缓”。并主张内外兼治。又提出痈疽初起时,要区分疽、痈、疖的差别,按病变过程采用不同治法。其手术器械已有刀、针、钩、镊等。还总结出“五善”“七恶”,作为判断预后的依据。还有《卫济宝书》一卷,约撰于 12 世纪初年,原撰人佚名,东轩居士增注。书中主要论述痈疽证治,癌、瘭、疽、痼、痈五发图说以及试疮溃法、长肉、溃脓法、打针法、骑竹马灸、灸恶疮法等,并介绍了 40 首外科方剂的应用,最早记载了癌字(此指深部脓肿,并非恶性肿物)。其后杨士瀛于 1264 年撰写《仁斋直指方论》一书,描述癌为:“上高下深,岩穴之状,颗颗累垂……毒根深藏,穿孔透里……”,实际上,这种论述已认识到某些癌肿的特征。李迅于 1196 年撰《集验背疽方》一卷,原书已佚,现存书为《四库全书》辑佚本。该书特别指出发疽有内外之别:外发者体热、肿大、多痛,易治;内发者不热、不肿、不痛,为脏腑深部病患,则较难治。这是重要的发现,已接触到不同性质肿物的规律。陈自明于 1263

年撰成《外科精要》3卷。强调外科用药，亦应根据脏腑经络虚实，因证施治，不可拘泥于热毒内攻之说，遍用寒凉克伐之剂，这样把辨证施治的原则运用于外科临证，对后世也很有影响。齐德之于1335年，撰《外科精义》2卷。上卷共论疮肿等35篇；下卷载汤、丸、膏、丹共145方。该书对外科疾病的病因、病机和诊断方面都有一些新的观点。在治疗上，灵活应用温罨，排脓，提脓拔毒和止痛等多种方法，较为全面地总结了宋元时期外科学领域中的新成就。

宋元时期的伤科虽无专著产生，但却有显著发展，特别在元代，《永类钤方》与《世医得效方》两部著作中的有关内容，对骨伤科具有重要贡献。

《永类钤方》一书，为李仲南撰于1331年，共22卷。最后一卷为《风损伤折》，即骨伤科专篇。《世医得效方》一书，为危亦林撰于1337年，共20卷，对整骨金镞设专篇论述，水平较高。两书载有丰富经验，如：头、脊椎、胸、肋、肱、前臂、指、髌、小腿骨等部的骨折与颈椎、肩、肘、髋、膝、髁等关节以及髌骨的脱位之整复与固定。所载肱骨骨折整复法与现代相同。对"手腕失落""手盘出臼"的整复方法"用衣服向下承住，用手拽伸，撙按，一伸一折，摇动二三次"，然后"使手捻住，贴药夹缚"固定。这种腕关节脱臼的整复方法同目前使用的整复方法也基本一致。书中还有关于前臂骨折所用4块小夹板固定治疗的记录，同目前所用方法也大体相同。这种小夹板固定治疗骨折方法，是《仙授理伤续断秘方》的原则和方法的新发展。对髌骨骨折后，关节内形成血肿，其治疗"须用针刀去血"，不使破碎的骨块在密闭的充满血肿液体的关节囊内浮动。贴药后用"竹箍箍住"，这可能是后世"抱膝器"的前身。对颈椎骨折脱位，提出"用手巾一条，绳一茎，系在房上，垂下来。以手巾兜缚颏下，系于后脑，杀缚，接绳头"，令患者端坐于大型酒坛上，然后以脚踢去坛子，进行牵引复位。这种悬吊复位法，是伤科史上的创举。近代英国医生达维斯(Davis)1927年才提出悬吊复位法。两书所载医疗器械有：针、剪、刀、钳、凿、麻线、桑白线等。特别是创制了缝合针——"曲针"，引丝线或桑白皮线，由内向外逐层缝合，堪称伤科史上的重要发明。书中关于麻醉法的记载也是重要成就之一。危氏主张在骨折脱臼进行复位之前，应行麻醉，然后施术。使用的麻醉药物有曼陀罗、乌头等，并指出必须按患者年龄、体质、出血等具体情况决定用药的剂量，这些要求与现代医学麻醉原则基本相同。在欧洲19世纪中叶发明乙醚、哥罗仿等现代麻醉药之前，日本著名外科医生华冈青州于1805年，使用曼陀罗作为手术麻醉药，被誉为世界麻醉史上的佳话和先例，其实此药仅为本书所用药物之一种，而且约晚450余年。

在兄弟民族医学中，蒙医伤科也有丰富经验。《蒙古秘史》等文献载有用烧红的铁烙烙治流血伤口，用蒸气热罨的活血方法治疗内伤，用牛羊瘤胃内反刍物作热罨疗法，用热血浸疗治好箭伤等。《元史》载有成吉思汗名将布智儿"身中数矢，太祖视之，令人拔其矢，血流满体，闷仆几绝。太祖命取一牛，剖其腹，纳布智儿于牛腹浸热血中，移时随苏"。后来这些治疗经验在实践中发展成为蒙医独特的各种外伤治疗术。

5·4·7 妇产科

宋元时期，妇产科很发达，产生一批妇产科专著。如杨子建于1098年撰《十产论》一书，详述横产、倒产、坐产、碍产等各种难产以及助产方法，是一部较好的妇产科专书。其中转胎手法是医学史上异常胎位转位术的最早记载。《经史证类备急本草》和虞流在1140年撰《备产济用方》一书，载有"催生丹"，主要用全兔脑制成，现在已知脑垂体后叶素具有促进宫缩作用。妇产科成就最大的是陈自明(1190～1270)所著《妇人大全良方》。陈氏为江西抚州人,三世医家,曾任医学教授。对医学理论、伤寒诸证及痈疽外科等方面均有独到研究,尤精于妇产科。《妇人大全良方》撰于1237年,共24卷,分8门,260余论。在妇科方面有调经、众疾、求嗣三门。调经门,分别记载有关月经的生理及其异常的诸种证候和治疗。众疾门载有痨瘵(结核)引起闭经等一般常见的妇科疾病。求嗣门,指出劳伤血气、经血闭涩、崩漏带下三者均可导致不育。在产科方面有胎教、候胎、妊娠疾病、难产、产后五门。胎教门,记载妊娠各期的胎儿发育状态。候胎门,记载妊娠的诊断及孕期中应禁忌的药物。妊娠门,记载一般的孕期卫生及妊娠所特有的疾病。难产门,所载各种难产大多与《十产论》内容相似。产后门,记载产褥期的护理及产后感染产褥诸证。是一部内容丰富的总结性妇产科专著,并长期为后世所应用。

5·4·8　儿　　科

宋元时期,儿科已经发展成为一个独立的专科,并取得重要成果。

儿科学专家及专著中,以钱乙和他的《小儿药证直诀》一书为著名代表。钱乙(1035～1117)字仲阳,山东郓州东平(今山东东平县)人,专业儿科40余年,积有丰富的临证经验。后经其弟子阎孝忠(又作季忠)于1119年把他的理论和经验整理成《小儿药证直诀》,共3卷。卷上为脉证治法,载小儿诊候及方论;卷中具体收载钱氏小儿医案23例;卷下载诸方,论述儿科方剂的配伍与用法。该书在理论上系统地论述了小儿的生理、病理特点:生理上"五脏六腑,成而未全,全而未壮";病理上,"易虚易实""易寒易热";治疗上,主张以"柔润"为原则,反对"痛击""大下"和蛮补。强调补泻要同时调理,以善其后。根据这些原则,创制了一些儿科专用方剂。如治痘疹初起的升麻葛根汤,治疗小儿心热的导赤散,治脾胃虚弱、消化不良的异功散,以及治肾阴不足的六味地黄丸等,皆有佳效,为后世医家所常用。对于痘疹(天花)、水痘、麻疹等发疹性儿科传染病,已能进一步鉴别,并详载其证候及治法。总之,该书颇有创见。因此对后世儿科的理论与实践,具有指导作用。宋代儿科方面还出现几部痘疹专书,如董汲于1093年撰有《小儿斑疹备急方论》,陈文中1253年撰有《小儿痘疹方论》一卷,均论述了痘疹病源治法并附有方药。《小儿卫生总微方论》一书,发现小儿脐风与大人破伤风为同一种疾病,并发明用"烙脐饼子"烧烙断脐,以防脐风。在1884年德国医学家尼可莱尔(Nicolaier)发现破伤风杆菌以前600年,这种见解和方法是十分可贵的。本书还载有骈指截除等小儿先天性畸形疾患的治法,有一定价值。

至于儿科诊断方面,宋代又发明了指纹观察法。如刘昉于1150年撰写的《幼幼新书》中载有虎口三关指纹检查法,《小儿卫生总微方论》中记载有10种不同指纹的形状及其所主证候等,至今被儿科临证所沿用。元代较好的儿科专著为《活幼心书》,1294年曾世荣撰,共3卷。卷上将儿科疾病编成歌赋75首;卷中将儿科疾病分别立论43篇,附补遗8篇;卷下信效方,选录切于实用的儿科验方。

总之,宋元时期的儿科学成就是比较突出的。

5·4·9　法 医 学

法医学是特殊的应用医学。中国早就有法医检验。《礼记·月令》载瞻伤、察创、视折、审断等就是法医学的萌芽。1975年在湖北云梦县睡虎地秦墓中发掘出大批竹简,大部分为秦律问答,治狱文书程式等。其中有些简文即属法医学方面的珍贵资料,如因斗殴外伤导致流产时,对胎儿的检验及对母体的活体验证,颇为科学。五代时,曾于梁代举进士、于唐代任翰林学士、晋代任中书侍郎、汉代任太子太保、周代又升为太子太傅的和凝及其子和㠇(宋太平兴国间进士、官至道间知制诰)于 951 年,撰《疑狱集》一书,载尚书李南为长沙县令时的"李公验榉"一案,巧辨榉柳伪伤,十分生动。该书为中国现存较早的法医著作。宋代法医学显著发展,是与宋廷推行严厉的刑法,企图以此解决日益激化的社会矛盾有关,因而"讼师"业盛行。与此相适应,对法医学的知识要求更高。因此,出现了内容更为丰富的法医学著作。最初有佚名的《内恕录》,南宋时期,有郑克的《折狱龟鉴》(1131~1162),载 395 个案例,提出"情迹论",重物证,反对酷刑。桂万荣撰《棠阴比事》(1211),载 144 例。后有《检验格目》与《检验正背人形图》等著作问世。标志着法医学日益走向规范化。这些具法医内容著作的出现,有一定的历史作用。但真正具有重大价值,并且影响于国内外的法医学专著,则为宋慈的《洗冤集录》。

宋慈(1186~1249)字惠父,福建建阳人。进士出身,属于代表中小地主阶级利益的改良派,有一定的进步性。他总结了三次出任刑狱官的执法经验,并请教于医师,于 1247 年,撰成《洗冤集录》5 卷。卷一、二为条令、检验总论,包括人体解剖、验伤、验尸、现场勘察等。并强调法医必须带领仵作迅速前往,即时亲验。验尸时,切勿厌恶尸气,高坐远离,香烟熏隔,任听忤作喝报。检验程序,分为初检、复检,并详细规定各种验尸格式和方法,先看顶心发际、耳窍、鼻孔、喉内、粪门、产户,凡可纳物去处,恐防暗插钉签之类,甚至光线明暗,均在考虑之内,足见检验之精细。卷三、四、五为验骨,对各种机械性死伤原因的鉴别,着重于区别或鉴定其为何物所伤,是生前伤还是死后伤,是自杀还是他杀。并提出,伤口皮肉内收,死后肌肉收缩者为自杀,否则为他杀。当事者有可能用于自杀或谋杀的动物、植物、矿物等各种毒品。各种急救与解毒方法。本书材料充实,内容丰富,论说简明,分析透彻,语言形象而生动,非常切合实际。数百年来,"听讼诀狱,皆奉《洗冤录》为圭臬",成为处理死伤狱断案的法典和依据。从 13 世纪到 19 世纪末,在国内一直沿用 600 多年,后世的法医学著作,大多以该书为蓝本写成。它比国外最早系统的法医学著作,即 1602 年意大利出版的菲德里(Fortunato Fedeli)所著《新编法医学》一书,早 350 年。因此出版后,很受各国重视,先后被译为朝、日、英、德、俄等多种文字,流传于国际,成为各国审理死伤案件的重要参考书。该书也有若干局限和不科学的内容。

元代于 1279 年有《结案式》一书,有一半法医学内容,首次同时提到法医学尸体检查、活体检查、物证检查三大组成部分,发展了《洗冤集录》。1308 年王与撰《无冤录》,纠正了《洗冤集录》中的某些错误,报告两例死后分娩情况,考证了"滴血验案法"的历史等等,该书对古朝鲜、日本均有一定影响。

5·5 金元医家的创新

我国医学发展到宋代,已有良好基础,积累了丰富的新经验,为理论上的提高和研究新问题准备了基本条件。由于长期战乱,人民生活痛苦,疾病十分严重,社会性的迫切需要,推动着医学继续发展。尤其是宋代改革派的革新思想,直接影响着医药学术界,"古方不能尽治今病"的见解,已成为医家们的舆论。这些,就孕育着医学理论的发展和临证实践的创新。

12 世纪出现两个不同的医学派，即河间学派与易水学派。此后直到 14 世纪陆续出现一些卓有成就的著名医家，而其中影响较大者则为刘完素、张从正、李杲、朱震亨等，故后世有“金元四大家”之说，他们的理论主张与临证实践，开创了医学发展的新局面，对国内外均有相当的影响。

5·5·1　刘完素——火热论

刘完素（1120～1200）字守真，号宗真子，又号通玄处士。金代河间（今河北河间）人，故称河间学派。

刘完素曾拒绝金章宗完颜璟三次招聘，不愿做官，被赐号高尚先生。他行医于民众中，受到欢迎。至今河间一带尚有纪念他的遗迹。他是当时医学界最早敢于创新的一位医家，开辟了金元医学新境，在医学史上占有重要的地位。他治学态度严谨，具有独立的学术见解，不流于习俗。为探讨疾病发生的机理，他 25 岁开始研究《素问》，直到花甲从未中断。据清代《四库全书》载，刘完素著有《素问玄机原病式》2 卷，《宣明论方》15 卷，《伤寒直格方》3 卷，《伤寒标本心法类萃》2 卷。但可靠而价值较大的只有《素问玄机原病式》与《宣明论方》两书。

刘完素对当时盛行的“五运六气”学说非常重视，但并未拘泥于它的教条。他一方面主张，“不知运气而求医无失者鲜矣”，“一身之气，皆随四时五运六气兴衰，而无相反矣”。另一方面也强调“主性命者在乎人”，“修短寿夭，皆人自为”，并不认为人体发病完全受五运六气的格式所支配。他反对机械地搬用运气学说于医学实践上，把某年主某气发某病的格式固定下来。他说：若坚持如是观、如是作，就只能得出“矜己惑人而莫能彰验”的荒唐结果。

刘完素突出的学术思想是提倡“火热论”。他认为伤寒临证各种证候的出现多与火热有关，而《内经·素问》病机十九条中，与火热有关的居多。再者，六气之中，暑火居其二，而风、湿、燥、寒在病理变化过程中都能化火生热，并且火热又往往是产生风、燥等原因。所以强调“六气皆从火化”，火热是伤寒多种证候产生的重要原因，这就是他大力提倡的“火热论”内容及论据。

据此，刘完素在伤寒病证的治疗中，以清热通利为主，善用寒凉药物，故后世亦称之为“寒凉派”。

但是，“寒凉派”在临证用药时也并非一味寒凉。例如《宣明论方》一、二卷论述煎厥、薄厥、风消等 62 证中，用寒凉药者不过 1/6，其他广泛使用的都是附子、干姜、官桂、肉蔻等温热药物。可见，“寒凉派”讲“火热论”，只是从火热病的多发性和普遍性这个角度加以强调，而在实质上仍然是注重辨证论治的。

刘完素学说的主要局限是没有明确论述火热病的内在因素。

5·5·2　张元素——脏腑辨证论

张元素（1151～1234）字洁古，金代易水（今河北易县）人。故亦称易水学派。

张元素 8 岁试童子举，27 岁殿试，因“犯讳”下第，于是弃仕途而学医。他与刘完素有密切交往，曾治愈刘完素的伤寒证，经 20 年的刻苦攻读与总结经验，在祖国医学中独树一帜。

张氏平生著述甚多，相传有《医方》30 卷，《药著难经》、《洁古家珍》、《洁古本草》、《医学启源》、《珍珠囊》、《脏腑标本寒热虚实用药式》、《产育保生方》、《补阙钱氏方》等。但多已早佚，现仅存《医学启源》、《珍珠囊》、《脏腑标本寒热虚实用药式》、《药著难经》四书。

张元素是与刘完素同时代又一位主张革新的医家。他提出“古方今病，不相能也”的革新主张，并在临证上发展了脏腑辨证和药物归经的理论。他采纳了《中脏经》分辨脏腑虚实寒热、生死逆顺脉证的主要观点，结合实际经验，制定了“脏腑标本寒热虚实用药式”。对脏腑的辨证用药都按温凉补泻加以归纳，形成规律。这个用药式，可以举一反三，应变不惊，给辨证处方带来了很大的方便，成了脏腑辨证用药的一种通用程式，对推广贯彻辨证论治原则起到一定作用（表5－3）。

表5－3　肺经标本寒热虚实用药表

脏　别	肺									
证　型	实　证				虚　证			热证	寒　证	
治　法	泻子	除湿	泻火	通滞	补母	润燥	敛肺	清本热	温本寒	散标寒
用　药	泽泻 葶苈子	半夏 橘皮	石膏 知母	枳壳 杏仁	人参 升麻	麦冬 贝母	乌梅 粟壳	黄芩 知母	丁香 款冬	麻黄 紫苏

张元素另一成就是关于药性、药理的新见解。他对《素问・阴阳应象大论》关于气味厚薄、寒热升降的理论，作了发挥，提出“气味中又分厚薄，阴阳中又分阴阳，气薄者未必尽升，气厚者未必尽降”[1]的主张。对于临证用药很有指导作用。还对《素问・脏气法时论》关于五味与五脏“苦欲”关系的理论进行了新的论述，既根据五脏的苦欲，安排有针对性的药物；又指出同一药物因五脏苦欲不同，其补泻作用也发生变化。如同一酸味的芍药，不但能敛肺，而且能泻肝。同是苦味药，则白术用以补脾，黄芩用以泻肺，黄柏用以补肾等。可见，每药的特定性味，其补泻作用是依各脏苦欲不同而不同的。这些高于前人水平的药性、药理专论，对祖国医药学的发展起到承前启后的作用。李时珍曾高度评价张元素“大扬医理，灵素之下，一人而已”。

在药性、药理方面的另一突出贡献，是张元素倡导的“药物归经”说和“引经报使”说。《珍珠囊》一书，每味药几乎都有归某经的说法。关于归十二经诸种药物的论述，在张氏著作中随处可见。“归经”和“引经”既有联系，又有区别。“归经”是指某药入某经，对治疗该经之病力专而效宏；“引经”亦指某药入某经，但主要作用，则是引他药入该经，在方剂中起“向导”作用。临床上，恰当的运用“归经”和“引经”药物，作到药性有专司，制方有专主，就会提高疗效。因此，自《珍珠囊》以后，“药物归经”和“引经报使”之说，逐渐成为临床用药的基本原则之一。

张元素的药理学说也有其局限性，如黄柏辛润、芒硝软心等有主观臆测成分。

5・5・3　张从正——攻邪论

张从正（约1156~1228）字子和，号戴人。金代睢州考城（今河南睢县兰考一带）人。平生勤奋好学，披阅诸子百字，学识渊博。主张“古方不能尽治今病”，具有革新精神。他指出

[1] 张元素撰《医学启源》。

应当更正《圣惠方》、《诸病源候论》等书之误，又批评了当时“强补”之风。

张从正曾“从军于江淮之上”，做过一段时间军医。1217～1221 年被召补为太医，后辞归，行医民间。他与麻知几、常仲明等医家讨论医学，著《儒门事亲》一书，其中前三卷凡三十篇为张氏亲撰。

张从正反对囿于“局方”，滥用温燥，理论上力倡攻邪，临证中善于攻下，因此被后世称为“攻下派”。

张从正的“攻邪论”，对补泻关系强调泻，对攻邪与扶正关系强调攻邪。认为“邪去而元气自复”，否则“补之适足资寇”。他继承了刘完素的学术思想，认为无论是在天之邪（风寒暑湿燥火），在地之邪（雾露雨雹冰泥），或者水谷之邪（亦称人邪：酸苦甘辛咸淡），这些致病因素，都非人体所素有的。一经致病，就要攻治，病去则止，不必尽剂，更不可迷信补药。攻邪的方法，以《伤寒论》的汗、下、吐三法为基础；凡风寒诸邪病在皮肤间、经络内的，可用汗法；凡风痰宿食，病在胸膈或上脘的，可用吐法；凡寒湿痼冷，或热客下焦等在下的疾病，可用下法。他对汗吐下三法应用的范围很广，《儒门事亲》载：凡是灸、蒸、渫、洗、熨、烙、针灸、砭射、导引、按摩等解表之法，都是汗法；凡能引涎、豁痰、催泪、喷嚏等上行之法，都是吐法；凡能催生、下乳、磨积、逐水、破经、泄气等下行之法，都是下法。这样发展了三法的应用，积累了新经验。

但是，张氏并非绝对主张只攻不补，对于体质虚弱的患者，还是要设法滋补的。他说过：“亦未尝以此三法，遂弃众法，各相其病之所宜而用之。”对于补法，他根据《内经》关于五味入五脏的传统理论，认为凡能增益五脏者，均可谓之补。促使病人进食，才是真补之道，其他补养药物只能是辅助性的，唯人参、黄芪是补的论点是不对的。

张从正论病十分重视社会环境、精神因素等致病作用。认为“疟常与酷吏之政并行”，扰攘战乱之时，民多易病，而且“官吏尤甚”。“九气”（怒、喜、悲、恐、寒、暑、惊、思、劳）作祟，多生疾病。因此，在治疗实践上，张氏特别注意因时（天气之寒温）、因势（“天下少事”或“多事”）、因地（南方北方）、因人（贫富贵贱、禀性、体质）制宜，他把这一原则叫作“达时变”。这些，都发展了《内经》中的整体观，特别是人与社会环境的整体观和机体与情志的整体观，从而丰富了祖国医学中有关心身医学、医学社会学的内容。他的一些独特的精神疗法（心理疗法）和许多用药经验，详载于《儒门事亲》一书。

张从正还竭力反对“不考诰典，谬说鬼疾，妄求符箓，祈祷辟匿，法外旁录”的迷信活动和庸医作风。

总之，张氏的学术主张：实则应攻，虚则可补；有邪应攻，邪去正复；养生当用食补，治病则须药攻；药不可久服，中病则止。这些理论和经验都是有价值的。但是，对扶正与攻邪，补或泻的关系，他在理论上有一定的片面性，在临证实践上，三法也不能代替八法。然而在当时历史条件下，他的“攻下法”主张是有积极意义的，因为宋金皇族贵戚、将军臣宰等特权阶层，好补成风，张从正敢于积极反对纯用补法，这种不趋炎附势的精神是非常可贵的。张从正任职于太医院仅四年就解官回家了，很可能是因为“不合时宜”。

5·5·4　李杲——脾胃论

李杲（1180～1251）字明之，号东垣老人。金代真定（今河北正定县）人，出身于富豪之家。早年母患病，为庸医所误，临终不知何证。当时李杲尚不明医药，深感内疚，乃发愤学医,捐千金事张元素为师,继承并发展了易水学派,成为一代名医。李杲发挥了张元素脏腑辨证之长,区分了外感与内伤,创内伤脾胃学说,在治疗上善用温补脾胃之法,故被称为"补土派"。他的代表作是《脾胃论》,其他著作有《内外伤辨惑论》、《兰室秘藏》等。

李杲学术思想的中心是:"内伤脾胃,百病由生。"自《内经》以来,"气"被看作人体生命活动的动力和源泉,它既是脏腑的功能,又是脏腑的产物。《内经》说:"有胃气则生,无胃气则死",这是强调了胃气的决定性作用。李杲发挥了这一见解,提出脾胃是运化水谷供一身元气之本。因此,脾胃内伤则元气自衰,自然是"诸病所由生也"。(《脾胃论》)

据此,李杲提出许多创见。首先,他把内科疾病概括为外感与内伤两大类,并且通过病性、脉象及各种证候表现的对比,详细地论述了两者的鉴别要领,对临床诊断与治疗都有指导意义。

其次,关于造成内伤脾胃的原因,李杲概括主要三条:饮食不节、劳役过度和精神刺激(同时也谈到寒温不适不仅是外感致病因素,也是内伤脾胃的重要原因)。具体说,大喝大饮造成的"饮伤"、饥饱失常造成的"食伤"以及药物失当导致的"肠胃复伤"等,属于"饮食不节"酿成内伤的原因。又论述了由于战乱奔波,"形体劳役",造成脾胃损伤,是内伤的又一病因。特别分析了"因喜、怒、忧、恐损耗元气,资助心火",结果损害脾胃,导致内伤疾病的发生。他还认为这几种因素是错综交织的,而精神因素在内伤脾胃发病过程中,常常起着先导作用。这些病因的分析,具有时代特点:是从当时的社会实际情况出发的,金元战乱,野蛮统治,精神摧残,人民群众饥寒交迫,灾难深重。李杲脾胃内伤学说,深刻地反映了时代的特点。这种治学方法应予高度评价。

上述理论导致李杲在临证实践上,善于运用分别补上、中、下三焦元气,并以补脾胃为主的原则,采取了一套以"调理脾胃""升举清阳"为主的治疗方法。如治肺弱表虚证,用"升阳益胃汤";治脾胃内伤,用"补中益气汤";治肾阳虚损,用"沉香温胃丸"。三者虽然分别为补肺、脾、肾三焦元气的专方,却都离不开益胃、补中、温胃。这就是三焦元气以脾胃为本的理论在治疗上的具体应用。仅就调理脾胃而言,他也总结了丰富经验。如除补中益气之法外,还有温胃之法、安胃之法、清胃之法、强胃之法等等。

李杲在临证用药方面,也遵循了易水学派关于"升降浮沉""引经报使""气味厚薄""分经"用药之说,主张"主对治疗",即对准主要脉证制方用药。还提出了"时、经、病、药"四禁的用药规律。所谓"时禁",就是按四时气候的升降规律,相应的选用汗、吐、下、利等治法;所谓"经禁",就是要分辨六经脉证运用方药;所谓"病禁"就是要避免"虚虚实实"之误;所谓"药禁",就是根据病情慎用或不用某些药物。这些,是把辨证论治的原则更加具体化了。

李杲学说的局限是,重视了胃阳而忽略了胃阴,再者也未把许多大疫与脾胃损伤导致的诸病完全区分开来,因此治法上也有一定偏向。后来清代叶桂提出"养胃阴"的见解,对内伤脾胃病的处理就更全面了。还有,李杲的研究侧重了脾胃与肺、肾间的相互影响,而对脾胃与心、肝之间的影响则无明确论述。这样,他在精神因素与机体关系上发展了祖国医学的整体观,可是在脏腑联系的整体观方面又表现了不足。

5·5·5 王好古——阴证论

王好古(1200~1264),字进之,又字信之,号海藏老人,元代赵州(今河北赵县)人。为"医之儒者",博通经史,曾以进士官本州教授。青年时期尤好经方,因与李杲同学于张元素门下，后复从李杲习医，尽得其传，成为易水学派又一名家。平生著述甚丰，现存有《阴证略例》、《医垒元戎》、《汤液本草》、《此事难知》等，皆为历史上重要医学文献。

王好古医学造诣颇深，其独到之处是创立了阴证学说。他结合自己的实际经验，广泛研究了《内经》、《伤寒论》的阴阳脉例，并对朱肱、许叔微、韩祗和等有关阴脉的论述，以及张元素关于内伤三阴的证治等等，提出了关于阴证一系列的新见解。首先，指出了"伤寒"是"人之大疾"，而阴证尤为严重，原因是它"难辨而难治"。其所以"难辨"，是因为阴证的"变证"复杂，如阴证似阳、阴盛格阳、内阴外阳等。若不能透过现象看清本质，就会以阴为阳误治贻害；其所以"难治"，是因为阴证由脾肾两虚（特别是肾虚）的内因起着主导作用。"阳气泄于外，肾水亏于内"[1]，先后天之本均有虚损，自然是外邪易入了。其次是关于阴证的鉴别，强调了口渴、咳逆、发热、大便秘结、小便不通、脉沉细或虽然浮弦但按之无力等，为重要标志。最后，关于阴证的治疗，王好古着重于保护肾气，增强体质，强调温养脾肾的原则。所谓"少阴得藏于内，腠理以闭拒之，虽有大风苛毒，莫之能害矣"[2]。并特别指出了"温肾"法的重要性。他这些关于阴证的理论观点与实际经验，既补充了张仲景之学，又发挥了易水派之说。

王氏在临证实践中还扩大了六经病的治疗范围，打破了伤寒与杂病的界限。既把六经辨证的原则用于杂病，又把杂病方药用于六经诸证，将伤寒与杂病的治疗统一起来。因此，他在选方用药上更加善于加减化裁，灵活变通。如四物汤的加减有 60 余种，理中汤的加减有 18 种，平胃散的加减有 30 种等。这就扩大了很多方剂的应用范围，体现了辨证论治的灵活性。王氏在《医垒元戎》中按三焦寒热、气血寒热区分病位，选用方药，对后世三焦辨证和卫气营血辨证的产生，具有启蒙作用。

王好古学术见解的不足之处是：在诊断上重于望诊、切脉，而略于闻诊和问诊；在治疗上注重了温肾阳，而忽视了滋肾阴。其他还有些封建的伦理观念也夹杂在其医学著作之中，这是需要进行分析并加以区别对待的。

5·5·6　朱震亨——相火论

朱震亨（1281～1358）字彦修，元代婺州义乌（今浙江义乌县）人。世居丹溪之边，故以之为号。早年习举子业，30 岁时，有志于医，34 岁，又从朱熹的四传弟子许谦（字文懿，元代理学家）为师，成为理学家。这对他后来医学思想有很重要的影响。朱震亨转攻医学的直接动机是感于亲属多人殁于药误。他对医学理论的追求和研习，非常发奋刻苦，遍历吴中、宛陵、南徐、建业数郡；同时还表现了竭诚谦逊的优良品格，为求见著名医家罗知悌竟能恭候于门前达 3 个月之久。在治学方法上，他善于广取诸家，对医学理论研究的深度与广度都达到较高水平。在实践上，又亲手治好母亲和许谦的病，最后得出"操古方以治今病其势不能以尽合"的结论，成为当代敢于创新、很有见地的医家，数年之间，名贯江浙。然而朱氏仍布衣蔬食，清修苦节。有求医者"无不即往"，"虽百里之远弗惮也"[3]。可见，他不仅有很好的医术，而且有高尚的医德。朱震亨到过南方各主要城市，对上层生活颇为熟悉。主要著作有《格致余论》《局方发挥》《本草衍义补注》《伤寒辨疑》《外科辨要新论》等，其中前二书最为著名。

---

[1][2] 王好古：《此事难知》。
[3] 宋濂：《故丹溪先生朱公石表辞》。

朱震亨学术思想的基本点是：力倡在“相火论”基础上的“阳常有余，阴常不足”的学说。

他充分研究了《内经》以来各家学说关于“相火”的见解，如《内经》中“少火”“壮火”之说，刘完素的“火热论”，李杲的阴火说等，在此基础上，深入地探讨内在火热的病机，并进一步作了理论上的发挥，阐明了相火有常有变的规律[1]。相火之常为生理，它“惟有裨补造化，以为生生不息”。正所谓“人非此火不能有生”；相火之变为病理，“其害甚大，其变甚速，其势甚彰，其死甚暴”[2]，正所谓“相火妄动”“煎熬真阴”。换言之，相火之动是根本的，永恒的。但正常的动属“生”，为生理；异常的动属“贼”，为病理，这是相火的两重性。这个理论，既补充了刘完素的“火热论”，也发展了李杲的“阴火”说。朱震亨还联系自然界天阳大于地阴，人身的精血难成而易亏，加之“人之情欲无涯”，相火易于妄动，因此得出“阳常有余，阴常不足”的结论。据此在临证治疗上，提倡滋阴降火之法，善用滋阴降火之剂，故被后世称为“滋阴派”。

但是，只凭滋阴降火的药物也还不能完全解决“相火妄动”而致病的问题，所以他又提倡“收心养心”，“以防此火之动于妄也”。《格致余论》开卷就强调了节制饮食、“色欲”的重要性：“固纵口味”会导致“为口伤身”；“殉情纵欲”会导致亏损阴精。因此，他认为“保养金水二脏”是十分重要的。

在临证治疗方面，他反对忽视辨证，机械地搬用《局方》和滥用辛燥药物的风气，这是他革新思想的具体表现。

朱震亨学说丰富了祖国医学，对国内外都很有影响：在国内，曾被誉为“集医之大成者”，在国外，日本于15世纪成立过“丹溪学社”，以提倡朱氏学说。

但是，由于朱震亨也是朱熹派的理学家，所以，他的世界观有浓厚的理学色彩，他的医学思想也深受理学的影响。例如，他说“天之阳气为气，地之阴气为血”，“气常有余，血常不足”。原因是：“天大也”，“地居天之中也”，天人相应，所以提出“阳常有余，阴常不足”的论断。因此，在充分估价朱震亨滋阴法的贡献同时，也要历史地分析他的局限。

综上所述，金元医家的创新，活跃了当时的学术空气，改变了“泥古不化”的局面，丰富了医学理论。这一史实表明：保守主义是任何科学发展的桎梏，在科学的长河中，没有革新的创造精神，是不能有所进步的。它还表明，认识不能完结，科学并无止境，任何杰出的医家都有时代的局限，这是因为，每个学说创建者的成就，都是受他们自己的“主观理解、生活条件、知识水平和思维发展程度所决定的”[3]。历史同样证明：医学的发展，如同任何科学发展一样，都有历史的继承性。恩格斯说：“任何新的学说……它必须首先从已有的思想材料出发。”[4]不但各家之间互有吸取，就是他们自身也都是在历代医学成就基础上发展起来的。

5·6 中外医药交流

宋元时期，对外贸易发达，海陆交通超过前代。12世纪初，朱彧著《萍州可谈》，沈括著《梦溪笔谈》和徐兢著《宣和奉使高丽图经》等书中，都讲到中国在航海中应用指南针导航。

---

[1] 朱震亨：《格致余论》。
[2] 朱震亨：《金匮钩玄》。
[3]《马克思恩格斯选集》人民出版社，3，1972，5：59。
[4]《马克思恩格斯选集》人民出版社，3，1972，5：59。

自971年,相继于广州、泉州等沿海城市设立“市舶司”(主管海关及税收),管理海上对外贸易,与海外通商多达50余国,中外医药交流更加扩大。据《宋会要》所载,经过市舶司,由阿拉伯商人运往欧、亚、非等各地的中国药材有60多种,如朱砂、人参、牛黄、茯苓、附子、胡椒等。其中尤以牛黄最被重视,往往放置于金制盒中贮藏,以供防疫之用。担任市舶提举官职的赵汝适撰写的《诸蕃志》一书,记录了当时各国以“金、象、犀、珠、香、玳瑁珍异之市于中国者”的实况。1974年8月,福建晋江地区考古工作者在泉州湾发掘1艘宋代沉没的海船,其中有大批乳香、槟榔、胡椒、玳瑁和少量降真香、檀香、沉香、水银、朱砂等药材,未脱水时4 000余斤,说明宋代对外医药交流已达到一个新阶段。

5·6·1 中朝医药交流

中朝两国间的医药交流,在宋代达到新的高峰。1016年(高丽显宗七年),高丽遣御事民官侍郎郭元使宋,真宗赠以《太平圣惠方》携归。1019年高丽进奉使礼宾卿崔元信来华,献有乌漆甲、药物等。同年有福州虞喧等商人与高丽进行香药交易。1021年高丽又遣韩祚使宋,再次取得《圣惠方》,于次年5月携归。后来此书成为高丽国最重要的医方书。到李氏王朝初期,朝鲜编成《乡御集成方》,其中医论部分,均引自《圣惠方》一书。1030年复遣御事民官侍郎元颖等近300人来华进献,有人参、硫黄等物品。11世纪中叶,高丽刊刻了许多中国医书,如《黄帝八十一难》、《玉川集》、《伤寒论》、《本草括要》、《小儿巢氏病源》(即《诸病源候论》小儿部分)、《肘后方》、《疑狱集》等,丰富了该国医学。同时,有泉州商人黄文景、萧宗明,医生江朝东等入高丽,被挽留于该国。开封府人慎修,随海舶入高丽,精于医术,因登第而入仕。其子安之,亦善医术,先后仕于睿、仁两代王朝,对该国医学有一定贡献。史载1054年商人赵受等去该国贩卖犀角、象牙等。1070年3月,高丽文宗遣民官侍郎金悌等人奉表使宋赠送礼品,其中有药材人参及松子,均属千斤以上之大宗。1072年6月,宋廷遣医官王愉、徐先赴高丽访问。1074年8月,高丽遣太仆卿金良鉴,中书舍人卢旦回访答谢,并请求医药书籍和雕塑工匠,宋廷给予了支援。1074年11月,扬州医助教马世安等8人赴高丽。1078年高丽文宗60岁,病中风。6月,宋使安焘、陈睦携诏书及贵重物品赠与。1079年3月宋廷再派医疗团赴高丽往诊,主要成员有翰林医官邢恺(慥)、朱道能、沈绅、邵化及阁门通事舍人(似属高级礼宾及译事人员)王舜封等人,并带去100种大批量药材,另有牛黄、龙脑、朱砂、麝香、杏仁煮法酒等珍贵名药。这是中朝两国历史上最有价值的一次药材赠送。1080年3月,高丽派遣户部尚书柳洪入宋答谢,并赠送方物,其中各有千余斤的人参、松子、香油等。7月,宋廷又派医官马世安再赴高丽。次年4月,高丽再遣崔思齐入宋答谢。仅在文宗这十数年间,就有大批医官渡海出诊,并赠与大宗药材,这对高丽宫廷医方以及其医学界均有相当影响。

该时期,中国已经散佚的大批书籍,在高丽尚存有许多善本。1091年宋哲宗令人抄录了一批医药书目交与当时回国的高丽使者李资义。其中有甄权《古今录验方》《张仲景方》《深师方》《黄帝针经》《黄帝九虚经》《陈延之小品方》《陶隐居效验方》《名医别录》《桐君药录》《黄帝太素》等。1092年11月,高丽遣黄宗慤入宋,将《黄帝针经》献上,宋廷于1093年1月,开版雕印,颁行天下[1]。1101年5月,高丽使臣任懿、白可臣等由宋回国,徽宗赠与《神

[1] 现存《灵枢经》为史崧于宋绍兴乙亥(1155)所献刻,并非高丽所献刻者。

医普救方》携归高丽。1103 年 6 月，宋徽宗应高丽之请，派遣医官牟介、吕昞、陈尔猷、范之才等赴高丽，设学馆于兴盛宫，充当医生与教授，使我国医学广泛传入高丽。1118 年 7 月，宋徽宗应高丽太子关于援助医生及医学的请求，派遣阁门祗候曹谊为使、官押翰林医官太医局教授杨宗立、翰林医谕太医局教授杜舜学、翰林医候太医局教授成湘、迪功郎试医学录陈宗仁、兰茁赴高丽，担当医学教育，为高丽培训了医药人才。这批医官并带有一些药材。1122 年，高丽又求医于宋，诏使二医往。1123 年，宋・路云迪、傅墨卿奉命入高丽，徐兢随行，翰林医学杨寅、医官李仁安、郝洙同往，以替换以前派出的两位医官，留 2 年而归。到元代，高丽忠烈王十一年(1285)3 月，元世祖病，诏求良医，高丽乃派遣尚药侍医薛景成入元。由于两国交往很深，在医事制度上，高丽深受中国之影响，如"惠民局""典药监"等机构，大多是仿宋朝制度而建立的，这些对高丽医学的发展有一定影响。

5·6·2 中日医药交流

宋元时期，中日两国政府关系处于低潮，民间商人僧侣往来，则较频繁。据日人滕原明衡《新猿乐记》载，日本进口宋货 40 余种，其中药材占一半以上。日本镰仓时代，丹波家族的荣西(1141~1215)于 1169 年、1187 年先后两次入宋，于 1191 年回国。据载，曾治愈将军源实朝的宿醒病，并撰写《吃茶养生记》二卷以赠。《吃茶养生记》就是参考宋代《大观本草》，提出喝茶有益于养生的学说，实为医书之一种。又智玄(1100~1200)曾入宋，习医归国，曾为后鸟羽天皇治病成功。三条天皇长和三年(1013)，宋惠清到日本，居镇西，善医。同年，滕原清贤奉命赴宋，求治眼病方。1028 年，福州客商周文裔去日贸易。仅赠给佑大臣滕原实资的礼品就有：麝香二剂、丁香 50 两、沉香 50 两、薰陆香 20 两、诃黎勒 10 两、石金青 30 两、光明朱砂 5 两。其药材贸易量及品种之多，可想而知。此期间，宋医郎元房入日本，得到当政者北条时赖等的信任，充其侍医，侨居镰仓 30 余年，对中日医药交流颇有贡献。据东府寺普门院《藏书目录》所载，藏有医书 30 余部，大批皆为园尔辨园(圣一国师)于 1241 年由宋携归者。还有《魏氏家藏方》11 册，系宋宝庆三年(1227)刊本，亦为园尔辨园大师由宋所携回。

5·6·3 中国与东南亚诸国的医药交流

宋元时期，中国与东南亚诸国间的海上贸易十分发达。以药材交易中的乳香为例，据《宋史・本纪》《食货志》所载，963 年，泉州陈洪进献宋廷数以万斤计；963 年，兵马大元帅钱俶进献 15 万斤，976 年又献 2 万斤，978 年再献万斤。1130 年，泉州买入一十三等，多达 8 万余斤。这些乳香虽为地方向中央进献，但货物来源实系海上外贸所进口。

当时东南亚地区有许多国家。其中交趾国、占城国、安南国等地理位置，相当于现在的越南一带。

交趾国 自北宋开宝初，交州丁琏"上表内附"并开始贡献方物。975 年以来，交趾郡王多次将犀角、象牙、珍珠、玳瑁、乳香、沉香等物品赠送我国或作交易，如 976 年、982 年、983 年、985 年、986 年、993 年、994 年、998 年、1001 年、1004 年、1010 年、1082 年、1156 年、1164 年等。1076 年宋廷遣使向交趾赠送药物与器币。1107 年，"贡使至京，乞市书籍"，当有医药书在内。宋代，中药是对交趾进行海陆贸易的重要商货，《大越史记全书》载："宋以缎子、药物等物，置卖为市。"

占城国 961 年(建隆二年)，遣使莆诃散赠送犀角、象牙、龙脑、香药。962 年，又进送象牙 22 株,乳香千余斤。966 年再送象牙、香药等,此后不断赠送方物。996 年特遣专使李波珠等送来大宗的犀角、象牙、玳瑁、龙脑、沉香、檀香、胡椒等。999 年,遣使朱陈尧等送来犀角、玳瑁、香药等。1018 年,遣使罗皮帝加送大宗的象牙、犀角、玳瑁、乳香、丁香花、豆蔻、沉香、盏香、茴香、槟榔,其中槟榔多达 1 500 斤。其他如 1030 年、1050 年、1072 年、1129 年、1155 年、1274 年、1280 年、1281 年、1285 年,陆续不断向我国输入药材。据《四明志 · 市舶》记载,南宋宝庆年间(1225~1227)输入的药物除麝香、沉香、龙涎香……近 20 种香药外,尚有胡椒、槟榔、荜澄茄、荜茇、良姜、益智子、缩砂、蓬莪术、海桐皮、桂皮、大腹皮、丁香皮、姜黄、木鳖子、茱萸、相思子、大风油、苏木等等。同时,中国的麝香、檀香等也输入占城。

安南国 据《宋史 · 外国四》载,1130 年安南就曾进献方物。1156 年、1164 年、1178 年进有沉香水及香料等。自 1263 年起,每 3 年进献 1 次,并有医生同来。所赠药材有苏合香、光香、朱砂、沉香、檀香、犀角、玳瑁、珍珠、象牙等。上述药材已为《开宝本草》所收载,同时传入的还有治痢药方。元世祖忽必烈时,也曾于 1263 年、1267 年、1269 年赠给安南王药物。另据《大越史记全书》记载,元代针灸医生邹庚曾在越南为上皇子暭治病,被称为邹神医,官至宣徽院大使兼太医使。

相当于现在东南亚柬埔寨、泰国、缅甸等国所在的中南半岛地区,当时有真腊国、丹眉流国和罗斛国。

真腊国 1116 年、1200 年,送进药材等诸物。元代周达观出使该国,著有《真腊风土记》,书中“欲得唐货”一节提到水银、银珠、硫黄、焰硝、檀香、草芎、白芷、麝香等药。1076 年,宋廷遣容州节度使推官李勃等赠送真腊“药物、器币”等贵重礼品。可见当时中国与真腊间的交往亦较频繁。

丹眉流国 1001 年,遣使打吉马等送入木香千斤、苏木万斤以及象牙、紫草、胡黄连等药材。

罗斛国 1291 年,遣使送来象牙、犀角、龙脑等药材。

相当于现在的加里曼丹岛、爪哇岛、苏门答腊岛、马来亚半岛等地,当时有渤泥国、阇婆国和三佛齐国。

渤泥国 977 年,遣使施弩等送进大片龙脑、友脑版、玳瑁、檀香、象牙等。

阇婆国 北宋淳化三年(992)与宋廷恢复交往,其后百余年间不断进行医药交流,如 992 年,其王穆罗茶遣使陀湛、副使蒲亚里送来象牙、珍珠、檀香、玳瑁、龙脑、丁香藤等。据《诸蕃志》记载,该国盛产多种药物,除上述数种,尚有犀角、茴香、丁香、豆蔻、荜澄茄、降真香、胡椒、槟榔、硫黄、红花、苏木等等,外国商人常以金银和我国药物川芎、白芷、朱砂、绿矾、白矾、硼砂、砒霜等以及青白瓷器与其交易。

三佛齐 开宝七年(974)遣使赠送象牙、乳香、蔷薇水等。980 年该国商人李甫诲载香药、犀角、象牙等至广州。983 年又遣使蒲押陁罗赠送犀角、象牙和香药。景德、祥符、天禧、元丰、元祐年间曾不断遣使来宋,如 1078 年、1079 年、1082 年先后送来珍珠、婆律香、薰陆香、龙脑香等。中国药材如良姜、大黄、黄连等,也大量输入到该地区,并转卖到印度等地。

此外,还有地处南印度的注辇国于 1015 年遣使沙里三文等 52 人送来大宗的象牙、乳香、珍珠、香药等,香药多达 3 000 斤。1033 年遣使蒲押陁离等来献珍珠、象牙等物。1077 年,又遣使奇罗罗等 27 人赠送白梅花脑(龙脑)、犀角、象牙、乳香、瓶香、蔷薇水、金连花、木香、阿魏硼砂、丁香、珍珠等。

5·6·4 中国与印度、阿拉伯诸国的医药交流

印度 宋初沧州僧人道圆居印度6年之后，于965年携贝叶梵经回国献给朝廷。968年后，“天竺僧持梵夹来献者不绝”。(《宋史·外国六》)据阿拉伯地理学家库雅特《地名词典》、伊本·巴伊塔尔《药草志》等载：中国的“优质雄黄”、使君子、高良姜、麝香、肉桂等，均输入印度地区。

大食国(阿拉伯) 984年，送来白龙脑、砂糖、蔷薇水等。993年，大食国副酋长李亚勿送来蔷薇水百瓶、无名异一块，大宗的乳香和象牙，宋廷答谢以贵重礼品。995年，其国舶主蒲押陁黎遣蒲希密等送来白龙脑一百两，腽肭脐50对，龙盐1盒，眼药、蔷薇水各20琉璃瓶，乳香山子1座，宋廷以黄金答谢。1011年，又遣归德将军陁罗离送入瓶香、象牙、琥珀、无名异、蔷薇水、千年枣等。此后还有大食使者来京时，沿途“市其香药”等记载。12世纪的伊本·贾米在《大黄考》一书中说，大黄产自中国北方，由波斯经海路输入到大食。

波斯国(伊朗)与阿拉伯诸国 学者兼医生拉什德·阿尔丁·阿尔哈姆丹尼(Rashid al-Dina-Hamdani，1247～1318)主持编纂了一部波斯文的中国医学百科全书，名为《伊儿汗的中国科学宝藏》。书中包括有脉学、解剖学、胚胎学、妇产科学、药物学等。并附有内脏解剖图和切脉部位图，特别是还提到中国著名医学家和脉学专家王叔和的名字。威尼斯(意大利)著名《马可波罗游记》中记述有中国药材外运情况：在马拉巴看到大批的中国船只，装载着大宗中国产的药材，同其他货物一起，被阿拉伯人运往亚丁港，再转运到亚历山大里亚等地。书中还具体记载了姜、胡椒、大黄、麝香、肉桂等药材传入阿拉伯诸国。10世纪马苏第《黄金草原》一书中，也记述有中国人从海上运输麝香到波斯、阿曼、伊拉克等国。阿拉伯语和波斯语中，大黄都被冠以“中国大黄”，其他如中国王(肉豆蔻)，中国姜等，均说明其来源于中国。同时，也吸收了阿拉伯的医药知识，如苏颂编著的《本草图经》记载的胡薄荷等，当来自阿拉伯国家。1263年，元朝聘请阿拉伯名医爱薛(Fnant Isaioh)为御医，掌管上都医药院。1270年，在大都设立“回回药物院”。还翻译阿拉伯的医学著作，如《回回药方》等，在一定程度上丰富了中国医药学。

复习思考题

1. 北宋主要本草著作是什么？试述其内容与成就。
2. 宋元时期针灸学理论和实践有什么新的发展。
3. 试述儿科、妇科、骨伤科及法医学的突出成就及代表性著作。
4. 金元医家的学术争鸣对医学发展有什么影响？金元四大家的主要学术论点是什么？
5. 试析宋元时期影响医学发展的诸因素。

(车 离)

6. 医药学在实践和理论上的新发展

1368～1840年（明～清·鸦片战争前）

明至清代鸦片战争发生，是我国封建社会的后期。

1368年，朱元璋利用元末农民大起义的有利形势，自封明太祖称帝于南京，改年号洪武。

明初，中央设中书省，置左右丞相；地方设行中书省。1376年（洪武九年）明太祖撤销行中书省，改设承宣布政使司（主管一省民政、财政）、提刑按察使司（主管刑法）、都指挥使司（主管军队）。1380年（洪武十三年）又撤销中书省，废除了从秦、汉以来沿用了1 000余年的宰相制度，而将其职权分别划归吏、户、礼、兵、刑、工六部。六部尚书执行皇帝命令。

为加强对百姓的统治，明初建立里甲制度。编制“黄册”登记各户人口和财产；以“鱼鳞图册”登记每户土地并绘图标明其边界。

朱元璋为巩固统治及加强北方与边远地区防务，将24个儿子和1个重孙分封为各地区藩王，他们在所辖地区筑城屯田、征兵遣将、督造兵器，势力大为膨胀。1398年（洪武三十一年）明太祖病死，长孙朱允炆继位为明惠帝，因有感于藩王势力过盛，因此与大臣齐泰、黄子澄计议进行削藩，因而使皇族内部矛盾激化。1399年（建文元年），明太祖第四子燕王朱棣以诛齐、黄“靖难”为名，率兵南下，于1402年攻入南京，夺取帝位，是为明成祖，改年号永乐。1421年（永乐十九年）迁都北京。

明朝中期，内阁倾轧，宦官专权，皇族大量占据土地，赋税徭役繁重，农民起义频仍。明神宗时任内阁首辅的张居正（1525～1582）有感于当时积弊，为维护明王朝封建统治，施行了整顿政府机构，裁汰冗员等措施。为加强边防与海防，他下令从山海关至居庸关的长城上加筑“敌台（碉堡）三千余座”；派遣戚继光（1528～1587）、俞大猷（1504～1580）等率军击退倭寇在我国东南沿海的频繁侵扰抢掠。

明代的经济，初期比较注意恢复与发展生产，因此鼓励垦荒，兴修水利，推广种植棉花与桑麻，减轻赋役，扶植手工业与商业，以及释放元代手工业奴隶等，社会生产力得以发展，剩余劳动产品增加，促进了农产品和家庭工业品的商品化。

16世纪中叶，明代中期产生了我国资本主义的萌芽，某些行业出现了原始状态的资本主义手工工场。有的地方，呈现空前繁盛的工商业景况，如苏州盛泽镇的丝织业、松江朱家角镇的棉织业、汉口镇的商业、景德镇的烧瓷业、铅山的造纸业、佛山的铸铁业等。

明代后期，皇室贵族和官僚豪绅地主对土地的大量掠夺与圈地兼并，以及繁重的赋役，使农民与城市贫民遭到残酷的剥削，他们不断地揭竿而起进行反抗斗争。1629年参加农民起义军的李自成（1606～1645），于1640年提出了“均田免粮”的革命斗争口号，吸引了许多受压迫者参加农民起义军。1644年3月，李自成率领农民军攻下了北京，推翻了明朝。尔后，李自成等农民革命军领导者，由于轻敌麻痹以及骄傲享受等思想滋长，满族贵族统治者勾结汉族官僚吴三桂，乘机于同年5月攻入北京，建立了封建专制的清王朝。

清朝初期,也采取鼓励垦荒、减免赋税、暂停圈地以及约束军纪等争取人心的一些措施,社会生产力得到了一定的恢复和发展。清圣祖(康熙)执政时,大力抵抗外患,与沙俄签订《尼布楚条约》,确定中俄之间东段边界,对维护我国疆土及加强多民族国家的统一,起了积极作用。但后来,清朝统治者对老百姓的剥削掠夺和高压奴役又有增无减。清朝中期以后,统治者的反动腐朽,使国势日益衰落。19 世纪以后,帝国主义者不断地对我国进行侵略,1840 年爆发了鸦片战争,中国延续了 2 000 年之久的封建社会,至此转变为半殖民地半封建社会。

明、清两代为了巩固其封建统治,均采用"八股"取士的科举制度,而且都实行"文字狱"残酷措施。

清代盛行考据学,对整理、考订、辑复古代文献有较大贡献。但是,清代盛行尊经复古和烦琐考据,却又在一定程度上阻碍了文化科学的更好发展。

明、清时期,统治阶级为了本身利益,都竭力宣扬唯心主义。

明初,继续盛行理学。中期又形成王守仁(1472~1528,字伯安,世称阳明先生)的主观唯心主义"心学",其哲学思想主要为"心外无物""心外无理",即是说一切事物的源和理都是出自人们的心中。他的"致良知"主张,把封建伦理道德说成是人出生之后就固有的"良知"。

王守仁在教育方面有合理的主张,对于儿童教育,他反对"鞭挞绳缚,若待拘囚",而应"必使其趋向鼓舞,中心喜悦",以达到"自然日长日化"。王守仁的著述与主张,由其门人编纂成《王文成公全书》,并形成阳明学派,曾流传到日本。

明、清时期,也出现了一些具有唯物主义和进步观点的思想家,主要如下。

李贽(1527~1602),在所著《焚书》中,他提出不能以孔子的是非作标准,说"天生一人,自有一人之用,不待取给于孔子而后足也";他反对封建礼教和等级制度,说"人人皆可以为圣""圣人不曾高,众人不曾低";提出"天下万物皆生于两,不生于一"的观点和重视功利的主张。

黄宗羲(1610~1695)在《孟子师说》中说:"天地之间只有一气充周,生人生物,人禀气以生。"他在《明夷待访录》指出,当官者应"为天下,非为君也;为万民,非为一姓也","盖天下之治乱,不在一姓之兴亡,而在万民之忧乐"。指出"天子之所是未必是,天子之所非未必非",所以"天下不能一人而治",认为应有完善的法制,"有治法而后有治人"。但是,他的"人心之理即天地万物之理"的观点,则反映了他的唯心主义思想。

顾炎武(1613~1682)在《日知录》中提出"盈天地之间者气也",认为"道"(规律性)是依存于事物之中,"非器则道无所寓"。他对君主专制持批判态度,说"人君之于天下,不能以独治也,独治之而形繁矣,众治之而刑措矣"。他主张"经世致用",提倡"实学"和"博学于文"等。

王夫之(1619~1692)认为"阴阳二气充满太虚,此外更无他物,亦无间隙,天之象,地之形,皆其范围也"(《张子正蒙注·太和篇》)。他批判理学家主静的形而上学观点,指出"静者静动,非不动也""静即含动,动不含静"(《思问录》)。

戴震(1723~1777)认为"道,犹行也,气化流行,生生不息,是故谓之道""阴阳五行,道之实体也"(《孟子字义疏证》)。

在科学技术与文化方面,明代取得多方面突出成就,其中不少在世界科技史和文化史上具有重要的意义。

明代造船技术的进步，超过了以往历代。由于政治与经济上的需要，永乐三年(1405)起，明成祖派郑和(1371～1435)率领庞大的船队七次远航“西洋”(今加里曼丹至非洲之间的海洋当时被称为西洋)，曾到达南洋、印度洋与亚非30多国，最远抵达今肯尼亚的马林迪(Malindi)。其航行时间，早于哥伦布(Colonbo，C.)的航行半个世纪。郑和船队的远航，发展了中国与南洋、非洲之间的贸易，也促进了中外科技文化的交流。

16世纪以后，欧洲一些国家进入资本主义社会，他们为掠夺资源和抢占市场，为扩大其势力与影响，陆续派出包括传教士在内的各种人员，前往亚洲、非洲、拉丁美洲等国家。明代中期以后，西方派来我国的传教士，除了传教和为资本主义国家谋利外，也带来了西方的一些科学文化。明朝一些封建士大夫、知识分子在同他们交往中，受到一定的影响，并译述了一些西方科技、医学书籍。例如，中进士第并历任礼部尚书、文渊阁大学士等职的徐光启(1562～1633)，是中国士大夫中最早同西洋传教士密切交往者。他与意大利人利玛窦(Matteo Ricci，1552～1610)合作，将《几何原本》前六卷译成中文，介绍西方几何学的基本理论与公理等。并创用了点、线、面、直角、锐角、钝角、三角形、四边形、平行线等许多数学名词术语。他的《农政全书》不仅总结了17世纪以前我国的农业生产经验与知识，还吸收了国外的一些农业知识。

宋应星(1587～清初)于1634年撰著的《天工开物》，是在我国与世界科技史上均有重要价值的技术工艺专著。宋应星早年中举后，历任教谕、府推官、知州等，但生平对工艺与生产技术很重视，《天工开物》正是他考察记述的当时人民已掌握的生产、工艺与科技知识，其中包括制釉、防腐以及预防矿井煤气中毒等内容。

《徐霞客游记》是徐弘祖(1587～1641，号霞客)在27年中游历许多地方的见闻记录，其中有很多关于地理、水文、地质、植物等方面有价值的资料，特别是石灰岩地貌的科学记录，堪称科技史上最早者。

方以智(1611～1671)是进士及第的学者，对天文、地理、历史、物理、生物、医药、文学等均有研究。他的《物理小识》特别强调“质测”(即研究探讨)对认识事物的意义，通过质测以了解自然界各种事物的缘由、性质、变化及其规律。

明、清时期，产生了数部卷帙繁多、内容丰富的大型类书。

永乐元年(1403)至永乐六年(1408)，解缙(1369～1415)等受朝廷之命编纂完成《永乐大典》，广收各种图书7 000～8 000种，辑成正文22 877卷，凡例、目录60卷，为古代中国最大的一部类书，也是世界上最大的百科全书。康熙、雍正年间，陈梦雷、蒋廷锡等受命编纂的《古今图书集成》，全书1万卷，目录40卷，为现存古代一部规模最大、用处最广的类书。乾隆三十七年(1772)至46年(1781)，清廷命令纂修的《四库全书》，收书3 503种，分为经、史、子、集四部编辑，共79 337卷。上述大型类书，对整理、保存中国古代文献有着重要价值，这些对古代中医药文献的整理与保存，同样具有重要作用。

明代至清代中期，是中国医学史上的重要时期之一，这期间医学的主要特点，一是产生了多种有重大意义的医学创造与发明；二是许多医家通过对前人医学成就的总结，并结合个人临证经验，编撰了大量的医籍，其中不少是集大成者；三是中外医药交流空前频繁。

在中国药学史上成为重要里程碑的《本草纲目》，是明代医药学家李时珍用27年时间对药物学调查、钻研后写成的巨著，是医学与科学宝库中的重要财富，对我国和世界药物学以及其他有关学术的发展，均有很大贡献与深远影响。赵学敏《本草纲目拾遗》和吴其浚《植物名实图考》的编撰,进一步发展了这时期的药物学。《串雅》的问世,表明民间医疗经验的可贵和丰富。

吴有性《温疫论》的“戾气”说,是17世纪在传染病病因学上的卓越创见,对温病学说的创立产生了密切影响。17世纪以后逐渐形成的温病学说,反映了我国人民和医家防治急性热病的丰富经验和理论知识。

明、清时期,临证各科都有各自发展的特点,并且产生了众多有代表性的医学著作,取得了许多新成就,更有不少发明创造,如预防天花的人痘接种术等。此期间,医学理论研究与医学著作编撰,同样也获得进一步提高和发展,出现了门类繁多的古医籍注释本、医学全书、医学类书、医学丛书、方书以及入门书籍。

王清任是清代具有革新精神的重要医家,他在《医林改错》中纠正了以往医籍中的一些错误记载,他所创用的活血逐瘀方剂,在临证治疗上具有很大价值。

明、清时期的中外医药交流空前频繁,郑和率领船队远航“西洋”,其主要目的虽不是为医学,但其船队中有为数不少的医药人员。《郑和家谱》与《瀛涯胜览校注》中均载明郑和船队中有“医官医士一百八十员”。他们必然把常用的中药带到了国外,同时也从国外带回了乳香、血竭、安息香、苏合油等药物及有关的知识。这期间,我国医学更广泛地传入朝鲜、日本。17世纪以后,我国药物学、针灸学以及人痘接种术等流传到欧洲一些国家,并且产生了一定的影响。在此期间,国外的一些医学知识也传入我国,对我国医学也有一定的促进作用。

6·1 药物学与方剂学的发展

6·1·1 药 物 学

明、清时期的本草学著述,主要有两大特点:一是数量多,其中又以个人编著者占绝大多数;二是内容丰富,编写的侧重面多种多样。

从数量看,此时期本草学著作已经刊印者,无论明代或清代都分别超出了元代以前历代的本草学著述。从内容看,此时期本草学著作,有的不仅收载药物多,而且对药物性能功效与治疗经验的叙述也更为详细。由于编写侧重面的不同,反映出“博”与“约”、“综合”与“专题”等不同特色。

兹就此时期内,重要的或较有特色的本草学著述作简要的评价。

6·1·1·1 《本草发挥》(1384)

徐用诚编撰。作者字彦纯(? ~1380),生活于元末明初,山阴(今浙江绍兴)人,朱丹溪之弟子,他对张洁古、朱丹溪、成无己、王好古等有关本草之记述进行摘录整理,编成《本草发挥》四卷。前三卷包括金石、草、木、人、兽、禽、虫、鱼、果、米谷、菜等部,载药270种。第四卷为药性要旨、用药升降浮沉补泻等中药理论与用药方法等。明初医生多以此为用药根据。

6·1·1·2 《救荒本草》

《救荒本草》(1406) 朱橚编撰。朱橚(? ~1425)是朱元璋第五子。他派人采访、调查各种植物,并在自己园圃中种植观察,选定可供灾荒时食用的植物414种,记述其名称、产地、形态、性味、加工烹调法,编辑成书,定名为《救荒本草》。为了便于辨认,特请画师将它们的枝干、花、叶、果实等绘图于书中。它既是15世纪初我国一本药、食两用的植物学著作,也是一部植物学图谱，在农学、医药学及植物学上均有较大的价值，书中有276种植物是以往本草书所未收载者。20世纪30年代本书曾被外人译成英文出版。

6·1·1·3 《滇南本草》

《滇南本草》（约1476）　兰茂（1397～1476）编撰。作者为云南杨林人，十分喜爱本草学知识。他有感于滇南地区特产的一些植物花草往往不为人所识，通过对本地区各种植物的药用效能的研究后，编辑成此书，载药400余种，其中土茯苓、川贝母等为本书所首载。此外，还记载了一部分滇南地区少数民族的医药经验。因此，本书是一部很有特色和价值的地方性本草学专著。

6·1·1·4 《本草集要》

《本草集要》（1492）　王纶编撰。作者浙江慈溪人，"弘治"年间（1488～1505）举进士，本不业医，做过湖广一带大官。《本草集要》分三部：上部一卷为总论，中部五卷，下部两卷。据自序说，中部"取本草及东垣丹溪诸书，参互考订，删其繁芜，节其要略"而成；下部"取药性所治，分类十二门……以为临病用药制方之便"。十二门为气、血、寒、热、痰、湿、风、燥、疮、毒、妇科、小儿。这种将药物按性能分类，发展了陶弘景的通用药分类法。

《本草蒙筌》（1565）　陈嘉谟编撰。他根据《本草集要》次序，结合自己经验，经7年五易其稿编成此书，载药742种，其中447种详述其气味、产地、采集、加工、贮藏与治疗。具有消食功效的鸡内金、行气止痛的青木香等，首见于此书。所介绍的某些药物的特殊贮藏法，如"人参须和细辛，冰片必同灯草，麝香宜蛇皮裹，硼砂共绿豆收，生姜择老砂藏，山药候于灰窖"等，是很宝贵的经验。该书内容不少是采用韵语对仗写成，便于诵记。李时珍曾评价此书说："间附（作者）己意于后，颇有发明，便于初学，名曰蒙筌，诚称其实。"

6·1·1·5 《本草纲目》

在中国医学史上，《本草纲目》是一部内容丰富、论述广泛、影响深远的医药学巨著，作者是李时珍。

李时珍（1518～1593），字东璧，晚年号濒湖山人，蕲州（今湖北蕲春县）人。祖父为铃医，父李言闻（号月池）为当地名医。李时珍少年时期开始阅读过一些医籍，曾跟随父亲诊病帮抄药方。但当时医生的社会地位低下，李言闻不愿李时珍以医为业，而要他走科举道路。李时珍14岁考中秀才，其后3次赴乡试均不第。23岁后李时珍放弃再考科举而决心跟父亲学医。由于他刻苦钻研医理，用心吸取前人医疗经验，并且善于发挥自己的创造性，加上对病家的高度同情心，所以他行医时不仅疗效好，而且医德很高尚，因而声誉卓著。至30岁时，诊断并医好了楚王（朱英烩）儿子的"虫病"，医名更增，旋被楚王府聘请为"奉祠"，掌管"良医所"事务。后又被荐举到北京"太医院"任"院判"，但是，他对功名利禄的生活并不感兴趣，任职一年后便托病辞归。

李时珍在行医过程中，发现以往的本草书中存在着不少的错误、重复或遗漏，"舛谬差讹、遗漏不可枚数"，深感这将关系到病家的健康和生命，因此决心要重新编著一部新的本草专书，从34岁起开始着手进行了这项工作。他"渔猎群书，搜罗百氏。凡子史经传，声韵农圃，医卜星相，乐府诸家，稍有得处，辄著数言"[1]。除认真总结吸收前人经验成就外，还向药农、野老、樵夫、猎人、渔民等劳动群众请教，亲到深山旷野考察和收集各种植物、动物、矿

[1]《本草纲目》王世贞序。

物标本。而且,对某些药物还亲自栽培、试服,以取得正确的认识。经过27年辛勤努力,参考了800余种文献书籍,以唐慎微的《经史证类备急本草》为基础,进行大量的整理、补充,并加进自己的发现与见解,经过3次大的修改,至1578年60岁时终于编著完成《本草纲目》这部巨著。

《本草纲目》全书52卷,是我国古代文化科学宝库中的一份珍贵遗产,具有多方面的重要成就。

(1) 总结了16世纪以前我国的药物学　《本草纲目》对药物广泛收载,多达1 800余种,较《证类本草》所载药物1 500余种,增加了300余种。书中附有药图1 000余幅,药方1万余个。它对16世纪以前我国药物学进行了相当全面的总结,是我国药学史上的重要里程碑。

(2) 纠正了以往本草书中的某些错误　如把实为两药而被混为一物的葳蕤与女萎分清;把同是一物而被误为两药的南星与虎掌更正;把被误为兰草的兰花、被误为百合的卷丹区分开;把被误列为草类的生姜、薯蓣归为菜类等等。

(3) 提出了当时最先进的药物分类法　对药物的分类,李时珍按照"从贱至贵"的原则,即从无机到有机、从低等到高等,基本上符合进化论的观点,因而是当时世界上最先进的分类法。他把药物分为水、火、土、金石、草、谷、菜、果、木、器服、虫、鳞、介、禽、兽、人共16部,包括60类。每药标正名为纲,纲之下列目,纲目清晰。

(4) 系统地记述了各种药物的知识　《本草纲目》对每种药物的记述,包括校正、释名、集解、正误、修治、气味、主治、发明、附录、附方等项,从药物的历史、形态到功能、方剂等,叙述甚详。尤其是发明这项,主要是李时珍对药物观察、研究以及实际应用的新发现、新经验,这就更加丰富了本草学的知识。如三七的功效,李时珍总结为"止血、散血、定痛",这是很符合实际的高度概括。又如延胡索止痛、大风子治麻风等功效,李时珍都给以明确的肯定。

(5) 纠正了一些反科学的见解　李时珍通过科学的总结,批判了以往记载服食水银、雄黄可以成仙的说法,纠正了一些反科学的见解。例如水银,李时珍指出"大明言其无毒,本经言其久服神仙,甄权言其还丹元母,抱朴子以为长生之药。六朝以下贪生者服食,致成废笃而丧厥躯,不知若干人矣！方土固不足道,本草其可妄言哉?"[1]又如"草子可以变鱼"等一些反科学见解,李时珍给予说明更正。

(6) 丰富了世界科学宝库　《本草纲目》不仅对药物学作了详细记载,同时对人体生理、病理、疾病症状、卫生预防等作了不少正确的叙述,而且,还综合了大量的科学资料,在植物学、动物学、矿物学、物理学以及天文、气象等许多方面有着广泛的论述,因而对上述各方面都作出了重要贡献,丰富了世界科学宝库。

(7) 辑录保存了大量古代文献　《本草纲目》所引载的16世纪以前的文献资料,有些原书后来佚失,但由于《本草纲目》摘录记载,使某些佚书的资料得以保存下来。

总之,《本草纲目》的贡献是巨大的。但是,限于历史条件,作者也存在错误之处。例如,他相信"烂灰为蝇""腐草为萤"及妊妇食兔肉"令子缺唇"等不科学的说法;赞成"古镜如古剑,若有神明,故能避邪魅忤恶"的无稽之谈;宣扬"寡妇床头尘土"治"耳上月割疮"的封建迷信之说等。然而,总的来说,李时珍的成就是主要的。《本草纲目》自1596年第一版刊行

---

[1]《本草纲目》第九卷,水银。

后，屡经再版，影响深远，并且很早流传到朝鲜、日本等国，还先后被全译或节译成日本、朝鲜、拉丁、英、法、德等文字。鲁迅对《本草纲目》曾高度评价为“含有丰富的宝藏”“实在是极可宝贵的[1]。”1956年，当时中国科学院院长郭沫若对李时珍的崇高题词为：“医中之圣，集中国药学之大成，本草纲目乃一八九二种药物说明，广罗博采，曾费三十年之殚精。造福生民，使多少人延年活命，伟哉夫子，将随民族生命永生。”李时珍的名字及其业绩，将永载史册，与世长存。

除《本草纲目》外，李时珍还著有《濒湖脉学》《奇经八脉考》，丰富了脉学与经络学说的内容。

《本草纲目》的问世，对后来本草学的研究与应用，提供了很有益的资料与经验，产生了很大的影响，本草学著述陆续出现，其中较有特色和主要的有：

6·1·1·6　《本草述》

《本草述》（1666），刘若金编撰。作者字元密，潜江人，1625年（天启年间）进士，官至大司寇。明末，他对政治腐败深有感触而弃官隐居。他因未及壮年而多病，常以医药自辅，所以对医药学特有兴趣，他将《本草纲目》进行删节修订，并吸收部分宋、元医家有关本草的论述，用了30年时间，编成《本草述》。与《本草纲目》相比较，前者“部分一依其旧，分卷三十有二，药不过490条，洋洋乎八十余万言……宗乎本经，旁及名论，折衷古今异同之说而曲畅之……于纲目外又能自成一家”（《郑堂读书记》）。虽然，此书对药物的药性讨论较详于《本草纲目》，但主要缺点是资料博而不精。后来，嘉庆己卯（1819）举人杨时泰，也擅长医药，他对《本草述》加以删节补充，“为之去繁就简，汰其冗者十之四，达其理者十之六”，编著成《本草述钩元》（1842），载药约500种，内容简明扼要。

6·1·1·7　《本草备要》

《本草备要》（1694），汪昂（1615～?）编撰。作者字讱庵，休宁（安徽休宁）人。他在无师授的情况下，自学本草与医书。他有感于当时“乡间市井，稍能诵药性读回春者，辄尔悬壶，草菅人命，恬不为怪”（《医方集解》凡例），因而决心编撰介绍药性的专书。他认为《本草纲目》内容虽很详备，但要点不突出，因此他根据自己的看法，选辑《本草纲目》的一部分内容及其他医家的本草著述，由博返约，辑成《本草备要》，载药460种，论述详细，比较扼要实用，流行颇广。

在《本草备要》的成就中，特别值得提及的是较早明确指出吸烟的祸害。汪昂认为吸烟虽能兴奋人的精神，但也能醉人，指出烟草“火气熏灼，耗血损年，人不自觉耳”。在300年前对烟害有如此深刻的认识，诚为难能可贵。

6·1·1·8　《本草从新》

《本草从新》（1757），号仪洛编撰。作者系藏书世家，其间收藏医药珍籍不少。因此，作者自童年起，除为准备考科举而努力攻读外，对医药书籍也常认真涉猎，历40年之久，编撰医药书籍多种。《本草从新》是作者对汪昂的《本草备要》进行考订补充而成，全书18卷，载药720余种，内容比原书增加三分之一左右，特别是增收了《本草备要》中所未收载到的常用药，如太子参、西洋参等为本书所首载。此外，对药物真伪的鉴别、药物性味与加工炮制方法等，均有所介绍，颇有实用价值，刊行后曾获得一些医家的好评。

---

[1] 鲁迅：《南腔北调集·经验》。

6·1·1·9 《得配本草》

《得配本草》(1761),严西亭、施澹宁、洪辑庵合纂。编者在临床治疗过程中,遇到病情危险疑难者,“三人必反复辩论,以故试其药”(张焕“序”),因而共同编成此书。编者共收集647种药物,以《本草纲目》为准绳而分为25部,除论述药物的性味、主治功用外,着重阐述药与药之间的相互作用如畏、恶、反、使,尤其是对药物在治疗过程中的协同作用如得、配、佐、和,作了详细的叙述。书中还对药物的炮制法及禁忌作了一些介绍。该书尚有一特点为“每品主治得配之下,多留余地,以俟高明者再加注释”,这表明了编者的谦虚精神。

6·1·1·10 《本草纲目拾遗》

《本草纲目拾遗》(1765~1802) 作者赵学敏(约1719~1805),字恕轩,号依吉,乳名利济,钱塘(今杭州)人。

赵学敏的父亲原拟要他考科举,要其弟学医,因此特在家辟设“养素园”,并在其中收藏古代经典著述与《灵枢》《素问》《伤寒杂病论》《针灸甲乙经》等许多医籍。同时,还在“养素园”内种植多种药物。

赵学敏自幼“性好博览,凡星、历、医、卜、方、技诸学,间亦涉历之”[1]。他常和弟弟在“养素园”中阅读学习和栽种观察各种药物,其父有时还要他们兄弟默画铜人图游戏。逐渐地,赵学敏对医学产生了浓厚的兴趣,后他决定放弃考科举而矢志于医学。

赵学敏对各种医籍文献广为寻求,不知疲倦地阅读钻研,白天时间不够,则“焚膏继之”[2],“尝篝灯帷中,藏书夜观,煤积翠帐皆黑巃”[3],他还认真地摘录书写,“久而所积溢箧外,束庋阁上,累累几千卷”[4]。他对李时珍钻研医药的毅力很景仰,对《本草纲目》内容的丰富很敬佩。但是他认为《本草纲目》并非包罗无遗,也绝非完美无疵。他说“濒湖之书诚博矣,然物生既久,则种类愈繁”[5],认为必须及时进行补充,若“此而不书,过时罔识”[6]。因此,他决心要“拾”《本草纲目》之遗。他用了几乎40年时间,查阅了600余种书籍文献,请教了“辛苦劳碌人”“某仆”“某妪”“土人”“渔海人”等200多人,并且亲自栽种和尝试了某些药物,编著成《本草纲目拾遗》[7]。

《本草纲目拾遗》的主要贡献在于:它总结了1802年以前我国药物学的成就,载药921种,其中716种是《本草纲目》所未收载或叙述不详者;作者提示应以生物进化的观点来观察、认识生物的变化和发展,例如他说“如石斛一也,今产霍山者,则形小而味甘;白术一也,今出于潜者,则根斑而力大,此皆近所变产”;并且对《本草纲目》进行了某些纠正和补充:对药物的分类取消了“人”部,增加了“藤”和“花”两类,把“金石”类分为“金”和“石”;该书收载了很多民间特效药物,如治疗蛔虫病的鹧鸪菜(“疗小儿腹中虫积,食之即下如神”),治疗痢疾(阿米巴痢)的鸦胆子,治跌打损伤的接骨仙桃,补血行血、舒筋活络的鸡血藤等;同时,还吸收了一部分国外的药物知识,如治疗疟疾的金鸡勒(奎宁的原植物),治疗咽喉肿痛的胖大海,以及外用药日精油等。总之,《本草纲目拾遗》是继《本草纲目》之后,又一部具有重要价值的药物学专著。

赵学敏除编著上书外,还同“铃医”赵柏云合作,广泛收集整理民间医药经验与知识,于

---

[1]~[4]《利济十二种》总序。

[5][6]《本草纲目拾遗》序。

[7]《本草纲目拾遗》作者自序写于乾隆三十年(1765),但书内记载的资料还有嘉庆癸亥年(1802)的,可见作者编著此书用了近四十年之久。

1759年编著了《串雅》内、外编。他认为民间走方医“顶串诸术操技最神,而奏效甚捷”[1],他们用药具有“贱”“验”“便”的特点,指出“药物不取贵”[2]、“下咽即能去病”[3]、“山林僻邑仓卒即有”[4],正是杰出的走方医用药之特长。因此他说“谁谓小道不有可观者欤?”[5]《串雅》中记载了许多卓有疗效的走方医经验,如以五倍子研末敷脐医治盗汗,吴茱萸研末敷贴足心医治咽喉肿痛等。

此外,赵学敏还编著了《医林集腋》《养素园传信方》《本草话》《花药小名录》等10种医书,连同《本草纲目拾遗》和《串雅》,合称为《利济十二种》[6]。他编著医籍的目的是期于“可济于世”。因此他在编著过程中,对药物疗效的记载是取谨慎的态度,有可疑者,则弃而不收,他说:“草药为类最广,诸家所传亦不一其说,予终未敢深信……兹集闲登一二者,以曾种园圃中试验,故载之,否则宁从其略,不敢欺世也。”[7]他还对当时有些人“率以医为行业,谓求富者莫如医之一途”[8]的行径,痛加鞭挞。

由此可见,赵学敏不仅在医药学经验的总结和发扬上有着重大的贡献,而且在崇尚医德和严肃治学态度上,也是古代医家中的优秀者之一。

6·1·1·11 《植物名实图考》

《植物名实图考》(1848),作者吴其浚(1789~1847),字瀹斋,号吉兰,别号雩类农。固始(河南固始)人。1817年获一甲一名进士,先后任翰林院修撰、礼部尚书、侍郎、巡抚、总督等,到过山西、湖北、湖南、江西、浙江、福建、云南、贵州等省很多地方,有“宦迹半天下”之称。

吴其浚在各地任职与游历时,对当地植物特意了解、观察,并进行采集、记录和绘图,常请教于草医和劳动群众,例如“询于舆台者”“得之牧竖”“取于老农”等,通过多年积累,掌握了丰富的植物学知识。同时,他先后参考了800余种古代文献,经过整理、总结,编著成《植物名实图考长编》,收载植物780余种。在此基础上,再经修改补充,编著成《植物名实图考》,收载植物1 700余种,分为谷、蔬、山草、隰草、石草、水草、蔓草、芳草、毒草、群芳、果、木共12类。书中对所载植物的名称、产地、品种、形态、性味、功用(着重药用价值)作了较详细的叙述,并且绘有植物原图。

《植物名实图考》虽以古代文献资料为基础,但并非泥古不化。他对李时珍很崇敬,但并非人云亦云。例如在记述冬葵时,他说冬葵“为百菜之主……志书亦多载之,李时珍谓今人不复食,殊误……以一人所未食而曰今人皆不食,抑何果于自信耶?”又如述及大青时,作者说:“湘人有三指禅一书,以淡婆婆根治偏头风有奇效。余询而采之,则大青也,乡音转讹耳”。作者强调医者应知药,说医者不知药而用方,“其不偾事者几希?”他还批判有些人鼓吹长服某些药物能成仙的谬论,指出“……神仙传,黑穴公服黄连得仙,此非蔡诞欺人语耶?”

《植物名实图考》的主要价值为:它对植物名称与实物进行了考证,使植物名与实一致,对植物学分类提供了宝贵的资料;书中所绘的植物形态图,比较精细而近于真实;它比《本草纲目》所收载的植物增加500余种,且全书记述云南、贵州的植物相当多;此外,它还较广泛

---

[1]《串雅》内编“原序”。
[2]~[5]《串雅》内编“绪论”。
[6]《利济十二种》现仅《本草纲目拾遗》与《串雅》尚流传于世。
[7]《本草纲目拾遗》“凡例”。
[8]《串雅》内编“绪论”。

地收集了草医经验与草药知识，并且纠正了以往某些植物药的错误论述。

《植物名实图考》出版后，在学术上的影响比较大，并且曾流传到日本等一些国家，迄今不少国家的图书馆多收藏有此书，可见它在国内外学术界所受到的重视。

6·1·2 方剂学

明、清时期的方剂学，继续有较大的发展，在理、法、方、药的研究与论述方面，都有所提高。这时期，除了在各种本草著述之中，不同程度地论述了方剂的组成、加工、功效、用法等之外，有关方剂学的专书也明显增多，而且内容丰富，我国古代最大的一部方书就是产生于明代。

6·1·2·1 《普济方》

《普济方》，约编撰于1406年，明初朱棣与教授滕硕、长史刘醇等编撰。原为168卷，自明初刊行以后，原刻本散佚。幸得《四库全书》将其收录，改编为426卷。据《四库全书提要》载，《普济方》分为1 960论、2 175类、778法，收方61 739首。初本尚有插图239幅。书中资料，除引自历代各家方书及收录大量时方外，还收载其他传记杂说以及道藏佛书等有关记载，堪称集15世纪以前方书之大成，是我国古代最大的一部方书。此书之编次分别为方脉总论、药性总论、五运六气、脏腑总论、脏腑各论（按人身头面、体表、五官、口齿和内部脏腑器官，分述各种病候）、伤寒杂病（包括各种急性、慢性传染病与内科疾病）、外科伤骨科、妇产科、儿科、针灸等。每种病证，有论有方。除记载药物与针灸治疗方法，还介绍了按摩、导引、气功治疗经验。本书搜罗广泛，资料丰富，不仅在中医方剂史上有着重要价值，而且在保存古代医学文献上也有贡献。例如李时珍在编著《本草纲目》过程中，虽浏览参考的各种文献多达800余种，但明以前的不少失传或罕见医籍，李时珍未能亲睹，而得以从《普济方》转引，如《本草纲目》卷四十所写的："蝇，古方未见用者，近时《普济方》载此法，云出《海上名方》也。"就是一实例。此外，《普济方》所记载到的各种病证，也为研究明初及明以前的疾病史提供了可贵的资料。

6·1·2·2 《医方考》

《医方考》（1584）。作者吴琨（1552~1620?），号鹤皋，安徽歙县人。作者15岁学医，行医后发现当时业医者十分之九医药知识极为贫乏，对古今方药茫然无知，深感对病家极为不利，因此收集以往良医之方700余首，"揆之于经，酌以心见，订之于证，发其微义"，编著成《医方考》，"盖以考其方药，考其见证，考其名义，考其事迹，考其变通，考其得失，考其所以然"（作者自序）。书中所收方剂，依证候而分为72门，每列一证，先述病因，次辨诸家治法，然后汇集名方。此书优点为对方剂之命名、药味组成、方义、功效、适应证、加减应用、禁忌等作了扼要论述，条理清楚，因证致用，有较高参考价值。缺点是对前人资料兼收并蓄，存在鱼目混珠情况，并掺杂了一些不科学和迷信内容。此外，所收方剂还不够广泛，遗漏较多。

6·1·2·3 《祖剂》

《祖剂》（1640），施沛编撰。施沛字沛然，号元无子，华亭（江苏松江）人。作者收集明代以前著名方剂800余首，加以编述为《祖剂》一书，成于崇祯庚辰年（1640）。全书共4卷，其中论主方70首，附方700余首。以《素问》《灵枢》以及伊尹汤液之方为宗，以仲景《伤寒论》《金匮要略》之方为祖，而选以《和剂局方》及宋、元、明诸医家流传之名方加以归类叙述。作者对所选方剂进行追源溯流，便于对其有宗有祖可考。如在记述《灵枢》半夏汤之后，接着将张仲景的大半夏汤、小半夏汤、半夏散及汤、半夏生姜大黄汤、半夏麻黄丸、小陷胸汤、生姜半夏汤、半夏干姜散等，集中归于一类加以介绍。此外，施沛还对个别方剂加了按语或注释。因此，此书对学习古代方剂学颇有参考价值。

6·1·2·4　《医方集解》

《医方集解》(1682)，汪昂编著。作者为便于读者"辨证论方，使知受病有原因，治疗有轨则，庶几平居读之，可使心理开明，临病考之，不致攻补误用，脱迂庸劣之手，既可据证以校方，设处穷僻之乡，不难检方以用药"，从前人经验中搜集正方与附方各300余首，且系常用的方剂。因作者不赞成药物过于繁多的方剂，对药味超过20种者不予收录。书中选录的方剂以补养、发表、涌吐、攻里、表里、和解、理气、理血、祛风、祛寒、清暑、利湿、润燥、泻火、除痰、消导、收涩、杀虫、明目、痈疡、经产分为21门，末尾附救急良方。每门的开始均简要地阐述其涵义，然后对每方依次叙述其适应证、药物组成、方义解释、附方加减等。而且，对于采用每方时的有关病源、脉候、脏腑、经络、药性、服法，均有所论及。作者自己的意见，则以"昂按"注明。此书有一定的实用价值，是一本应用较广的方剂书。

6·1·2·5　《成方切用》

《成方切用》(1761)，吴仪洛编著。作者鉴于当时流行应用较广的《医方考》与《医方集解》虽各有其优点，也各有其缺点，认为《医方考》"因病分门，词旨明爽，海内盛行，但搜采不无阙略"；《医方集解》则"先详受病之由，次解用药之意，硕论名言，采搜甚富，然不能无承讹袭衍之说，且于新方，总未采录，均未可以语全书也"。因此，作者综合《医方考》与《医方集解》两书内容，根据"方有宜古不宜今者"和"医贵通变，药在合宜"的观点，进行删改补充，收集古今成方1 100余首，编著成《成方切用》，其用意为"切于时用之方""而尤期用方者之切于病情也"(作者自序)。该书之首为方制总义与内经方。然后将所收成方分为补养、涩固、表散、涌吐、攻下、消导、和解、表里、祛风、祛寒、消暑、燥湿、润燥、泻火、除痰、杀虫、经带、胎产、婴孩、痈疡、眼目、救急共24门。每方依次叙述适应证候、组成药物与加减法、方义及附方。与《医方集解》比较，《成方切用》收方更多，条理较清晰，注释引证较详，对于学习方剂与临床应用，具有较大价值。

6·1·2·6　《炮炙大法》

《炮炙大法》(1622)，编撰者缪希雍(1556~1627?)，字仲淳，号慕台，原籍常熟，后迁居金坛。8岁丧父，幼年与少年时期多病，自学医书而业医，著有医药书籍多种。其《炮炙大法》是明、清时期论述药物炮制的较著名专书。不分卷。依药物类别分为十四部，包括水、火、土、金、石、草、木、果、米谷、菜、人、兽、禽、虫鱼。以简明文字叙述400余种药物的炮制法，并述及药物产地、采药时节、药质鉴别、用于炮制的材料、药物炮制后的性质变化。还简述药物配伍应用时的相须、相畏关系。书末附用药凡例、煎药则例、服药序次、服药禁忌、妊娠服禁等。其中小部分资料摘自《大观本草》内所援引的《炮炙论》，大部分资料则介绍当时药物炮制方法。作者在本书开头，简要地列举了雷敩的药物炮制法，说："按雷公炮制法有十七：曰炮、曰爁、曰煿、曰炙、曰煨、曰炒、曰煅、曰炼、曰制、曰度、曰飞、曰伏、曰镑、曰摋、曰瞮、曰暴、曰露是也，用者宜如法，各尽其宜。"后世所称的"炮制十七法"，即是指上述17种炮炙法。所谓"如法炮制"，其典故盖出于此。

书中"用药凡例"主要论述药剂丸散汤膏各有所宜，不得违制，具体说明了各种剂型定义及作用,诸如:“汤者荡也,煎成清汁是也,去大病用之;散者散也,研成细末是也,去急病用之;膏者熬成稠膏也;液者捣鲜药而绞自然真汁是也;丸者缓也,作为圆粒也,不能速去病,舒缓而治之也;渍酒者以酒浸药也,有宜酒浸以助其力,如当归、地黄、黄柏、知母阴寒之气味假酒力而行气血也;有用药细剉如法,煮酒密封,早晚频饮以行经络或补或攻,渐以取效是也。”书中还写明,不同类型的丸药,有其不同的适应证:“面糊丸取其迟化直至下焦”“半夏南星欲去湿者以生姜汁稀糊丸,取其易化”“炼蜜丸者取其迟化而气循经络也”“腊丸者取其难化而迟取效也”。此外,对于炼蜜时的季节、加水量、炼熬时间、色泽、稠度等,对于方剂中的石药、香药的调配方法与注意点,均作了详述。总之,此书对学习、研究中药炮制法以及用药注意事项,均有重要参考价值。

6·2 温病学说与人痘接种术

6·2·1 温病学说的形成和发展

6·2·1·1 明以前有关温病论述之梗概

温病是多种外感急性热病的总称,包括传染性与非传染性两大类,而主要是前者。“温病”名称早在《内经》中已经出现。《六元正纪大论》有“民疠温病”及“温病乃作”的记载。《内经》还对温病的病因、分类、脉证、治疗原则等都有不少零散的记述,这可说是温病学的萌芽阶段。其后,《难经》写道“伤寒有五,有中风,有伤寒,有湿温,有热病,有温病”,其中湿温、热病、温病三者成为后世温病学说中的重要病证。

汉代,张仲景在《伤寒杂病论》里,对温病初期证候特点作了较明确的描述,“太阳病发热而渴,不恶寒者,为温病”,并提出用清热诸方治疗,为后世对温病的治疗奠定了发展基础。晋代王叔和对温病的种类,根据《内经》的论述,除提出温病和暑病外,还提出了温疟、风温、温毒、温疫等名称。隋代巢元方在《诸病源候论》里,论述了温病三十四候,并提出温病具有“转相染易”的传染流行特点。唐代《千金方》、《外台秘要》等医籍内,载有防治温病的方剂不少。

宋元时,温病开始脱离伤寒学说体系,治疗上出现了新的见解,尤其是刘完素明确提出热病初起不可峻用辛温大热之药,主张采用辛凉之法以表里双解,养阴退热,并且制定了双解散等方剂,突破了以往对外感热病初起时一概用辛温解表和先表后里的习惯治法。明初,王履指出:“温病不得混称伤寒”,主张“时行……温疫等,决不可以伤寒六经病诸方通治”,认为温病是伏热自内而发,治法以清里热为主。因而温病进一步从伤寒学说中区分出来,为尔后建立独立的温病学体系,提供了一定的理论依据及有益的经验。

明、清时期,温病学无论在理论上或在具体治疗措施上都有重大发展,温病学说逐渐趋于成熟,从而形成了独立的温病学体系,而在这过程中,明代吴有性的贡献尤为杰出。

6·2·1·2 吴有性“戾气”学说对温病病因的伟大创见

吴有性,字又可,约生活于16世纪80年代至17世纪60年代,江苏吴县人。他生活时期,由于封建统治的残酷压迫剥削,人民生活极度贫困,疫病连年猖獗流行。据《明史》记载,从永乐六年(1048)至崇祯十六年(1643),发生大瘟疫达19次之多,其中1641年流行的一次瘟疫,遍及河北、山东、江苏、浙江等省。

吴有性目睹当时疫病流行死亡枕藉的惨状,同时又看到不少医生“误以伤寒法治之,未尝见其不殆也。或病家误听七日当自愈，不尔十四日必瘳，因而失治，有不及期而死者；或有妄用峻剂，攻补失序而死者；或遇医家见解不到，心疑胆怯，以急病用缓药，虽不即受其害，然迁延而致死，比比皆是”（《温疫论》自序），深感“守古法不合今病，以今病简古书”，以致投剂无效。因此，他对温疫“静心穷理，格其所感之气，所入之门，所受之处，及其传变之体，平日所用历验方法”，在总结前人有关论述的基础上，通过深入细致的观察，以及认真探讨、实践后，于1642年著成《温疫论》一书，创立“戾气”学说，对温病病因提出了伟大创见。“戾气”学说的要点，可归纳为：

（1）疫病是由“戾气”引起　《温疫论》原序的第一句话就明确的写道：“夫温疫之为病，非风、非寒、非暑、非湿，乃天地间别有一种异气所感。”吴有性把异气也称为杂气、戾气、疠气或疫气。他还指出：“刘河间作原病式，盖祖五运六气，百病皆原于风寒暑湿燥火，无出此六气为病者，实不知杂气为病更多于六气。六气有限，现在可测，杂气无穷，茫然不可测，专务六气，不言杂气，岂能包括天下之病欤！”这就突破了明以前的医家对疫病病因所持的时气说、伏气说、瘴气说以及百病皆生于六气的论点。

（2）戾气是物质性的，可采用药物制服　《温疫论》中写道：“杂气……无象可见，况无声复无臭，何能得睹得闻。”但它确实是客观存在的物质，他肯定地指出：“夫物者气之化也，气者物之变也，气即是物，物即是气……夫物之可以制气者药物也。”

（3）戾气是通过口鼻侵犯体内，而是否致病则决定于戾气的量、毒力与人体的抵抗力　《温疫论》写道：“邪从口鼻而入。”“其年疫气盛行，所患者重，最能传染，即童辈皆知其为疫。至于微疫，似觉无有，盖毒气所钟有厚薄也，其年疫气衰少，里闾所患者不过几人，且不能传染。”“本气充满，邪不易入，本气适逢亏欠，呼吸之间，外邪因而乘之。”“或遇饥饱劳碌，忧思气怒，正气被伤，邪气始得张溢。”这些都是正确地阐明了戾气、人体、疾病三者之间的关系。

（4）戾气的种类不同，所引起的疾病也不同，侵犯的脏器部位也不一　例如“……为病种种是知气之不一也”“盖当其时，适有某气专入某脏腑经络，专发为某病”。

（5）人类的疫病和禽兽的瘟疫是由不同的戾气所引起　如“至于无形之气，偏中于动物者，如牛瘟、羊瘟、鸡瘟、鸭瘟，岂当人疫而已哉？然牛病而羊不病，鸡病而鸭不病，人病而禽兽不病，究其所伤不同，因其气各异也”。

（6）痘疹与疔疮等外科化脓感染也是戾气所引起　“疔疮、发背、痈疽、流注、流火、丹毒，与夫发斑、痘疹之类，以为诸痛痒疮皆属心火……实非火也，亦杂气之所为耳”。

如上所述，可见“戾气”学说的内容是相当全面的，它对传染病的主要特点，基本上都论述到了。特别是，在细菌和其他微生物被人类发现之前的200年，吴有性对传染病的特点能有如此科学的创见，的确是十分宝贵的，尤其是他把外科感染的病因，摆脱千百年的“火”邪致病说而归之于“戾气”，堪称非同凡响的见解。

在《温疫论》中，还就伤寒同温病的病因、侵入途径、证候、传变、治疗等进行比较和区别。由于吴有性在温病学上所提出的卓见和诊治经验，丰富了温病学说的内容，为后来温病学说的发展和系统化奠定了基础。例如他的“邪伏膜原”和“时疫感久而发”的论点，对清代温病学家以很大的影响。他对温病内热烦渴者，给服梨汁、藕汁、蔗浆、西瓜等清热止渴的措施，十分合理，而且成为后来吴瑭创制雪梨浆方、五汁饮方的范式。总之，吴有性以他的医学实践和聪明才智，在传染病学发展史上，写下了极为重要的篇章。

6·2·1·3 温病学说的形成与发展

《温疫论》刊行后，其他医家对温病继续进行临床实践与理论探讨。明末天启年间(1621~1627)进士张凤逵(字鹤腾)，在所著《伤暑全书》中谈到，暑病“变幻无常，入发难测”“冒暑蒸毒从口鼻入者，直中心包络经，先烦闷，后身热”以及“暑气之毒甚于寒”等见解；喻嘉言关于温疫“以逐秽为第一义”的主张；明末清初程衍道(字敬通，又名正通)所记述的“温邪袭肺脏咳甚，入胃脏渴甚”的证候特点；清初张璐的“伤寒由气分而传入血分，温病由血分而发出气分”的理论；以及周扬俊在《温热暑疫全书》中的“伤寒仅在一时，温热暑疫每发三季，为时既久，病者益多”等论点，都是对温病学说所作的不同程度的阐述和补充。

清代，对温病学体系的形成和发展继续作出更重要贡献的医家是叶桂、薛雪、吴瑭、王士雄。

叶桂与《温热论》 叶桂(1667~1746)，字天士，号香岩，江苏吴县人。祖父叶时是当地名医，父叶朝采也精通医术，叶桂幼时即跟随家人学医。14岁丧父后又跟从父亲门人习医。他孜孜好学，闻有医术高明者，即前往拜师求教，十年中先后从师17人，其中有周扬俊、马元仪等。他善于吸取其他医家的理论与经验，擅长于治疗时疫和痧痘等证。他的《温热论》一书，就是有关温热病的理论与经验总结。该书据说是他在游洞庭山时向门人讲授，由门人顾景文记录整理而成。内容简要，论述比较简单，文辞也未加修饰，但它对温热病的病因、传变、辨证、治疗都作了系统的论述，切合临证应用，故流传很广。

《温热论》的主要内容为：

(1) 阐明温病发生、发展的规律性 归纳为“温邪上受，首先犯肺，逆传心包”。就是说温病从口鼻而入，首先犯及肺脏，由卫分到气分，再到营分，最后传至血分。

(2) 提出温病发展的卫、气、营、血四个阶段 表示病疫由浅入深的四个层次，“大凡看法，卫之后方言气，营之后方言血”。在辨清四个阶段证候后，采用相应的治疗法则，“在卫汗之可也，到气才可清气，入营犹可透热转气，如犀角、玄参、羚羊角等物，入血就恐耗血动血，直须凉血散血，如生地、丹皮、阿胶、赤芍等物”。因此，上述四个阶段可说是温病辨证论治的纲领。叶氏总结温病的发生与传变规律，创立了卫气营血辨证，根据温热病邪在人体的深浅不同部位，制定了一整套的驱邪方法，或透汗，或清热，或清营，或凉血，有条不紊，立法严谨，确立了温病辨证论治的理论。

(3) 根据温病化热快、传变迅速、易伤津液的特点，叙述辨舌、验齿、辨斑疹与白痦等的意义，发展了温病的诊断方法 叶氏强调对多种疾病必验之于舌，并总结了不少特殊的舌苔舌质变化，以分析温病。他指出温病主要由温热之邪为病，故舌质以绛、紫为多见，若舌质色绛是温热之邪传营分的重要标志，还创用扪舌、擦舌检查法以辅视诊之不足。这些积多年诊察经验的创见，至今仍应用于临床。

叶天士总结出温病必然在齿龈上有所表现。察齿当分结瓣(即齿与龈相交处)、齿与齿垢三方面。另外还指出斑与疹的不同形状和病机，首先提出对白痦的认识。他的这些总结，提供了温病诊断和预后的依据，对温病学的发展成熟作出了重要的贡献。

叶氏对温病理论的发展及其诊治经验，在温病学说的基础上，起了承前启后的重要作用，为温病学说理论体系的形成奠定了基础。

此外，叶桂尚有《临证指南医案》《叶氏医案》等书，也是弟子或后人所整理编成。

薛雪与《湿热条辨》 薛雪(1681~1770)，字生白，号一瓢，江苏长洲(吴县)人。青年时练过武术，擅于诗画，为叶桂同时代名医，生平钻研医籍颇多，常对某些医著及医家主张进行评议。擅长治湿热病，撰《湿热条辨》一卷，对湿热病的病因、证候、发展变化特点及其诊治法则，以条文形式作简要阐述，其中还注明作者自己的见解。

在我国医学史上，对湿热病专篇进行论说，薛雪可谓第一人。他在《湿热条辨》中对发病机理、证候演变、审证要点及有关疾病的鉴别等均作了较全面和深刻的阐述。如首列湿热证提纲："湿热证，始恶寒，后热不寒，汗出胸痞，舌白，口渴不引饮。"本证是一种感受湿热之气而与时令密切有关的外感热病。湿热病的内因，多由脾胃内伤，湿邪内蕴，复感外邪，相合为病。其湿热之邪气从口鼻而入，归于阳明、太阳和膜原。本病发作轻重与脾胃的盛衰密切相关。胃实火照之体，病易归阳明；脾虚多湿之体病易归太阳；邪踞脾胃，涉及表里，少阳厥阴受邪，多致风火内盛。湿未合热或所挟热势不炽，其病较轻缓；若湿热胶结，化火鸱张，其病则急暴而险重。薛氏对湿热病的辨治条分缕析，甚为精详。他不仅继承了张仲景伤寒理论，融贯历代医家学说，而且以自己丰富的临床经验作为基础，对温病学说作出重要贡献。

此外，薛雪选录《黄帝内经》一部分内容，参酌《类经》及各家有关论述，以自己见解进行注述，撰成《医经原旨》六卷，分为摄生、阴阳、脏象、脉色、经络、标本、气味、论治和疾病各类，刊于1754年。其他还著有《日讲杂记》《一瓢斋诗存》《扫叶山庄集》等。

吴瑭和《温病条辨》　吴瑭（约1758～1836），字鞠通，江苏淮阴人。19岁时因父病逝而立志学医。鉴于瘟疫频繁流行，因而对温病学说及诊治方药进行深入钻研。他在北京检核四库全书时，得见其中所收载吴又可《温疫论》，深感其议论宏阔，实有发前人所未发。他学习此书后受到颇多启发。对叶桂有关温病的论述与经验他也很推崇，但又感到叶氏治疗温病"多南方证，又立论甚简，但有医案散见于杂证之中，人多忽之而不深究"，故继承叶天士对温病的研究，于1798年写成《温病条辨》。

吴氏在书中将温病与伤寒分成两类疾病，从邪气的水火阴阳属性加以辨析，指出两类疾病感邪的不同。他首先提出了九种温病，指出温病有九，温疫只是九种温病之一，具有强烈的传染性，而其他八种温病则可从季节及疾病表现上加以区分。以此说明温病不仅包括具有传染性的热病，也包括其他外邪引起的热病，由此使温病学说的研究范围得以确定。

吴鞠通创立三焦辨证，指出温病的发展过程中有上焦、中焦、下焦之不同。上焦包括心、肺与胸膈，中焦包括脾胃，下焦包括肝、肾、大小肠与膀胱，明确了温病在人体的具体定位。他说温病的由上及下是传变的规律，"温病由口鼻而入，鼻气通于肺，口气通于胃，肺病逆传则为心包。上焦病不治，则传中焦，胃与脾也；中焦病不治，则传下焦，肝与肾也。始上焦，终下焦"（《温病条辨》卷二）。由此而决定治疗，其总的原则是"治上焦如羽，非轻不举；治中焦如衡，非平不安；治下焦如权，非重不沉"。并认识到三焦辨证与六经辨证是不可分割的，谓："《伤寒论》六经由表入里，由浅入深，须横看；本节论三焦，由上及下，亦由浅入深，须竖看，与《伤寒论》为对待文字，有一纵一横之妙。"他的这些理论，补充了叶天士卫气营血辨证说之不足，使温病的发展变化层次得以明确，因此直至现在医界仍有将三焦辨证与卫气营血辨证结合运用的主张。

在治疗温病的方剂上，吴鞠通有大量的创新。他提出在卫用银翘散、桑菊饮；入气服白虎汤、承气汤；在营施以清营汤、清宫汤；入血则饮犀角地黄汤的一系列治疗方剂。鉴于温病易伤阴耗液，他制定清络饮等药以养阴保液，补充了一甲、二甲、三甲复脉、大小定风珠等方以养阴熄风。此外，还对安宫牛黄丸、紫雪丹、至宝丹的作用与运用作了更深刻的阐述。

由于吴瑭在温病学上所作出的贡献，使温病学说获得了更进一步的发展，达到更为完整与系统化的程度。他还著有《吴鞠通医案》，流传颇广。

王士雄与《温热经纬》　王士雄（1808～1868），字孟英，晚字梦隐，号半痴山人，浙江钱塘人。42 岁后移居上海，曾祖至父辈均业医。王士雄 14 岁丧父，向舅父哭诉自己立志学医的决心，舅父给他延请良医为师，并为书房题名“潜斋”，即潜心钻研之意。由于其时疫病流行猖獗，因此他对温疫更着意深入研究，先后编撰《霍乱论》《温热经纬》。《霍乱论》主要论述寒热二证及医案，并指出饮水“臭毒”是霍乱病发作的重要因素。说上海发生时疫霍乱，是由于人烟繁华，地气愈热；室户稠密，秽气愈盛；河水藏垢纳污，恶浊不堪之所致。因此为预防此病，必须采取疏通河道，毋使淤积；或广凿井泉，毋使饮浊的方法。他的说法很有道理。

《温热经纬》摘录《内经》《伤寒论》中有关温病的记载为经，以叶桂《外感温热篇》《三时伏气外感篇》和薛雪《湿热条辨》、余霖《疫疹一得》及陈平伯《外感温病篇》等有关温病论述为纬，其间还附作者自己见解所编成。该书将温病分为新感与伏气两大类，并就其病源、证候及诊治等进行阐述，既是温病学论述的汇编，又是温病诊治参考书，流传颇广。

从该书中可知王氏对温病学理论的阐发与系统化方面作了不少贡献，并对温病学说的某些方面能根据临床实际加以补充。如叶天士对温病的传变，提出“温邪上受，首先犯肺，逆传心包”。后人对其中的“逆传”颇感费解。王士雄指出所谓顺传是从上焦卫分传至中焦气分，而由上不入中仍留上焦，由卫不入气而直接入营，此非温病之正常传变，故称之为逆传。此说言之成理，解开了疑问。

吴鞠通曾言在上焦温病初起时，不仅要用银翘散、桑菊散、白虎汤等辛凉之剂清透邪气，还应以桂枝汤主之。王士雄则反对说：“风温在肺，只宜清解，若误用辛热之药汗之，亦有自汗多眠鼻鼾难语之变。”明确指出风温病初起忌用辛温。他的分析符合临床实际。

王氏重视伏气温病的辨治，认为外感温病，当依叶天士卫气营血传变规律；若伏气温病，自里出表，乃先从血分而后达于气分。他治温病，既有先清气后清血以治新感温病之法，又有先治血后治气以疗伏气温病之则。后人称赞王士雄此论为精识直过前人。

此外，王氏还编撰《潜斋医话》《随息居饮食谱》《归砚录》等书，并曾整理、补充和校注其曾祖父王学权的《重庆堂随笔》。

如上所述，明、清时期的温病学家，多产生于以苏州为中心的江苏、浙江地区，主要与该地区当时经济、文化、科学的发达，以及河流密集、交通便利、人口流动大、温病流行频繁等因素有密切关系。正是由于这时期温病学家以及其他医家对温病的医疗实践和理论上的发展，使温病在理、法、方、药上自成体系，形成了比较系统而完整的温病学说，从而使温病学成为独立于伤寒之外的一门学科，它既补充伤寒学说的不足，又与伤寒学说互为羽翼，使祖国医学对外感热病的理论、诊断与防治等，向着更为完善的方向继续发展。

6·2·2　人痘接种术的发明及历史意义

就世界疾病史而言，天花是波及面极广、为害极重、流行史甚长的烈性传染病。我国在公元 4 世纪时，文献上最早描述到天花这种病，当时称之为“时行”病，《肘后备急方》记载说：“比岁有病时行，仍（乃）发疮头面及身，须臾周匝，状如火疮，皆戴白浆，随决随生。”并且述及此病之预后，“剧者多死”，幸存者将在皮肤上留下许多瘢痕。古代文献认为此病于东汉光武帝建武年间（23～56 年），“于南阳击虏所得，乃呼为虏疮”。

自天花在我国流行为害以后，我国人民在同天花斗争的过程中，逐渐地创造了一些治疗的办法。《千金方》里就曾介绍一些治疗的方剂。并且，人们也曾探索一些预防天花的方法。

1884 年，武荣纶与董玉山合撰的《牛痘新书》里写道："考上世无种痘诸经，自唐开元间，江南赵氏始传鼻苗种痘之法。"而 1713 年朱纯嘏的《痘疹定论》则认为宋真宗时，丞相王旦之子曾被来自峨眉山的"神医"接种人痘预防天花。但是上二说还缺乏有力的证据。

比较可信的史料是 1727 年俞茂鲲《痘科金镜赋集解》中所写到的："又闻种痘法起于明朝隆庆年间宁国府太平县，姓氏失考，得之异人丹家之传，由此蔓延天下，至今种花者，宁国人居多。"按隆庆年间，相当于 1567~1572 年。此外，尚有其他文献所谈及人痘的时间与俞茂鲲所述大致相近，如张琰于 17 世纪 80 年代所写的《种痘新书》中，有"余祖承聂久吾先生之教，种痘箕裘，已经数代"的记载。由此看来，我国的人痘接种术，最迟在 16 世纪或更早一些时候就已经发明了。

接种人痘的方法，1695 年的《张氏医通》及 1742 年的《医宗金鉴》作了较详细的记述，据介绍有痘衣法和鼻苗法。前者是将出天花者穿的内衣给未出过天花者穿，让其传染天花而产生抵抗力。这种方法甚不合用，因有可能感染重型天花而致死亡的危险。同时，它又可能不会使未出天花者出现什么反应，因而不能产生对天花的抵抗力。鼻苗法包括浆苗法、旱苗法与水苗法。浆苗法是用棉花团蘸沾天花患者的胞浆，塞入未出天花者鼻腔内，使其发生天花而产生抵抗力，该方法也有可能染上重型天花的危险。旱苗法是将痊愈期天花患者的痘痂研细，用银管吹入未出天花者鼻腔内。水苗法则是将上述研细的痘痂用水调湿，以棉花团蘸沾塞入鼻腔内。

旱苗法与水苗法，由于所用的痘苗是天花患者痊愈期的痘痂，接种后是能够产生一定的预防作用的。《种痘新书》记载："种痘者八九千人，其莫救者，二三十耳。"可见效果颇好，因而逐渐地在各地流传应用。《张氏医通》说："迩年有种痘之说，始自江右，达于燕齐，近则遍行南北。"《痘科金镜赋集解》也说："近来种花一道，无论乡村、城市，各处盛行。"种花即是指种人痘。

正是种人痘对预防天花能取得一定的效果，当时统治者也大力提倡采用。康熙在《庭调格言》里写道："国初人多畏出痘，至联得种痘方，诸子女及尔等子女皆以种痘得无恙。今边外四十九旗及喀尔喀诸蕃，俱命种痘，凡所种皆得善愈。尝记初种痘时，年老人尚以为怪，朕坚意为之，遂全此千万人之生者，岂偶然耶？"

由此可见，人痘接种术确为当时预防天花的有效方法。而且，它不仅在我国各地得到广泛应用，还曾流传到国外。1652 年前后，名医龚廷贤的弟子戴曼公到日本，介绍了人痘接种术。17 世纪后，有的国家特派遣留学生到中国学习人痘接种术。据 1847 年俞正燮《癸巳存稿》载："康熙时，俄罗斯遣人至中国学痘医。"

此外，我国的人痘接种术还流传到朝鲜、土耳其、英国等地。据英国医史学家 Garrison 于 1917 年出版的《医学史》(History of Medicine)记载，18 世纪初，英国驻土耳其公使 Montague 的夫人曾给自己 3 岁的儿子种了人痘，3 年后她在英国又为 5 岁的女儿种了人痘。于是，我国的人痘接种术传到了欧洲。

人痘接种术有着重要的历史意义，它不仅是牛痘发明前预防天花的有效方法，更重要的是它成为人工免疫法的先驱。18 世纪时，法国启蒙思想家、哲学家伏尔泰(Voltaire)就曾经对我国人痘接种术倍加赞扬，他说："我听说 100 年来，中国人就有这种习惯，这是被认为全世界最聪明最讲礼貌的一个民族的伟大先例和榜样。”因此可以看出，我国发明的人痘接种术在世界医学史上写下了光辉的一页。

6·3 临证医学的新成就

明、清时期，由于许多医家和人民群众的丰富医疗实践，临证各科都取得许多新经验与新知识，并且各科都有各自发展特点与突出的成就，分述如下。

6·3·1 内 科

明、清时期内科的特点，主要是围绕医学理论与古代医家学说及其医疗经验，所出现的不同学术流派的论争；同时，还表现在不少医家对内科病证诊治的总结与医著的空前增多。

就学术流派的论争而言，首先是温补派对刘完素、朱丹溪医学主张所展开的论争，其后，清代一些医家对温补派医学主张所提出的反对论点。

温补派的主要医家为明代的薛己、张介宾、赵献可。他们反对刘完素、朱丹溪以寒凉药攻伐肾阳的主张，强调温补肾阳在养生与治病上的重要性。这在他们的医学著述与医疗实践中均有充分的反映。

薛己（约 1488～1558），字新甫，号立斋，吴县人。因受医学世家影响（其父薛铠擅医，曾任太医院院使），医学造诣较深，著述甚多。其《内科摘要》一书，是我国医学史上第一本以内科命名的医籍。其学术思想主要受李杲温补学说影响，强调真阴、真阳不足。薛己兼通内、外、妇、儿、眼、口齿等科，他的很多医著后被编辑为《薛氏医案》[1]。

继薛己之后，另一位著名温补派医家张介宾（约 1563～1640），字景岳，又字会卿，号通一子，浙江山阴（今属绍兴）人。少年时随父到京师，曾学医于金英。青年时从戎幕府，中年后再度“肆力于轩岐”。其医学主张，主要为“阳非有余”“真阴不足”以及“人体虚多实少”等论点，主张温补肾阴肾阳，慎用寒凉与攻伐方药，创立了许多补肾方剂，对后世产生了较大影响，甚至有的医家产生了滥用温补方剂的偏向。张景岳晚年编撰的《景岳全书》（1640），系一部综合性医籍，全书 64 卷，包括医学理论、诊断治疗原则、各家论述评议、作者的医学主张、诊治经验以及药物方剂等，内容很丰富。其中“伤寒典”与“杂证谟”各卷所论述的病证，大多属于内科疾病的内容，有不少正确的见解。如指出“卒倒”非风所致，说“卒倒多由昏愦，本皆内伤积损颓败而然，原非外感风寒所致，而古今相传，咸以中风名之，其误甚矣”。

明代力倡温补的又一位医家赵献可，字养葵，鄞县人。对薛己的温补学说十分推崇，尤其发挥命门之说，认为命门是人身之主和至宝，强调“命门之火”的重要，特撰《医贯》一书（1687），其用意即是以保养“命门之火”的论点贯穿于养生与治疗等一切问题之中。因此，其用药也多采用八味丸、六味丸等补阴补阳方剂。但赵献可过分强调温补命门的主张，不免失之于片面。

清代徐大椿（1693～1771）、陈修园（约 1753～1823）都极力反对温补派倡用峻补辛热药剂的主张。徐大椿特撰《医贯砭》一书，对《医贯》的论述予以猛烈的贬斥。陈修园仿效徐大

[1] 明代万历年间，吴琯将薛己撰写、编辑、校注的医书，以及薛铠和其他医家的医著合刊而成。较通行者为《薛氏医案二十四种》，其中薛己所编撰者，有《内科摘要》、《正体类要》、《外科枢要》、《口齿类要》、《疠疡机要》、《女科撮要》等。

椿,也写了一部贬斥温补派的专书《景岳新方砭》,对张景岳的温补学说力加抨击。徐、陈两医家针对温补派的评述,虽然对纠正滥用温补方剂的偏向具有一定的意义,但他们过于反对温补的论点,甚至有意气用事的言论,同样也是片面和不妥的。

明、清时期有关内科的综合性著述,较重要者为:

《医学正传》 著者虞抟(1438~1517),字天民,自号花溪恒德老人,浙江义乌人。曾接受祖父医学经验,并经过40年临证实践,他写作《医学正传》的动机为“将使后学知所适从,而不蹈偏门以杀人,盖亦端本澄源之意耳”。本书以《素问》《难经》为主要依据,参考吸收各医家学说,结合自己心得论述内、外、妇、儿科病证近百种,以论、脉、法、案进行介绍,总集1 000多方。作者推崇朱丹溪,但并不为丹溪学说及其他医家论点所禁锢。他认为:丹溪之书“不过发前人所未发,补前人所未备耳。若不参以诸贤所著而互合为一,岂医道之大成哉?”因此,他记述每病是以朱丹溪论述及其方剂冠首,其次则选刘完素、张从正、李杲和作者本人以及其他医家之方。

《明医杂著》(1549) 王纶撰。全书6卷,论述发热、劳瘵、泄泻、痢疾、咳嗽、痰饮、风症等内科杂病以及妇、儿、眼耳鼻齿等病证的辨证论治。他通过对内科学术思想的总结,主张外感法仲景,内伤法东垣,热病用完素,杂病用丹溪,对内科理、法、方、药的发展有一定的指导意义。

《寿世保元》(1615) 撰著者龚廷贤,字子才,号云林,明代江西金溪人。父龚信曾任职太医院,龚廷贤随父学医,后也曾任太医院吏目。《寿世保元》10卷,除卷一介绍诊断、用药基本知识外,其余各卷分述内、外、妇、儿各科病证的诊断治疗,并且对急救、杂治、灸疗以及一些疾病的预后也有所论及。书中在谈到预防中风时,写道:“中风者,俱有先兆之证,凡人如觉大拇指及次指麻木不仁,或手足少力,或肌肉蠕动者,三年内必有大风之至……当预防之,宜朝服六味地黄丸,暮服竹沥枳术丸与搜风顺气丸,二药间服,久而久之,诸病可除。”此外,还记载了“延年良箴”等老年病学内容。

《证治准绳》(1602~1608) 编撰者王肯堂(1549~1613),字宇泰,号损庵,又号念西居士,金坛人。王肯堂学医的经过为“嘉靖丙寅(1566)母病阽危,常润名医延致殆徧,言人人殊,罕得要领,心甚陋之,于是锐意学医,既起亡妹于垂死,渐为人知,延诊求方,户屦恒满,先君以为妨废举业,常严戒之,遂不复穷究。无何举于乡,又十年成进士……”,大约在50岁后,他“复取岐黄家言而肆力焉”(《杂病证治准绳》自序)。《证治准绳》是作者用了10多年编撰成,包括杂病、类方、伤寒、疡医、幼科、女科共6科,又称为《六科准绳》。全书以证治为主,作者说“因证检书而得治法……虽然大匠之所取卒与直者准绳也”。每证引《内经》《伤寒杂病论》及金元医家学说,结合己见论述,内容丰富,条理清楚,议论持中,选方较精。其中《杂病证治准绳》论述许多内科病证的治疗,如黄疸、咯血、便血、腹泻、眩晕、头痛、狂、癫、痨风、目痛、雀盲等。

《症因脉治》(1641) 明末秦景明著成初稿,后由秦皇士(秦景明侄孙)经30年整理充实定稿。秦景明认为朱丹溪的《脉因症治》固然是一本有价值的医书,但“仍有难于宗行者,盖执脉寻因寻症,一时殊费揣摩,不若以症为首,然后寻因之所起,脉之何象,治之何宜,则病无遁情,而药亦不至于误用也”,于是编纂成《症因脉治》。全书4卷,内容有:评价前人证因误治及证因各别治法的不同;依次叙述各病的症、因、脉、治。对内科常见病证如中风、咳嗽、呃逆、胃脘痛、腹痛、便秘、泄泻、呕吐、黄疸等都有详细记述,有较好的实用价值。

《证治汇补》(1687) 李用粹编撰。作者参考历代医家论述,结合自己经验,记述了80余种病症辨证论治,其中主要为内科杂病,内容扼要简明,便于学习与临床应用。

《金匮翼》(1768) 尤怡撰,专门论述内科杂病,简明清楚,切于实用。

《类证治裁》(1839) 林珮琴撰,作者主要结合自己临床经验,对内科杂病、妇科、外科等病证的证治进行论述,对其他医家理论与经验,也酌加介绍。

明、清时期专论内科某些病证诊治的医著也不少,主要的有:胡慎柔的《慎柔五书》(1636),系作者有关虚损、痨瘵的理论与治疗经验总结,附有医案,对诊治虚痨病等颇有参考价值。汪绮石的《理虚元鉴》(约1644),也是一本治疗虚劳的专书,作者认为虚劳和肺、脾、肾三脏有关,并提出阴虚与阳虚两种类型的理论。卢之颐的《痎疟论疏》(1657)系总结前人有关论治疟疾的专书。熊笏的《中风论》,介绍养阴清热治疗中风的经验。喻昌(嘉言)在《医门法律》(1658)中,叙述了腹水症状及其病因,说"凡有癥瘕、积块、痞块,即是胀病之根,日积月累、腹大如箕,腹大如瓮,是名单腹胀"[1]。王清任的《医林改错》(1830),在内科方面的重要贡献是他对疾病的治疗,强调补气活血与活血逐瘀两个原则。他所创立的活血逐瘀方剂,如通窍活血汤、血府逐瘀汤、膈下逐瘀汤以及补阳还五汤等,具有很好的活血通窍、活血祛瘀、活血通络功能,对治疗各种瘀血症有较好的疗效,至今仍有很大的临床治疗价值,并且得到了进一步发展。

6·3·2 外科与伤科

明、清时期,外科、伤科均有明显的新进展,主要有三特点:① 外、伤科病证理论知识的提高;② 发明了一些外科手术与外伤科医疗用具;③ 外、伤科著述空前增多。

《正体类要》(1529) 薛己撰。记述了正骨手法19条及外科方剂等,介绍了扑伤、坠跌、金创与烫伤医案,论述比较简明实用,后来《医宗金鉴·正骨心法要旨》主要以此书为参考。

《外科理例》(1531) 汪机撰,论述外科病的证治,并附作者医案。对外科病的治疗,主张"以消为贵,以托为畏",反对滥用刀针。

《外科枢要》(1571) 薛己撰,为疮疡证治专书,以外科病证为纲,将全身疮疡分为30余种,并对筋瘤、血瘤、肉瘤、气瘤和骨瘤作了描述。

《疡医证治准绳》(1608) 王肯堂撰,对外科病症诊治有丰富的论述,提出骨伤科医生了解骨骼知识的重要性,记载了多种外科手术的方法。其中有好些是中医外科史上的最早记载,如气管吻合术:"凡割喉者……以丝线先缝内喉管,却缝外颈皮,用封口药涂敷,外以散血膏敷贴,换药。"耳郭外伤整形术:"凡耳斫跌打落,或上脱下粘,或下脱上粘,内用封口药掞,外用散血膏敷贴及耳后,看脱落所向,用鹅翎横夹定,却用竹夹子直上横缚定,缚时要两耳相对,轻缚住。"此外,还记述了唇、舌外伤后的整形术,以及头颅、肩胛、颈部、胸腹、腰、臀、脊柱等外伤的急救手术与药物。对于瘿瘤,书中提到"按之推移得多者,可用取法去之,如推之不动不可取也",表明已认识到固定的肿瘤不能用手术治疗。

《外科正宗》(1617) 撰著者陈实功(1555~1636),字毓仁,号若虚。崇川(今江苏南通)人。从少年时起即研习医药学,尤其致力于外科伤科40余年,《外科正宗》主要是他对医学理论与经验的总结。他认为"内之证或不及于其外,外之证则必根于其内也",因此,对外

[1]《医门法律》卷六,胀病论。

科疾病,他也很重视调理脾胃,主张多采用托、补二法。对脓肿治疗,强调要"开户逐贼","使毒外出为第一",运用刀、针扩创引流,或采用腐蚀药清除坏死组织。他记载了鼻息肉摘除术、咽喉食管内铁针取出术及截肢术等,设计制造了摘除鼻息肉的手术用具,介绍了枯痔散、枯痔钉、挂线等治疗痔瘘的方法。《外科正宗》对皮肤病也有不少记载,如奶癣病名最早见于此书。该书还记述了多种肿瘤,最早提到粉瘤、发瘤与失荣。它描述失荣为:"其患多生肩之已上,初起微肿,皮色不变,日久渐大,坚硬如石,推之不移,按之不动,半载一年,方生阴痛,气血渐衰,形容瘦削,破烂紫斑,渗流血水,或肿泛如莲,秽气熏蒸,昼夜不歇,平生疙瘩,愈久愈大,越溃越坚,犯此俱为不治。"这是最早对颈部恶性肿瘤(包括原发与转移)的详细记载。陈实功观察到失荣为不治之症,他所创制的"和荣散坚丸"与"阿魏化坚膏"两种方剂,虽不能治愈,却可延长患者生命,他应用于临证后,认为"诚缓命药也"。此外,他对乳腺癌的症状特点与预后,也作了详细而正确的描述。书中还有乳腺癌与其他外科疾病插图。

《外科大成》(1665) 编撰者祁坤,字广生,号愧庵,山阴人,康熙初曾任太医院院判。《外科大成》论述外科证治要点与常用方剂,详细介绍内痈、流注、瘿瘤、金疮及多种外科疾病的辨证论治。书中谈到对已溃脓肿用棉纸拈蘸玄珠膏度之,使脓会齐,三、二时取出拈,以利脓液排出,近代西医纱布条引流术与此法很相似。书中指出失荣、舌疳、乳岩、肾岩翻花为疡科中之四绝症。

《外科证治全生集》 又名《外科全生集》(1740),王维德(字洪绪)主要依据家传四代外科经验撰成。书中把外科病证分为阴阳两类,如痈为阳,疽为阴。反对寒凉清火法治疗阴证,而主张采用"阳和通腠,温补气血"办法。创制"阳和汤""犀黄丸"等治疗属于阴证的外科疾患。作者介绍用于消肿散结的小金丹,确有一定疗效,现今的小金片就是依据小金丹减味制成。但对痈肿等外科疾患,他反对用刀针和腐蚀药治疗,显然是很片面的。

《疡科心得集》(1805) 高秉钧撰,主要根据自己外科临床经验写成。因作者兼通内、外科,因此常从内科角度论述和治疗外科疾病,如疔毒走黄,采用紫雪丹、至宝丹及犀角地黄汤等。

《疡医大全》(1760) 顾世澄撰,汇集《内经》及历代外科论述进行分类编辑,并有编者按语及经验方药,资料相当丰富。

这时期外、伤科的成就还表现于对某些外科疾患的正确认识,如《医学正传》对肠痈的描述:"……得潮热,微似疟状,少腹右边有一块,大如鸡卵,作痛,右脚不能伸缩……此大小肠之间欲作痈耳。"这正是近代西医学所描述的慢性阑尾炎急性发作或阑尾脓肿。1604 年申斗垣的《外科启玄》中,描述"羊须疔"症状为生于下颏须中,如同疔疮,"初起根深,形如粟米、小豆,三四日面目浮肿,五六日寒热交作,七八日体倦,头痛如添,呕逆神昏气喘,十无一活",这是近代西医所记载到的面部"危险三角区"疖子所引起的败血症。

此外,1742 年《医宗金鉴 · 正骨心法要旨》中,有多种治疗骨损伤的用具图。1815 年胡廷光的《伤科汇纂》收辑了清以前丰富的伤科文献资料,有方剂 1 000 余,插图 10 多幅。

明、清时期,论述外科疾病的证治专书,较著名者有下列几种。

《解围元薮》(1550) 最早的麻风病专书,沈之问编著。作者祖父沈怡梅曾在福建、河北等地收集治疗麻风病的秘方,父亲沈艾轩有所补充。沈之问继续这项工作,"每遇知风者,即礼币款迎,研搜讨论","苟得一言善法,即珍而笔之",在总结麻风病诊治经验与自己的心得后,编撰成《解围元薮》4 卷,包括病因与流行病学、证候、预防与治法、方药等。书中着重论及麻风病的传染性与预防法,记述了较丰富的防治麻风方药。他所介绍的大枫子对麻风病的治疗经验,纠正了以往所持的多服大枫子将造成失明的错误论点。《疠疡机要》(约1554),也是麻风病专书,薛己撰。书中论述麻风的本症、变症、兼症、类症的证治与方药,并有验案介绍。

《霉疮秘录》(1632) 较早的梅毒病专书,陈司成(字九韶)撰。典型的梅毒病在我国的出现,大约是15世纪或稍前从国外经广东传入,最初称为"广疮",后因其外观似杨梅,所以称为"杨梅疮"。陈司成继承祖辈医业,对于梅毒病进行了深入调查研究,除证实此病主要由接触传染外,还发现有遗传与间接传染。他在《霉疮秘录》中记述了梅毒不同病期的症状,提出了用丹砂、雄黄等含砷的药品治疗,这是世界医学史上最早应用砷剂治疗梅毒的记载。此外,书中还论及预防梅毒的方法。

6·3·3 妇产科

明、清时期妇产科的证治,积累了不少新经验,著述很多,现存者约100余种,较著名的为:《女科证治准绳》(1607),王肯堂编撰,收辑妇产科资料相当丰富,其中主要辑录薛己校注的陈自明《妇人大全良方》的内容。他在自序中写道:"务存陈氏之旧,而删其偏驳者,然亦存十之六七而已。至薛氏之说,则尽收之,取其以养正为主,且简而易守,虽子女学习无难也。"1620年,武之望以《女科证治准绳》为基础,将女科的经、带、胎、产诸病分列纲目,编撰成《济阴纲目》,有论有方,并加注释,便于临证应用。

清代对女科较著名者为傅山(1607~1684)。傅山字青竹、青主,号公之它、朱衣道人,尚有其他别名甚多,阳曲(今山西太原)人。他博涉经史百家,工于诗文书画,擅医。因多方面均有较深造诣,声誉甚高。明亡后,隐居不仕,其著述也多隐去自己真名。后人将傅青主有关女科病证的论述与经验和其他医家论述辑录成书,称为《傅青主女科》,对带下、血崩、种子、妊娠、正产、小产、难产、产后等均有简要论述,处方药味不多,理法严谨,以培补气血与脾胃为主,具有较大影响。

《达生篇》(1715) 亟斋居士撰,书中以简要而通俗文字记述胎产时应注意的要点,特别提出临产时的"睡、忍痛、慢临盆"六字诀,认为不仅产妇应掌握六字诀,其家人也应有所了解。因此,该书也是一本介绍临产卫生知识的读物,具有一定的实用价值。

6·3·4 儿科

明、清时期,儿科所取得的新经验与新知识也是比较突出的,儿科著述相当繁多,较重要者有:

《保婴撮要》 薛铠撰,内容丰富,很重视乳母对婴儿身体与健康的影响,因乳母的体质、情绪、疾病等因素所引起的婴儿疾病,必须同时医治乳母与婴儿,强调"保婴之法,未病则调治乳母,既病则审治婴儿,亦必兼治其母为善"。

《万密斋医书十种》 编撰者万全(约1495~1580),字事,号密斋,罗田(今湖北罗田)人,祖父,父亲均业医,且均擅长儿科。父辈本要万全考科举,但不如愿,后随祖父、父亲学医及行医达50余年。万全总结祖辈与自己医疗经验,编撰成《万密斋医书十种》,其中半数为儿科著述,如《育婴秘诀》、《片玉心书》、《幼科发挥》、《痘疹心法》、《片玉痘疹》等。万全根据钱乙提出小儿"脏腑柔弱、易虚易实、易寒易热"的论点,认为小儿气血未定,易寒易热,肠胃软脆,易饥易饱。主张"调理但取其平,补泻无过其剂""当攻补兼用,不可偏补偏攻"。万全的著述中,记述了急、慢惊风的病因各有3种,并观察到瘫痪、失语等惊风的后遗症。认为"疳证虽有五脏之不同,其实皆脾胃之病也"。万全根据三代世医的经验,总结出了100多首验方,玉枢丹最早出于此。此外,对婴幼儿的护理与疾病的预防也有不少正确的论述,提出"儿之初生,断脐护脐不可不慎,故断脐之时……以火燎而断之"以及"以剪断之,以火烙之"等。

《幼科证治准绳》(1607) 王肯堂撰,作者谈到,古时认为"幼科最难,谓之哑科,谓其疾痛不能自陈……吾独谓不然,夫幼少者精神未受七情六欲之攻,脏腑未经八珍五味之渍,投之以药,易为见功"。书中内容很丰富,记载了婴儿先天性肛门闭锁的开通手术:"……肛门内合,当以物透而通之,金簪为上,玉簪次之,须刺入二寸许,以苏合香丸纳入孔中,粪出为快。若肚腹膨胀不能乳食作呻吟声,至于一七难可望其生也。"

《幼幼集成》(1750) 陈复正编撰,主要取材于前人儿科论述,结合作者40余年经验与体会写成。书中对指纹在儿科疾病中的诊断价值,有较正确的评价,认为既不可否定,也不能夸大其作用。指出在小儿身上进行脉诊比较困难,可借助指纹与面部望诊于诊断,因为"小儿每怯生人,初见不无啼哭,呼吸先乱,神志仓忙,而(脉)迟数大小已失本来之象矣,诊之何益?不若以指纹之可见者,与面色病候相印证,此亦医中望、切两兼之意"。提出以"浮沉分表里,红紫辨寒热,淡滞定虚实",进行辨证。陈复正将以往所定名的急惊风、慢惊风、慢脾风,分别改称为误搐、类搐、非搐。认为致搐的病因有外感、杂病与脾虚三类。他还从"小儿脏腑未充,则药物不能多受"的观点出发,创立不少适于小儿的外治法,如按摩、热敷、贴药、针挑、刮痧、磁锋砭法、吹药、蜜导等。此外,还收集了不少民间有效方剂和治法,如马齿苋、鸦胆子治痢等。

明、清时期,还有不少痘疹方面的著述,麻疹病名的出现也是在此时期,最早见于龚信的《古今医鉴》,并从证候上与痘疹作了鉴别。

6·3·5 眼　　科

《原机启微》(又名《元机启微》1370) 倪维德撰。论述了倒睫、眼睑炎、眼出血、内障、瞳孔散大等多种眼病及治疗方剂。

《审视瑶函》(1644) 傅仁宇编撰。书中记述了眼科医案、五轮八廓,论述眼与脏腑经络的关系、眼科病证的证因治法。介绍了针灸术在眼科的应用,专门谈及金针拨内障的手法。全书记载到眼科病证108证,300余方剂,并有插图,内容颇丰富,另有《眼科大全》之称。

此外,《证治准绳》记载的眼科证候有170余种。书中最早记载了色盲,称为"视赤如白证",描述其症状为"视物却非本色也……或观太阳若冰轮,或睹灯火反粉色,或视粉墙如红如碧,或看黄纸似绿似蓝等类……"所述甚为正确。

6·3·6 喉　　科

明、清时期,喉科的发展也是比较显著,薛己撰著的《口齿类要》(1528)记载了口、齿、舌、唇、喉疾病的辨证治疗,内容简要,是现存早期的中医口齿科专书。清代尤乘编撰的《尤氏喉科秘书》(1675),记述了口、齿、舌、咽、喉、面、腮、颈等部位的常见病证治,简明而具一定实用价值。

喉科名医郑梅涧(1727~1787)的喉科理论与诊治经验,经子郑枢扶整理成《重楼玉钥》,

刊行于1888年,书中简要地介绍了咽喉部解剖生理,着重论述了咽喉部疾患(尤其是类似白喉的"白缠风"等急性感染)的证治与预后。此外,该书还对口、齿、耳部疾病的证治经验作了介绍,对针灸术在咽喉部疾病的治疗作了专卷论述,是一部实用的喉科重要医籍。

6·3·7 针灸与推拿

明代,针灸学继续有所发展。1443年,明政府特指定专人仿照宋代式样另行铸造过针灸铜人。在这时期还出现了不少针灸著述,如徐凤的《针灸大全》(约1439),主要为歌赋形式讲述针灸理论与穴位,其次介绍子午流注与灸法,书中选录了历代针灸资料并附插图,有一定参考价值。汪机的《针灸问对》,又名《针灸问答》(1530),主要依据《内经》有关针灸论述,以问答形式阐述针灸学的一些基本理论,同时介绍了针法、灸法以及经络穴位等。而更能反映明代针灸学成就者,是高武与杨继洲在针灸学上的贡献。

高武,字梅孤,四明(浙江鄞县)人。青年时爱好天文、兵法、骑射,曾中过武举。中年后专攻医学,尤其精于针灸。于16世纪中叶,先后编撰成《针灸节要》与《针灸聚英》二书。前者主要为摘录《内经》《难经》中有关针灸的重要论述编成,便于初学针灸者应用。后者又名《针灸聚英发挥》,刊于1529年。书中汇集了16世纪初以前10余种针灸文献的理论与治疗经验,同时记述了高武本人的一些学术见解,对某些迷信观点作了一些批判,是一部重要的针灸学专书。高武鉴于针灸穴位在男、女、儿童身上存在某些差异,因此于16世纪中叶设计铸造男、女、儿童针灸铜人各1座,作为定穴之标准。

16世纪末叶,杨继洲对16世纪以前的针灸学文献进行辑录,在祖传《针灸玄机秘要》一书的基础上,结合自己的心得经验,于1601年编撰刊行《针灸大成》。书内论述了经络、穴位、针灸手法与适应证等,介绍了应用针灸与药物综合治疗经验。并且有针灸治疗成功与无效的病案。《针灸大成》内所辑录的古代针灸资料,有的原书后来失传,幸此书保存了部分针灸资料,因此是明代一部重要的针灸学专书。

清代中期以后,封建统治者以"针刺、火灸,究非奉君之所宜"的谬论,于1822年下令:"太医院针灸一科,着永远停止。"针灸疗法的发展受到一定程度的阻碍,但因为它具有多方面的优越性,所以在民间仍广泛流传应用。

"推拿"即按摩,明代文献开始有推拿名称。推拿疗法不仅在成人使用,也推广到小儿,龚云林撰著的《小儿推拿秘旨》,又名《小儿推拿活婴全书》(1604?),周子蕃的《小儿推拿秘诀》(1605),反映了明代按摩术的发展。两书总结了前人有关小儿推拿疗法的手法、成就与作者经验。17世纪70年代,熊运英编撰的《推拿广意》,对前人的推拿论述与经验进行了一次比较全面的总结,书中介绍了推拿疗法的理论、手法与图解、推拿疗法在小儿疾病中的应用以及小儿病的内服方剂等,具有较大的实用价值。

6·3·8 气功与养生

明、清时期,气功与养生学也有进一步发展,有关著述甚多,且较简要易行。冷谦于1442年前后撰著的《修龄要旨》,是明代一部内容丰富的气功与养生保健专书,论述了四时调摄、起居调摄、四季却病、延年长生、十六段锦、八段锦导引法、导引却病法等,书中多以歌诀形式介绍养生与气功要点及其具体方法。如长生十六字诀写道:"一吸便提气气归脐,一提便咽水火相见。"导引却病歌诀写道:"津液频生在舌端,寻常救(数)咽下丹田,于中畅美无凝滞,百日功灵可驻颜。”又如“却病八则”中写道：“厚味伤人无所知，能甘淡薄是吾师，三千功行从兹始，天鉴行藏信有之。”全书内容言简意明，易于领会实行。

周履靖于1578年所辑《赤凤髓》，以绘图与文字介绍内功、动功、五禽戏、八段锦导引等。陈继儒于1606年前后所撰《养生肤语》，论述气功导引在养生和治病上的作用。书中写道：“却病之术，有行动一法。虚病宜存想收敛，固秘心志，内守之功夫以补之；实病宜按摩导引，吸努掐摄，外发之功夫以散之；凡热病宜吐故纳新，口出鼻入以凉之；冷病宜存气闭息，用意生火以温之。”高濂于1591年所辑《遵生八笺》，其中“清修妙论”“四时调摄”“起居安乐”“延年却病”“饮馔服食”“灵秘丹药”等笺，主要是对养生保健的论述。

此外，万全的《养生四要》(1549)、曹廷栋的《老老恒言》(1773)、陈修园的《平人延年要诀》(1803)、黄克楣的《寿身小补》(1831)、尤乘所辑《寿世编》[1]等，均为这时期的养生保健专书。

1895年，德贞(Dudgeon,J.)将《遵生八笺》选译成英文，以《功夫，医学体操》书名出版。其后，《寿世编》与《寿身小补》也分别被国外与国内学者译成德文出版。这也表明，我国的养生保健学所具有的价值。

6·4 医学理论研究与医学著作的发展

6·4·1 古典医籍的考证与注释

明、清时期，由于考据之风气盛行，不少医家对重要的古典医籍进行了大量的考证与注释工作，其中比较著名的有：

马莳将《素问》《灵枢》重新分卷并加以注释，于1586年编注成《黄帝内经素问注证发微》与《黄帝内经灵枢注证发微》各9卷，后者是《灵枢》的最早全注本。由于马莳对《灵枢》所作的注释工作，便利了后人对该著作的研究学习。1672年，张志聪的《黄帝内经素问灵枢集注》，使《内经》的不少疑难问题得到了阐明。张景岳将《内经》原文，根据其性质，“以类相从”，于1624年编成《类经》，分为摄生、阴阳、脏象、脉色、经络、标本、气味、论治、疾病、针刺、运气、会通共12大类，并予注解，对学习研究《内经》很有参考价值。此外，张景岳还编撰《类经图翼》与《类经附翼》，以图解与论述，对《类经》进行了补充。

鉴于马莳、张景岳等人对《内经》注释的内容繁多，学习不便，李中梓从由博返约的要求出发，于1642年编成《内经知要》，内容简要，条理较清楚。其后，汪昂选录《素问》《灵枢》除针灸之外的主要内容，分为脏象、经络、病机、脉要、诊候、运气、审治、生死、杂论共9篇，酌取各家学说予以简注，于1686年编成《素问灵枢类纂约注》，为《内经》的节注本中较有影响者。

对《难经》的研究与注释方面，1501年张世贤的《图注八十一难经》，采用图解形式注释难经，对理解原文有一定帮助。1727年徐大椿的《难经经释》，将《内经》、《难经》有关内容相对照，并以《内经》理论阐述其义理与渊源，有一定参考价值，但其中有些解释牵强，并且提出《难经》不能违乎《内经》的遵古不化观点。

对《伤寒论》《金匮要略》的研究注释方面，1592年方有执的《伤寒论条辨》，是作者对

[1] 根据1667年刊印的李中梓《寿世青编》辑成。

《伤寒论》原文详加考订注释，删去“伤寒例”一篇，将太阳病归纳为风伤卫、寒伤营、营卫俱伤三种，分类比较明确。1648年喻嘉言的《尚论篇》，是在前书的基础上补充和发挥的。1669年柯琴的《伤寒论注》，将《伤寒论》条文重新安排，用六经分篇、以证分类、分类分方的方法研究编注《伤寒论》，更便于掌握和应用。他还把所写伤寒论文汇集成《伤寒论翼》，把方论编成《伤寒附翼》，此两书连同《伤寒论注》合称为《伤寒来苏集》，其参考价值与影响均较大。1729年尤怡的《伤寒贯珠集》，将《伤寒论》原条文作适当的连贯，更具条理，并把伤寒论的治法分为正治法、权变法、斡旋法、救逆法、类病法、明辨法、杂治法等，对临证实践有指导意义。1729年尤怡纂注了《金匮要略心典》（简称《金匮心典》），对《金匮要略》进行校正注释和阐述，说理清楚。对少数费解原文，不强作解释，是学习《金匮要略》的一部有价值的参考书。1768年尤怡又编撰《金匮翼》，作者参考历代方书，结合自己心得，论述内科杂病证治，作为对《金匮要略心典》的补充。1759年徐大椿的《伤寒类方》，把《伤寒论》的113方分为桂枝汤、麻黄汤、葛根汤、柴胡汤、栀子汤、承气汤、泻心汤、白虎汤、五苓汤、四逆汤、理中汤与杂方共12类。每类先定主方，再将同类诸方附入，每方之后又罗列使用此方之条文，条理清楚。

6·4·2 医德的论述与实践

明、清时期，医家及医著中论述医德的内容相当多，不仅是许多医著中一般提到的，而且有较多的医籍内专门列出对医德的论述。

《医学入门》中的“习医规格”提道：“医司人命，非质实而无伪，性静而有恒……未可轻易以习医。”指出：“论方用药潦草而不精详者，欺也；病愈后而希望贪求，不脱市井风味者，欺也。”《外科正宗》里提出医家“五戒”与“十要”。肖京的《轩岐救正论》（1644）中，专门写有“医鉴”和“病鉴”一卷。《张氏医通》的“医门十戒”对医家的医学道德谈得更为简要，如：薰莸时习戒；恃才妄作戒；任性偏执戒；同流合污戒；因名误实戒；师事异端戒；贫富易心戒；贵贱混治戒；乘危苟取戒；诋毁同道戒。《医学心悟》则写了“医中百误歌”，以歌赋形式谈到医德的具体要求，例如“医家误，强识病，病不识时莫强认，谦躬退位让贤能，务俾他人全性命”；“医家误，不克己，见人开口便不喜，岂知刍荛有一能，何况同人论道理”等。《痘科金镜赋集解》有“医家七事”，其中写道：“无论富贵贫贱请视即当亲往，不可欲去不去，故意留难，乔装身份，亦不可因馈赠厚薄而分等差。”

其他如万全在《幼科发挥》内记载对宿怨者的病儿，也应尽心救治的事例，他说：“彼只一子，非吾不能治也。吾去，彼再不复请也。误了此儿，非吾杀之，亦吾过也。”（《幼科发挥》卷四）《医镜》中说到，医生为病人开方，事后发现有错或不妥时，“虽至深夜必使人叩病者门告之，或深自引咎，改易前方，不自怙过也”，体现了医生对病家的负责精神。为了要求对病者生命的负责，清代医家沈金鳌特把自己写的一本书命名为《尊生书》，他说：“人之生至重，必知其重而有以尊之，庶不致草菅人命。”

从上所引述的一部分资料，足可看出，我国的医学道德，在明、清时期也是反映得很突出的。

6·4·3 人体解剖学

中医有关人体解剖学的知识，在《内经》中已有了不少记载，但一直到明末清初期间，发展很缓慢，其中有些错误的认识，从古时起历代沿袭相传。1830年，《医林改错》的刊行，纠正了前人关于人体脏腑记载的某些错误。

《医林改错》的著者王清任（1768～1831），又名全任，字勋臣，直隶（今河北）玉田县人。他在长期行医过程中，发现前人医著中对人体脏器的记载存在着好些错误处，深感医家掌握正确的人体脏器知识的重要性，强调“业医诊病，当先明脏腑”，并说“著书不明脏腑，岂不是痴人说梦？治病不明脏腑，何异于盲子夜行？”为了纠正前人医著中的错误，他“竭思区画，无如之何，十年之久，念不少忘”。他30岁时，路过滦州福地镇发现义冢处有许多被犬食残遗的“破腹露脏”的病死小儿尸体，他“初未尝不掩鼻，后因念及古人所以错论脏腑，皆由未尝亲见，遂不避污秽，每日清晨，赴其义冢，就群儿之露脏者细视之”，“十人之内，看全不过三人，连视十日，大约看全不下三十余人”。

经过上述观察，王清任发现人体内部的“卫总管”（腹主动脉）、“荣管”（上腔静脉）、“遮食”（幽门括约肌）、“津管”（总胆管）、“总提”（胰脏）、“膈膜”（横膈膜）等结构，尤其是对膈膜的记述相当正确，说“人胸下膈膜一片，其薄如纸，最为坚实”。他纠正了古人所认为的“脾闻声则动”“肺中有24孔”“尿从粪中渗出”等错误论断，而且他再一次肯定脑子主宰思维记忆的功能，说“灵机记性，不在心在脑”。

因为王清任所观察到的是病死并被狗咬食破坏的内脏结构，所以他也有论述错误之处，如他误认为“心无血”和“头面四肢按之跳动者，皆是气管”。其他医家提出肺“吸之则满，呼之则虚”的正确意见，王清任却批评为错误。

王清任对人体脏器结构上的某些错误认识，主要是受当时社会条件与他进行观察条件的限制所致，因而是不能苛求的。更何况他在《医林改错》的“自序”里，谦虚地声明，书中“当尚有不实不尽之处，后人倘遇机会，亲见脏腑，精查增补，抑有幸矣”。

王清任生活在封建礼教极为严重的清代，其不仅敢于冲破其束缚，而且不畏惧打击与讽刺，对前人的错误论断提出纠正意见，其革新进取精神尤为可贵。

此外，王清任在“论痘非胎毒”的专节中指出：“诸书又曰：自汉以前无出痘者。既云胎毒，汉以前人独非父母所生？此论最为可笑。”这也反映出他敢于纠正前人错误，追求科学真理的精神。

6·4·4　诊 断 学

明、清时期的医家，对诊断学都有不同程度的论述，并且有所发展。

在此期间，脉学著作相当多，如李时珍的《濒湖脉学》、1584年吴崑的《脉语》、1650年的《医灯续焰》、明末清初的《脉诀汇辨》、1769年黄宫绣的《脉理求真》、1827年周学霆的《三指禅》等。《医灯续焰》是明代王绍隆所传，清代潘楫增注，系根据《四言脉诀》引申而成，包括理、法、方、药内容，切合临证应用。《脉诀汇辨》作者李延昰（1628～1697）系李中梓之侄，他鉴于六朝时《脉诀》“鄙俚纰谬，取资捧腹”，且太简略，认为研究脉学有六要，即：“辨析相类之脉，对举相反之脉，熟悉兼至之脉，察定平常本脉，准随时令变脉，确认真藏绝脉。”因此，他用了10年时间，参考近70种古书内有关脉学论述，加以引录整理，编撰成《脉诀汇辨》，书中还选录李中梓医案数10例，作为脉诊在临证中的示范，内容颇为丰富。

鉴于有的医家，往往仅以脉象一项诊病，所以明、清时期的医籍不少强调四诊全面应用的必要性。《濒湖脉学》虽以论述脉学为主，但书中特别提道：“世之医、病两家，咸以脉为首务，不知脉乃四诊之末，谓之巧者尔，上士欲会其全，非备四诊不可。”《脉诀汇辨》指出：“望闻问切，古所谓四诊也，知切矣而略于三者，犹欲入户而阖其门，其可得哉？”并且说：“设不能以四诊相参，而欲孟浪用意，未有不复人于反掌间者！”喻嘉言在《医门法律》的第一卷就评述四诊合用的重要性，并且规定了六条律，以评定医家在运用四诊中的过失。如问诊的律一条为：“凡治病，不问病人所便，不得其情，草草诊过，用药无据，多所伤残，医之过也。”

为了强调问诊之重要，李梴在《医学入门》中提到，习医者须先熟悉问诊，并列出 55 条应询问的事项。张介宾特写了“十问歌”，即：“一问寒热二问汗，三问头身四问便，五问饮食六问胸，七聋八渴俱当辨，九因脉色察阴阳，十从气味章神见。”

此外，还有 1723 年林之翰的《四诊抉微》，1668 年张登的《伤寒舌鉴》等。上述著作的出现，反映了明、清时期诊断学的进展情况。

6·4·5 病案格式的建立

我国古代的病案记载，早在《周礼》所谈到医疗考核制度时可能已经有了，只是没有具体的记录流传下来。《史记》记载了淳于意的 25 例诊籍，虽然有了病案形式的记录，但其规格不一，且所记项目也不全面。至明代，则制定了记录详细、项目固定的病案格式。

1522 年，韩懋在《韩氏医通》里提出病案应包括“六法兼施”的内容，即：望形色、闻声音、问情状、切脉理、论病原、治方术六大部分，具体项目有三十余项，制定了较详细的病案格式。1584 年，吴崑依据韩懋的格式加以修改补充，在《脉语》书中，对病案格式规定七大部分内容，即：① 书某年、某月、某地、某人；② 书其人年之高下，形之肥瘦长短，色之黑白枯润，声之清浊长短；③ 书其人之苦乐病由，始于何日；④ 书初时病症，服某药，次服某药，再服某药，某药少效，某药不效；⑤ 书时下昼夜孰甚，寒热孰多，喜恶何物，脉之三部九候如何；⑥ 引经旨以定病名，某证为标，某证为本，某证为急当先治，某证为缓当后治，某脏当补，某证当泻；⑦ 书当用某方，加减某药，某药补某脏，某药泻某脏，君臣佐使之理，吐下汗和之意。一一详尽，末书某郡医生，某某撰。从吴崑对病案所规定的上述具体项目看，其病案格式可说是相当详尽了。这对医疗经验的总结、医药学理论的发展以及医疗效果的提高，都是很有利的。

6·4·6 医学全书、类书、丛书的编著

明、清时期，有不少医学全书、类书与丛书问世，较著名者有：

《古今医统大全》(1556) 编撰者徐春甫，字汝元，号思鹤，祁门人，嘉靖时名医，曾在太医院任职。《古今医统大全》是辑录 230 余部医籍以及其他文献中的医学内容而成，全书 100 卷，包括《内经要旨》、历代医家传略、各家医论、脉法、运气、经络、针灸、本草、养生、临证各科证治及医案等，是一部内容丰富的医学全书。而且，主要由作者个人编成，更属难得。《景岳全书》也是一部总结前人与著者个人医疗经验，论述医学理论与临证各科证治的全书。

《古今图书集成 · 医部全录》(1723) 蒋廷锡等受命编纂的医学类书，520 卷，内容辑录自《内经》至清初 100 余种医学文献，分类编纂而成。其中有古典医籍的注释、临证各科证治、医家传略、医学艺文与记事等。

《古今医统正脉全书》(1601) 王肯堂、吴勉学编辑的医学丛书。辑录自《内经》至明代重要医籍 44 种。

《医宗金鉴》(1742) 清政府命令纂修之医学丛书。1739 年，吴谦等人受命后，对 18 世纪初以前历代重要医学著述加以校订、删补，并进行节录编辑，至 1742 年告竣。全书共 90

卷,分为15门,包括医学理论、诊断、各科证治、方剂、针灸与运气等内容。1749年起,清"太医院"规定为医学生教科书。该书之优点为取材较适当,条理较清楚,文字较通俗,并附有插图,便于阅读和应用,流行甚为广泛。

此外,汪机的《汪石山医书》(1519)、薛己的《薛氏医案》(1529)、王肯堂的《六科证治准绳》、张璐的《张氏医通》(1695)、《徐灵胎医书八种》(1767)、沈金鳌的《沈氏尊生书》(1773)、陈修园的《南雅堂医书全集》(1820)等,都是较著名和有一定影响的医学丛书。

6·4·7　医案专辑与医学入门书的出版

明代以前,虽已有医案专辑,但数量甚少,且较简略,大部分的医案记载散见于各种医著之中。明代起,医案专辑明显增多,1552年编撰的《名医类案》是一部资料空前丰富的医案专辑,本是由江瓘搜集编辑,他用了20年时间,把历代医家的验案以及经史百家文献中所记载的较重要的医案,进行收集总结,分类编排,并予评议。但是,江瓘在编辑此医案专辑没有最后完成之前病逝。后来,其子江应宿继续了这项工作,又用了19年时间进行补充并重新编辑完成。此医案专辑全书12卷,分为205门,大部分医案记载,包括了病情与治疗方剂主要内容,具有相当的参考价值。

清代魏之琇在《名医类案》的基础上,补充该书问世后的其他医家医案,并重加校定,按病证分类编纂,取名为《续名医类案》,于1770年刊行,迄今仍比较流行。此外,叶桂的《临证指南医案》(1746)、徐大椿的《洄溪医案》等,也属比较有名者。

医学启蒙与入门书的涌现,是明、清时期医学发展的突出特点之一。为了便于学医者学习,李梴把自己编撰的医书命名为《医学入门》,他的自序中写道:"……寓古今方论,论其要,括其词,发其隐而类编之,分注之,令人可读而悟于心,临证应手,而不苦于折肱。"汪昂编撰的《汤头歌诀》(1694),选录常用中药方剂300余种,编成200余首七言歌诀进行介绍,便于初学者诵读记忆,迄今仍是学习中医方剂的重要入门书。程国彭编撰的《医学心悟》,以简明文字,扼要清楚地论述四诊、八纲、八法以及临证各科疾病的证治,并介绍了作者30年医学实践的经验,对初学医者很有启发。

在清代,对医学启蒙普及作了更多工作者是陈念祖(字修园,号慎修,约1753~1823)。他从幼年起即诵读经史百家著作并学习医学,行医后医名甚盛,编撰医书甚多。其中如《医学实在易》、《医学三字经》、《时方歌括》等,都是文字通俗、流行很广的医学启蒙普及书,迄今仍具有一定的影响。

6·4·8　最早的民间医学团体——"一体堂宅仁医会"

据徐春甫《医学入门捷径六书》内的"一体堂宅仁医会录"记载,隆庆二年(1568)或稍前,当时在直隶顺天府(即今北京)的医家徐春甫等,组织成立了"一体堂宅仁医会",高岩在序言中写到"此某集天下之医客都下者,立成宅仁之会"。可见该会是由当时一些客居于顺天府的医家组成,共有46人,多是当时较有名的医家,除徐春甫外,尚有汪宦(撰《医学质疑》、《统属诊法》)、巴应奎(撰《伤寒时理补论》等)、支秉中(撰《痘疹玄机》等书)等。

"宅仁医会"创立的宗旨,主要可归纳为以下方面。① 探讨钻研医学知识:《内经》、张仲景与其他著名医家的论述,都是该会成员探讨研究的内容。② 切磋提高医疗技能:高岩在序言中充分地谈到这点,他说:"吾未见方术之能精也,理无终穷,学无止法,术一也,学之者有精有不精，我精之矣，而犹有精之加于我者。是以君子明友讲习，求益无方，已精而益求其精也。”③ 经常讲求医德修养：要求该会成员“深戒徇私谋利之弊”，而且“要克己行仁”。④ 真诚相待、存善去过：成员之间应该“善相助，过相规，患难相济”。

“宅仁医会”对成员的具体要求共22项，即：诚意、明理、格致、审证、规鉴、恒德、力学、讲学、辨脉、处方、存心、体仁、忘利、自重、法天、医学之大、戒贪鄙、恤贫、自得、知人、医箴、避晦疾。

根据“宅仁医会”的成员与宗旨，表明该会的确是我国医学史上第一个民间医学学术团体，而从其宗旨与具体要求看，对提高会员的医德修养与医疗水平很有帮助，因而对医家及病家都是有利的。

6·4·9 “辨证施治”与“辨证论治”术语的最早见载

中医学的“辨证施治”或“辨证论治”思想，早在《黄帝内经》中已有充分体现。此重要学术思想，在《伤寒杂病论》中得到进一步阐述和普遍应用，并为后世历代医家所遵循。但是，作为专门术语的“辨证施治”“辨证论治”，从现存的我国古代医学文献看，却是在明、清时期才见载的。

现今所能看到最早写到“辨证施治”术语的文献，是明末《周慎斋遗书》，在卷二中，载有标题为“辨证施治”的专节。

《周慎斋遗书》又名《慎斋遗书》，是明代医家周之幹（号慎斋）的医学论述与经验之记录。周慎斋约生活于1508～1586年，宛陵（今安徽宣城）人，中年时因病久治难以获效而学医。后曾请教于薛己数个月，受其影响颇深，善治内伤，用药每以六味、八味、补中益气等方取效。

现今所能看到较早写到“辨证论治”术语的文献，是清代《医门棒喝》。

《医门棒喝》作者章楠，字虚谷，浙江会稽（今绍兴）人，约生于乾隆中后期，自幼多病而习医，曾到过广东、河北、江苏一些地方，10年之中师从医家多人，但不得要领。后阅读叶天士医案而颇受启发。又经20年钻研前人论述与经验，将各家之说融会贯通，并以自己心得评议前人之得失，于1825年写成《医门棒喝》初稿，1828年进行修改并经同乡田晋元（雪帆）评点，1829年由海宁人应秋泉、纪树馥等在广州刻板问世。之所以用此书名，主要是“阐明医理，评论诸家之流弊，以警动世”。

“辨证论治”专门术语，是在此书卷三“论景岳书”中，针对张景岳治疗伤寒、温疫不注意辨证地使用补法而写到的：“……凡治伤寒、瘟疫，宜温补者，为其寒邪凝滞，阳不胜阴。非温不能行，非温不能变也。竟将伤寒、瘟疫同作一病而用补法，无怪世俗不分邪正，但云补正即可去邪也。即此数则观知，可知景岳先生不明六气变化之理辨证论治，岂能善哉？”

6·4·10 最早的中医杂志——《吴医汇讲》

18世纪末，清代唐大烈主编的《吴医汇讲》问世，其特点为：① 内容广泛，“凡属医门佳话，发前人所未发，可以益人学问者，不拘内、外、女、幼各科，无不辑入”（《吴医汇讲》“凡例”）；② 不同观点的医学论述，只要言之有理者，均予采用刊出；③ 文章的排列，不以作者年龄老少及地位高低分前后，而是文稿“随到随镌”。

《吴医汇讲》于1792年刊出第一卷，至1801年共出11卷，每卷均合订为一本。

从上述特点及出版情况看,《吴医汇讲》是类似年刊性质的医学杂志,因而也是最早的中医杂志,在当时医学交流上起过一定作用,叶桂的《温证论治》、薛生白的《日讲杂记》都是先在《吴医汇讲》刊出的。

6·4·11　医学史著述与资料

我国医学历史悠久,有关医史资料很丰富,大部分散见于历代医籍及各种文献之中。《史记・扁鹊仓公列传》、《后汉书・华佗传》等,可说是早期的医史专篇。宋代周守忠于1220年所撰《历代名医蒙求》则是较早的医学史专书,该书2卷,系作者从宋以前历代史书、医籍及其他杂著中,辑录、记述有关医家事迹与医林掌故等医史资料。1224年张杲的《医说》中,专列有历代医家一大类,广泛收集记录了各种文史著述内有关医学典故、医家传记等医史资料。

明、清时期,有关医学史的论述较以往有所增多。1513年李濂的《医史》,1697年王宏翰的《古今医史》,1723年《古今图书集成・医部全录・医术名流列传》,记载了一些医家的传记资料。1584年朱儒的《太医院志》、1644年殷仲春的《医藏书目》、约1792年王丙的《考证古方权量说》等,在不同方面为医学史提供了有价值的资料。此外,在这时期众多医籍的一些篇章中,为后世留下了或多或少有医史意义的片段记载。

6·5　医事制度与卫生预防

6·5·1　医学分科与医学教育

明代的医学分科大部分与元代相同。明"太医院"设置13科,即大方脉、伤寒、妇人、小方脉、口齿、咽喉、眼科、疮疡、接骨、金镞、针灸、按摩、祝由。上述分科与元代比较,主要变动是:① 风科改为伤寒;② 口齿兼咽喉一分为二,成为口齿、咽喉两科;③ 正骨兼金镞也分成接骨、金镞两科;④ 按摩再度成为独立一科。

清代的医学分科,曾数度变动,顺治年间为11科,后由于合并或取消而逐渐减少,至同治五年(1866),只剩5科。

表6－1　明、清时代的医学分科比较表

<table>
<tr><th colspan="2">明　代</th><th colspan="14">分　　科</th><th>合计（科）</th></tr>
<tr><td colspan="2">明 1368～1644</td><td>大方脉</td><td>伤寒</td><td>妇人</td><td colspan="2">小方脉</td><td>口齿</td><td>咽喉</td><td>眼</td><td>疮疡</td><td>接骨</td><td>金镞</td><td>针灸</td><td>按摩</td><td>祝由</td><td>13</td></tr>
<tr><td rowspan="5">清</td><td>顺治年间
1644～1661</td><td>大方脉</td><td>伤寒</td><td>妇人</td><td>小方脉</td><td>痘疹</td><td>口齿</td><td>咽喉</td><td>眼</td><td>疮疡</td><td>正骨</td><td colspan="4">针灸</td><td>11</td></tr>
<tr><td>嘉庆二年
1797</td><td>大方脉</td><td>伤寒</td><td>妇人</td><td colspan="2">小方脉</td><td colspan="2">口齿咽喉</td><td>眼</td><td>疮疡</td><td>正骨</td><td colspan="4">针灸</td><td>9</td></tr>
<tr><td>嘉庆六年
1801</td><td>大方脉</td><td>伤寒</td><td>妇人</td><td colspan="2">小方脉</td><td colspan="2">口齿咽喉</td><td>眼</td><td>疮疡</td><td>(并)</td><td colspan="4">针灸</td><td>8</td></tr>
<tr><td>道光二年
1822</td><td>大方脉</td><td>伤寒</td><td>妇人</td><td colspan="2">小方脉</td><td colspan="2">口齿咽喉</td><td>眼</td><td>疮疡</td><td>(并)</td><td colspan="4"></td><td>7</td></tr>
<tr><td>同治五年
1866</td><td colspan="3">大方脉</td><td colspan="2">小方脉</td><td colspan="2">口齿咽喉</td><td>眼</td><td>外科</td><td>(并)</td><td colspan="4"></td><td></td></tr>
</table>

明清时期的医学教育，主要仍是家传及师徒传授。明代"太医院"的医学生则是由医家子弟选入，称为"医丁"；同时还从各地的医官、医士中挑选保送到"太医院"考试，合格者选入。"太医院"的医官、医生，各人选定专科学习，教科书主要为《素问》《难经》《本草经》《脉经》《脉诀》及本专科的重要方书。每年分四季考试，三年大考 1 次。考试方式为笔写与口答。考试成绩一等者为医士，二等为医生。不及格者可补考，如仍不及格，黜免为民。

清初，"太医院"内设教习所教授学生。学生来源由医官保送。学习课程主要为《内经》《伤寒论》《金匮要略》《本草纲目》等，以及有关本专科的医书。至乾隆十四年(1749)以后，《医宗金鉴》也作为教科书。学制为 3 年，期满经考试合格录取者为医士。

6·5·2 职业病知识的增加与卫生预防

明代手工业更趋发达，开矿、冶炼、纺织、印染等行业的职业病患者逐渐增多，逐步地积累了某些职业病的知识及防治经验。

薛己在《内科摘要》中记录了一例银匠职业病病案。说一销银匠，因手工操作冶炼，经常接触冶炼物质，产生劳倦、寒热及手麻症状，有医生误以为疔毒，采用寒凉药物内服与外敷，均无效。薛己认为实因职业所致，给用"补中益气及温和之药煎汤渍手而愈"。

对开采铅矿工人的职业病，《本草纲目》最早作了翔实的记载，说："铅生山穴石间，人挟油灯，入至数里，随矿脉上下曲折斫取之。其气毒人，若连月不出，则皮肤痿黄，腹胀不能食，多致疾而死。"

对煤气中毒，明代文献更是屡有记述。《本草纲目》写道："人有中煤气毒者，昏瞀至死。"《景岳全书》记载得更为详细，并介绍了预防方法："京师之煤气性尤烈，故每熏人至死，岁岁有之。而人不能避者无他，亦以用之不得其法耳。夫京师地寒，房屋用纸密糊，人睡火坑，煤多爇于室内。惟其房之最小而最密者最善害人……但于顶槅开留一窍，或于窗纸揭开数楞，则其气自透去不能下满，乃可无虑矣。"为预防采煤工人发生煤气中毒，17 世纪宋应星在《天工开物》里写道："初见煤端时，毒气灼人，有将巨竹凿去中节，尖锐其末，插入炭中，其烟从竹中透上。"《天工开物》还提到"烧砒之人，经两载即改徙，否则须发尽落"，以及熔礁时"用墙以抵炎热"，反映了当时的一些劳动保护措施。

《外科启玄》在历述日晒疮、冻疮、皴裂疮、担肩瘤、水渍疮等疾患时，指出皴裂疮与从事推车、行船、打鱼、辗玉、染匠、车镟匠等职业的密切关系。1694 年刊行的《洞天奥旨》中也明确写到皴裂疮"皆营工手艺之辈，赤手空拳犯风弄水而成者也"。这时期不仅对某些职业病有所论述，而且也积累了一些宝贵的防治经验。

对疫病的预防，除让健康者服药物预防外，清代医家更主张采用隔离措施，陈耕道在《疫痧草》(1801)中说："家有疫痧人，吸收病人之毒而发病者为传染，兄发痧而预使弟服药，盍若弟发痧而使兄他居之为妙乎！"这意见也是很正确的。

6·6 中外医药交流

14 世纪末至 19 世纪上半叶期间，由于中外交通的发展，中外人员往来的增加，中外医学交流盛况空前，总的来说，有下列特点：① 外国来华学习中医或是我国把中医中药学传到外国，人数与次数均超过以往任何时期；② 中医中药学传到国外后，在国外继续发展，有不少人译述中医中药著作出版,并且有些形成了学派;③ 西方医药学传到中国的也空前增多。在此期间,中外医学交流尤其活跃频繁者,以中国与朝鲜、中国与日本、中国与欧洲国家之间最为突出。

6·6·1 中朝医药交流

除医学交往频繁外,朝鲜医家还对中医中药学进行广泛深入的探讨与钻研,如金礼蒙等自 1443 年底起,对 15 世纪以前的 150 多种中国医籍及文献进行研究,从中辑录各医家的论述及方剂,用中文分类汇编,于 1445 年编成大型中医学丛书《医方类聚》,全书 266 卷,分为 92 门,收方 5 万余,约 950 万字,博引历代各家方书外,兼收传记、杂说以及道藏佛书等有关医药内容,有论有方,相当丰富,其中保存了不少我国已经散佚的医学资料。因此,这部书堪称集 15 世纪以前中医医方之大成。

1611 年,朝鲜医家许浚从中医籍内选摘多种病证的病因、证候、治法、方剂、药物、经络、针灸等内容,用中文分类汇编成《东医宝鉴》23 卷,简明扼要,对介绍中医学到朝鲜,作出了贡献。

1617 年,朝鲜内医院教习御医崔顺立等在临证治疗中,对某些医药内容遇到疑问,经朝鲜皇室批准来中国,要求明"太医院"进行解答与讨论。明朝廷任命御医傅懋光为正教,太医朱尚约、杨嘉祚及教习官赵宗智为副教,在"太医院"为崔顺立等答疑,并互相进行讨论多次。之后,由傅懋光将答疑与讨论内容以问答形式整理成 38 则,汇编成《医学疑问》一书刊行。上述讨论,可说是 17 世纪初,朝鲜与中国举行的一次国家级的医学学术讨论会,而《医学疑问》则是这次学术讨论会的纪要。后来,中朝医家类似上述答疑与讨论的医学学术会,至少还举行过一次。

6·6·2 中日医药交流

在中外医学交流中,中国同日本是关系最密切的国家之一,而在明、清时期,中、日两国的医学交往尤为频繁,主要的如:1370 年,日本竹田昌庆到中国,向道士金翁学习中医学与针灸术。他在华期间,曾医治明太祖皇后的难产,使皇后安全产下一子。因此,竹田昌庆被明太祖封为"安国公"。1378 年竹田昌庆回日本,带去了一批中医书籍及铜人图等。

1487 年,日本田代三喜来华学习中医中药学,尤其崇尚李杲、朱丹溪学说,1498 年回日后,大力倡导李、朱学说,著有《捷术大成印可集》《诸药势揃》《三喜直指篇》《医案口诀》等书。李杲、朱丹溪学说在日本医学界能得到广为流传,田代三喜是重要的传播者,并且以他为首,后来逐渐形成了一个学派。

1492~1500 年,日本坂净运到中国,学习中医与张仲景学说,回日本时,带去了《伤寒杂病论》等,坂净运回日本后,先后撰写《新医方》《续添鸿宝秘要钞》等书,向日本医界介绍传播张仲景学说。

1539 年、1547 年,吉田宗桂两次来华,第二次在华期间,曾治愈过明世宗的疾病,回日本时,明世宗赠以颜辉扁鹊图、《圣济总录》等。吉田宗桂因对本草学尤为精通,故有"日本日华子"之称。

1606 年,林道春将《本草纲目》从中国带回日本献给幕府,其后,《本草纲目》在日本有数种版本刊行。

1531 年，曲直濑道三到田代三喜门下，学习 10 余年后，在京师创设“启迪院”传授医学，特别推崇朱丹溪学说，此外也很注重虞抟、王纶的著述以及《绍兴本草》。1571 年，曲直濑道三编著《启迪集》，对李、朱学说作了发挥，成为日本医学“后世派”的骨干。曲直濑道三的养子曲直濑玄朔，继承养父的医学主张，也推崇李、朱学说，并遵奉中国宋以前的医学。

曲直濑道三的女婿与门人等，虽崇尚李、朱学说，但别成一家，其中影响较大者为古林见宜，著《纲目撮要》等书，对外科的诊治，曾从《肘后方》《集验方》与《千金方》等书中引录了不少内容。古林见宜还同堀正意创办“嵯峨学舍”，对门生讲授医学，对李梴的《医学入门》特别称誉，以致后来《医学入门》在日本流行颇广。

不久，在日本医界出现了与“后世派”相对立的“古方派”，其先驱者为永田德本（1508～1624），他在受到坂净运推崇张仲景学说的影响后，也崇尚仲景学说，反对曲直濑道三所推崇的李、朱学说。

其后，名古屋玄医（1627～1696）、吉益东洞（1702～1773）等也都属于“古方派”的主张。

此外，在日本还出现了介于上述二派主张之间的所谓“折衷派”，主张既遵奉古代经典医理，也重视选用宋、元以后的新方，首倡者为望月鹿门。

其他，还有被称为“考证学派”者，如多纪元孝等，他们对古典医学进行训诂学的考证，其后代多纪元简继承了这项工作，著有《素问识》《灵枢识》《医賸》等书。丹波元胤继多纪元简之后广泛收集历代中医书三千余种，记载其书名、作者、卷数、存佚、序跋及考证等，编成《医籍考》（现名《中国医籍考》），刊于 1831 年，对整理、研究中医文献学作出了重要贡献。

明、清时期，中国医家也先后把一些中医学理论及医术传到日本。大约在 1653 年前后，名医龚廷贤的弟子戴曼公到日本，把中医理论与经验以及人痘接种术传授给日本医界。18 世纪时，杭州医家陈振先到日本长崎，调查并采集当地的草药 162 种，撰《药性功用》一书，在日本传授中医本草学知识与经验。

6·6·3 中国与欧洲国家的医药交流

明、清时期，中国与欧洲一些国家的医学交流，内容相当广泛，中医学的传播，包括医理、脉学、药物学、针灸、人痘接种术。西方医学的传入，则包括解剖学、生理学、药物与治疗方法等。

1643 年波兰传教士卜弥格（Michel Boym）到中国，他在华期间，选译了一部分中医理论、脉学与药物学知识，后来在欧洲陆续出版。他的第一本译著《中国植物志》（拉丁文）1656 年在维也纳出版，书中选译了部分中药，这是目前所知介绍中国本草知识到欧洲的最早专书。

1680 年，卜弥格用拉丁文译述的《医钥和中国脉理》在德国法兰克福出版。在此之前的 1671 年，Harvieu，R. P.在法国格勒诺布尔出版了法文《中医秘典》，其中有他所译述的卜弥格的中医脉学文稿。1682 年，Cleyer，A.在法兰克福出版了拉丁文的《中国医法举例》，书内也包括卜弥格译述的中医脉学，同时还介绍了中医舌苔与 289 种中药的内容，并附有经络与脏腑的插图 68 幅。

17 世纪末，英国医生弗洛伊尔（Sir John Floyer）将卜弥格关于中医脉学的译述转译成英文，连同他自己的著述合为《医生诊脉表》一书，1707 年在伦敦出版，全书共 3 篇，其中第 3 篇就是有关中医脉学的论述。弗洛伊尔是欧洲最早发明脉搏计数器者，他在书中谈到，中医脉学的论述，对他的发明曾起到一定的启发作用。

我国的针灸术,在 17 世纪被介绍到了欧洲。1676 年在德国和英国有两本关于针灸术的书出版。前者的作者为 Geilfusius, B. W., 后者为 Busschof, H.。1683 年,荷兰医生赖尼(William ten Rhyne)在伦敦出版了一本《论关节炎》,书内有一节为应用针刺治疗关节炎的内容,这是介绍中国针刺术到欧洲的最早期文献之一。同年,Gehema, J. A. 在汉堡也出版了《应用中国灸术治疗痛风》一书,其中谈到中国的灸术是当时治疗痛风的最优良、迅速、安全和合适的方法。1684 年,Blankaurt. S. 在荷兰阿姆斯特丹出版《痛风专论》一书,也介绍了中国的针灸术治疗风湿病的效果。

其后,我国的针灸术曾流传到意大利、西班牙、瑞典、比利时等国家。

在 19 世纪初以后,欧洲的学者也对中国医学史进行了研究。Remusat, A.于 1813 年在巴黎出版了《关于中国医史研究》一书(法文)。Pearson 于 1820 年在伦敦出版了英文版《中国医学史》一书。

明、清时期,西方国家的传教士在中国传教过程中,也介绍了一些欧洲的科学文化知识。其中较早且最著名的是意大利天主教士利玛窦(Matteo Ricci, 1552~1610),他于 1582 年到广州,1601 年到北京。其后,1597 年龙华民(Niccolo Longobardi)、1613 年艾儒略(Julio Aleni)、1629 年汤若望(Johann Adam Schall von Bell)、邓玉函(Johann Terrentius)、罗雅谷(Diego Rho)等相继来华,他们先后译述出版了天文、水利、医药等方面书籍多种,如邓玉函译述的《泰西人身说概》、罗雅谷、邓玉函、龙华民译述的《人身图说》等书,把欧洲的解剖、生理学知识介绍到我国。由于受到上述影响,王肯堂也主张正骨科医生需了解人体骨骼方面的知识。17 世纪末,法国人巴多明(Dominique Parrenin)用满文译述人体解剖学,定名为《钦定格体全录》,因遭到清廷保守派反对未能出版,译稿被收藏于宫内。1569 年,外人曾在澳门设立西医院及西药房,但对我国医学的影响很小。

在此时期,除上述医学交流外,我国还与越南、印度及西亚和阿拉伯等一些国家进行医学交流。据《大南会典》记载,中医医籍《医学入门》《景岳全书》等曾传到越南。其后,越南名医黎有卓(懒翁)撰《海上医学心领》,书内所论述医理多取自《黄帝内经》,药物多采用中药。

1417 年及 1425~1433 年间,郑和率领船队远航南太平洋和波斯湾国家时,陈以诚、陈常曾作为随船医生同往,因而和上述地区的某些国家无疑也进行过一些医学上的交流。

总之,这时期的中外医学交流,比以往不仅是次数更频繁,地区更广泛,而且内容也更丰富,对世界医学和我国医学的发展,都产生了一定的促进作用。

(傅维康)

7. 近百年的中国医学

1840～1949 年(鸦片战争～中华人民共和国成立)

19 世纪 40 年代,中国的封建制度已经进入衰落时期,政治更加腐败,经济停滞落后,国力日益衰弱。与此同时,西方各主要资本主义国家,相继进入帝国主义阶段,落后衰弱的中国,便成为殖民者的侵略对象。

1840 年英国侵略者发动鸦片战争以后,中国逐步沦为半殖民地半封建社会。

英国用大炮强迫中国输入鸦片,挑起了鸦片战争。鸦片战争的结果,清政府于 1842 年与英国侵略者签订了中国近代史上第一个丧权辱国的不平等条约《南京条约》,为资本主义国家侵略中国打开了大门。从此,各侵略者接踵而至。美国和法国于 1844 年先后胁迫清政府签订了中美《望厦条约》、中法《黄埔条约》。俄、德、奥、日、意等国也趁火打劫,来争夺权益。资本主义国家获得了侵略的种种特权后,进一步与中国封建统治阶级相互勾结,从政治、经济、文化各方面加强了对中国各族人民的压迫和剥削,激化了阶级矛盾和民族矛盾,加深了社会危机。面对着帝国主义的侵略和封建势力的压迫,中国人民进行了前仆后继的反抗斗争。从 1840 年到 1919 年的 80 年间,发生了太平天国革命、戊戌维新、义和团运动、辛亥革命、五四运动。近代史上中国人民反帝、反封建的革命斗争从未间断过。1911 年孙中山领导的辛亥革命,推翻了专制主义的清王朝,建立了中华民国政府,结束了在中国延续 2 000 多年的封建君主专制制度。但是,帝国主义勾结封建势力向新生的革命政权猛烈进攻,不久,政权落入北洋军阀手中,袁世凯妄图复辟帝制,出现了军阀混战。

1921 年中国共产党诞生,建立了革命根据地,1924 年国民党与共产党合作,建立国民政府。1927 年蒋介石发动反革命政变,在南京另立国民政府。1931 年在中国共产党领导下,成立中华苏维埃共和国临时中央政府,形成了两个政权并存的局面。1937 年日本帝国主义大举侵华,激起全国人民抗日的怒火,国共两党再次合作,建立抗日民族统一战线,1945 年抗日战争胜利。南京国民政府发动全面内战,经过 3 年的国内战争,中国人民在中国共产党领导下,取得了新民主主义革命的伟大胜利,结束了我国半殖民地半封建的社会制度,建立了中华人民共和国。

近代中国社会经济状况异常复杂,有自给自足的封建经济、外国资本主义的殖民地经济、官僚资本主义经济、民族资本主义经济、城乡小生产和个体经济。

18 世纪后期,清朝封建经济陷入衰落的危机之中,资本主义萌芽逐渐增长,出现了具有资本主义性质的手工工场。如果没有外国资本主义入侵,中国必将缓慢地进入资本主义社会。但是,由于帝国主义的侵略和国内封建统治阶级的屈服,改变了中国社会独立发展的道路,使中国历史发生了转折。

19 世纪初,外国在华经济势力有很大扩展。日本帝国主义侵华以后,进行大规模的经济掠夺,使中国的经济完全殖民地化。民族资本主义经济受到外国资本主义的压迫和封建主义的严重束缚,难以正常发展。国民政府时期,官僚买办资产阶级窃据了财政经济大权,四大家族的垄断资本发展到最高峰,造成国民经济停滞、破产和衰落的状态。

近代中国社会发生了急剧的变化,西方文化的广泛传播,猛烈地冲击着封建思想体系,形成了新旧并存、中西混杂的势态,出现了"旧学"与"新学"、"中学"与"西学"之争。贯串在哲学、史学、文学、教育以及自然科学的各个领域之中,反映了中国近代思想领域深刻而复杂的斗争。

鸦片战争以后,西方列强纷纷入侵,清朝封建统治日益衰败,民族危机迫在眉睫。一些封建士大夫从为封建王朝炼石补天出发,深感烦琐的汉学与空疏的宋学都不能应付当时的局面,龚自珍、林则徐、魏源等人提出:改良朝政,向西方学习,并著书立说抨击时弊,力图摆脱汉学与宋学崇尚空谈、不务实际的学风;主张治学要有助于经世,治经只要通晓大义,无须把精力耗费在烦琐考据上,强调要研究社会现实问题,于是便兴起了"经世致用"的思潮。在当时的知识界有一定积极作用,开创一代新学风,但其主观愿望仍是维护封建统治。

在"西学东渐"的形势下,洋务派对"师夷""通变"存在种种忧虑,担心西学输入会对人心风俗发生潜移默化的影响,危及密封的中国封建思想体系,为了摆正"中学"与"西学"的位置,保证"西学"的输入不超出洋务派允许的范围,他们提出了"中学为体,西学为用"的思想。张之洞在《劝学篇》中,对此作了具体的阐述和发挥。此后"中体西用"思想,日益广泛地渗透到各个学术领域,也成为中西汇通医家的一种思想方法。

近代民族资产阶级要求发展民族资本主义,但是,他们不能彻底摆脱封建思想的桎梏,更无力抵抗帝国主义的侵略,因此,产生了改良主义思想。他们提倡西学,要求学习西方的自然科学和政治学说,打破了洋务派和传教士只限于学习西方技艺的束缚。甲午战争后,改良主义思想迅速发展,从一种社会思潮发展成为一场大规模的政治运动——戊戌维新。康有为、梁启超等维新派提出了一套以进化论为核心的思想理论,提倡新学、民权,批判旧学,改革封建制度,受到封建统治阶级中的顽固派与洋务派的坚决反对,双方围绕着变法、民权、西学等,展开激烈的论争。由此成为一场传播资产阶级文化思想的启蒙运动。

辛亥革命后,一批小资产阶级激进派发起了新文化运动,高举"民主"与"科学"的大旗,破除旧的传统观念,树立积极进取的科学精神。在思想文化领域沉重打击了封建思想,出现了新的思想解放高潮,促进了人民大众特别是知识青年的觉醒。

"五四"时期,以李大钊、陈独秀、毛泽东、周恩来等人为代表的一批具有共产主义思想的知识分子,掀起了学习和宣传马克思列宁主义思想运动。与反动统治阶级洋奴买办的资产阶级文化思想,展开激烈斗争。反映在对待中国民族文化遗产的态度上,也采取了截然不同的方针,前者主张批判地继承民族文化遗产,后者否定民族文化遗产。这在近代医学史上也有明显的反映。

进入封建社会末期,中国近代自然科学在缓慢地萌发着,西方自然科学传入后,被少数知识分子所接受,天文、历法、数学等学科有一定进展,出现了如李善兰、华衡芳、徐寿等早期启蒙科学家,但广大知识分子仍然热衷于科举仕途。19 世纪末,学习西方科学技术,已经形成一种风气。尤其值得注意的是,西方发展科学技术的思想和方法,对当时知识界有深刻的影响。近代科学技术开始在我国生根发芽,尽管它还幼小,但它毕竟冲破了封建制度和旧传统的束缚,逐步建立起自己的科学体系。

辛亥革命以后,中国的自然科学有了明显的进步,涌现出一批新型的自然科学家和新的科技成果,他们对自然科学的各个领域进行研究和教学。一些科学家在各自的科学领域作出了开创性的贡献。如地质学家章鸿钊(1877—1951)、李四光(1889—1971)、竺可桢(1890—1974)等,在我国地质勘探、地质考察和地质力学的研究方面,都作出卓越的贡献,并培养了我国第一批地质学专门人才,使地质学成为近代成果显著的学科;化学家侯德榜(1891—1974)在1942年发明联合制碱新法;数学家林士谔提出求代数方程数字解的方法。华罗庚(1911—1985)在1946年发展三角和法、研究解析数论;物理学家钱学森在1946年发展了稀薄气体动力学理论等,都被称为近代科学史上的突出成果,反映了中国近代的自然科学水平。与此同时,新型的社会科学也逐步形成,人们的科学精神不断增强。但是,从总体上看,这时的成就,与16世纪以前相比较,显然是已经失去了中国在世界科技史上领先的地位。

近百年期间,中医学在极其困难的条件下继续发展,临证各科医家不断总结新的医疗经验,出现了一批著名的医学家和各具特色的专著。药物学与方剂学也有新的进展,产生了一些对后世有较大影响的药物学著作,对药物鉴别、药物效用以及方剂学理论的研究等取得了新的成就。不少医家在整理、收集、考证、辑佚古医籍等方面也作出了重要贡献,并出版了一些医学丛书、全书、工具书及医案、医话等,对保存、传播、普及中医药知识起了积极的作用。

近代西医学传入以后,一些著名的医学家试图把中医学与西医学加以汇通,从理论到临证,从药物到处方都提出了一些汇通中西医学的见解,形成了中西汇通的思潮和学派。对后世有较大的影响。

旧政府实行歧视、限制、消灭中医政策,激起中医药界和广大群众的坚决反抗,虽然迫使当局未能达到消灭中医的目的,但是,中医药学在此时却受到严重的摧残。

近代中医界有识之士,在困难的环境中兴办了中医学校,还建立了一些学术团体,出版了一些中医药期刊,对维护和发展中医药学有可贵的贡献。

这一时期,民国政府与革命根据地在医药卫生事业上采取了不同的方针,也取得了不同的结果。

总之,中国近代医学的发展,是在一个复杂的社会文化背景下进行的,处在一个特殊的历史阶段,一方面是延续了数千年的中医学继续发展;另一方面,西方医学在我国逐渐形成一支独立的医疗力量,并且不断发展壮大。但是,从总体上看,近代医学的发展呈现了缓慢的势态。

7·1 西方医学的传入及其影响

7·1·1 西方医学的传入

外国医学传入我国的历史,最早可以追溯到南北朝时期,但是,在鸦片战争以前,对中国医学的影响不大。直到19世纪,由于帝国主义列强进行文化侵略的需要和传教士的来华,西方医学在我国开始日益广泛深入地传播,由沿海到内地,由设诊所到建医院,由办学校到吸收留学生,由翻译医书到成立学术团体,近百年间,形成了中医与西医并存的局面。近代西方医学的传入,与这个时期的政治、经济、文化、宗教有着十分密切的关系。

鸦片战争以后,帝国主义列强为了进一步扩张侵略势力,利用医药作为文化侵略的重要手段。他们声称:“欲介绍基督教于中国,最好的办法是通过医药;欲在中国扩充商品的销路,最好的办法是通过教士。医药是基督教的先锋,而基督教又是推销商品的先锋。”[1]因此,近百年以来,西方医学的广泛传播,对于处在半殖民地半封建社会的中国医学界,产生了深刻而久远的影响。

这一时期,西方医学在我国的传播,主要表现在以下几方面。

7·1·1·1 建立诊所和医院

最早建议英、美教会界雇佣传教士医生作为来华的先驱,是英国东印度公司驻中国站的外科医生郭雷枢(Thomas R. Colledge,1797~1879),他在《关于雇佣医生作为对中国的传教士建议》中提出:应该派遣传教士医生作为来华传教的先遣队。1827年他还在澳门开设诊所,次年扩大为医院,这是外国人在华开办的第一个教会医院。此后,各教会团体均纷纷派遣传教士医生来我国。

第一个把医疗作为对中国传教手段的教会团体,是基督教美国公理会国外布道会总部,该会于1830年开始在中国活动。美国基督教派在中国的第一个传教士医生是彼得·伯驾(Peter Parker,1804~1888),这个被称为“当西方大炮不能举起一根横木时,他以一把手术刀打开了中国大门”[2]的传教士医生,于1834年受美国布道会派遣到达广州,次年在广州开办“眼科医局”,因医院是在新豆栏街租的房,故又称“新豆栏医局”。鸦片战争后,1842年在旧址重建“眼科医院”。1855年因伯驾任美国外交官而由另一个美国传教士医生嘉约翰(John,Kerr,1824~1901)接替主持医院。1859年嘉约翰在广州南郊重建,并改名为“博济医院”。这所医院一直存在到1949年,成为在华历史最久的医院。

随着不平等条约的签订,从1842~1848年短短的6~7年间,5个通商口岸全部建立了教会的诊所和医院。见表7-1。

表7-1 五通商口岸教会医疗机构一览表

时间	地点	名称	创办人	备注
1842.11	广州	眼科医院	伯驾	在眼科医局旧址重开
1843.11	厦门	诊所	赫伯恩	美国长老会支持
1844	上海	中国医院	洛克哈特	伦敦会委派
1845	宁波	美华医院	麦高恩	美国浸礼会委任
1848	广州	金利埠医院	合信	伦敦会委派
1848	福州	诊所	怀特	美以美会委派

第二次鸦片战争后,教会医院进一步在我国内地各省、市建立,较著名的除1859年广州建立博济医院外,1862年伦敦会在北京建立医院,因门前有两个旗杆,俗称“双旗杆医院”,1906年该院与其他几个医院合并,成为北京最大的教会医院。

20世纪以后,教会医院迅速发展,除原有医院规模不断扩大外,各地又新建立一些诊所和医院。据1938年出版的《基督教差会世界统计》所载:到1937年止,在华英、美基督教会所办医院共300所,病床约21 000张,小型诊所600处。此时,美国天主教也在江西、广东、湖南、湖北等地开设了医院。还有一些英美合办的医院,据1935~1936年的《中华年鉴》统

[1] 王吉民《伯驾利用医药侵华史实》《医史杂志》,1951:3。
[2] 《在手术刀尖上》,《教务杂志》,14:231。

计,全国已有20个省建立教会医院426所。

此外,台湾省1866年在高雄,1891年在大稻埕也建立了教会医院。英国伦敦会于1881年在香港建立爱丽思(Alice)纪念医院。至此,教会医院已经遍及全国各地,除美、英、法、德外,加拿大、丹麦、瑞典以及日本、朝鲜等国也在我国开办了医院。但是,这些教会医院的经费,主要依靠在中国就地募捐兴建,在医院管理和医疗工作方面,随着形势的发展,也有不少教会医院是由中国人负责管理和医疗,或与外国人共同管理。

7·1·1·2 开办医学校和吸引留学生

帝国主义列强为了从思想上控制中国,更加重视占领教育阵地。为此,在办医院的同时,即开始创建医学校。1870年医药传道会在广州建立第一所教会医学校,即博济医学校。1883年在美以美会支持下建立苏州医院医学校(1894年改为苏州医学院)。1896年上海圣约翰书院建立医学系。这些近代早期建立的教会医学校,数量少,规模小,毕业生寥寥无几。

20世纪以后,教会医学教育有很大发展。1900~1915年间,已建立教会医学院校23所,护士学校36个,还有药学校、助产学校等。其中,比较著名的有1902年在广州成立的夏葛女子医学校。1906年由英国伦敦公会、美国长老会、美国公理会、美以美会国外布道会、英国圣公会、伦敦教会医事协会等联合组成北京协和医学校,1915年洛克菲勒基金会接收后,改为协和医科大学,成为当时第一所得到清政府承认的最大的教会医学院。1910年成都建立华西协和大学医学院,1921年沈阳建立南满医学堂,1914年长沙建立湘雅医学院,以及上海震旦大学医学院,山东齐鲁大学医学院等也都是这时期较著名的教会医学院校。

关于吸引中国青年出国学习西方的医学知识,早在1841年美国传教士医生彼得·伯驾就提出,对有才能、有希望的中国青年进行医学教育的建议。这提议很快引起英国"皇家外科医生学院"的注意与合作,同时,也受到美国"纽约中国医学教会协会"的支持,该会决议指出:"关于训练一队能干的科学内科医生和外科医生的目标——可以作为对整个帝国进行弥撒的酵母——是已经决定的宗旨。"……这样教育与培养的人,将回到他们本国成为领导人物,不论是在建立的机构中进行教学或医疗。"[1]

1906年美国伊利诺大学校长爱德蒙·詹姆士曾呈美国总统罗斯福"备忘录"中提出"哪一个国家能成功地教育这一代中国青年,哪一个国家便将由于付出的努力而在精神上、知识上和商业上的影响上获得最大可能的报偿……我们可以不接受中国的劳工,但我们可以宽待中国学生,把我们的教育设施供给他们……这种道义上的影响的扩展,即使单纯从物质概念而言,意味着所付出的代价在回收时,将比任何其他方式获利更大。商业追随在道义和精神的支配之后,要远比追随在军旗之后更为合乎情理。"[2]这就清楚地说明当时各国吸引我国留学生的真正目的与宗旨。1908年美国国会通过罗斯福的咨文,向中国政府正式声明:将偿付美国庚子赔款的半数,退还给中国作为派送留学生赴美之用,并在北京开设一所预备学校,即清华学堂,由美国派员监督庚款用途和培养学生标准。此后留学生显著增加。

《辛丑条约》签订后,大批学生到日本和欧洲各国留学。1907年,日本和清政府订立了接受中国留学生的办法,由各省公费派遣学生去日本留学,短期内赴日的留学生达万人以上。

近代最早去西方学医者为黄宽(1829~1878)字绰卿,号傑臣,广东香山县人,年幼时父母双亡,家境贫困,1841 年到澳门,初在马礼逊学堂读书,1847 年跟随他的老师布朗夫妇前往美国,进麻省曼松学校,得文学士学位。1850 年赴英国,入爱丁堡大学专攻医科,获医学博士学位。1857 年回国后,初在香港开诊所,后在广州惠爱医馆任职,1863 年,被聘为中国海关医务处医官,1866 年在博济医局附设医校任教员,1867 年被委任代理主管博济医院。在此期间,他除努力整顿医院外,还作了多例高难手术,受到很高的称赞。黄宽精于外科,不但医术高明,而且医德高尚,深受中外患者信任。他一生忙于临床,没有留下著述。他的同学容闳在所著《西学东渐记》一书中,评述其事迹称:“以黄宽之才之学,遂成为好望角以东最负盛名之外科。继复寓粤,事业益盛,声誉益隆……于 1878 年逝世,中西人士临吊者无不痛惜,盖其品学纯笃,富有热忱,故遗爱在人,不仅医术超人。”成为我国第一代著名的西医学家。

第一位留学美国的中国女医学生是金韵梅(1864~1934),浙江宁波人,两岁时父母双亡,被麦克特(Mecdrtee)医师收为养女,1881 年随之赴美入纽约女子医学校学习,1885 年毕业,获医学博士学位,1888 年回国,曾在厦门、成都、天津行医,并创建护士学校。

金韵梅知识渊博,医术精良,尤其精于微体摄影术,并具有优良的品格,热心社会工作,为中华医学会永久会员,曾为该会捐助基金,拟筹建一所孤儿院,惜未能实现。生前深受中外医界尊重,是近代一位出色的女医学家。

在金韵梅后,还有一些女青年出国学医,并获得了优秀的成绩,如胡金英、康成、石美玉等,均取得了出色的成就,深受中外患者的称颂。第一个出国接受护士训练的是钟茂丰,1909 年毕业于伦敦葛氏医院。

甲午战争以后,我国有不少知识分子到日本留学,秋瑾、鲁迅、郭沫若等著名人士都曾赴日学习。秋瑾(1875~1907)于 1904 年冲破封建家庭的束缚,自费留学日本,1906 年因反对日本颁布《取缔清、韩留日学生规则》而回国。1907 年她在《中国女报》第一、二期译有《看护学教程》,介绍一般护理知识,她强调:“看护为社会之要素,妇人之天职……虽谓益国便民之事业,亦非过语,何贱业之有!”是我国重视并倡导护理学最早的学者之一。鲁迅(1881~1936)在《呐喊·自序》中曾谈到他赴日学医的原因,于是进了日本仙台医学专门学校,后来为了改变国民精神,他才到东京从事文学活动。郭沫若(1892~1978)也曾于 1914 年东渡日本求学,先在九州帝国大学学医,后改攻文学。

此外,这一时期,尚有伍连德、颜福庆、俞风宾、牛惠生、刘瑞恒、汤尔和、闫德润、杜聪明等人先后留学英、美、日等国,取得优异成绩,成为近代医学史上著名的医学家,对西方医学在我国的传播起了重要作用。

近代,中国青年出国学习西方的医学知识,促进了西方医学在我国的传播,20 世纪 30 年代以后,留学生日渐增多,其中不少人归国后,成为我国医学界的骨干力量。同时也有些人因为受到西方的奴化教育,歧视我国传统医学,在医学界造成了不良影响。

7·1·1·3　翻译医书和出版医学刊物

随着西医学的传入和医院、医学校的设立,传教士医师也开始翻译西医书籍,包括基础、临床、卫生学等各科内容。最早在中国翻译西医西药书籍的是英国传教士医生合信。1851 年他在广州编译了《全体新论》一书,这是近代传教士较早向中国介绍的比较系统的西方医学著作。合信还先后编译出版了《西医略论》(1857 年)、《内科新说》《妇婴新说》(1858 年)等书。美国教会医生嘉约翰也编译了《内科全书》(1883)和《病症名目》《西药名目》(1899)

等共20余种医书。英国傅兰亚亦译有《化学卫生论》《西药大成》《内科理法》等，英国德贞还译有《全体通考》《西医举隅》《英国官药方》等，从19世纪50年代起至辛亥革命前，约有100余种外国人译著的西医书籍在我国流传。

此外，1859年美国传教士在上海创立"美华书馆"，出版了许多中译医书。博医会成立后，中译的医书更大量出现，涉及范围也较前广泛，如辞典、基础医学、药物学、临床各科均在翻译之列。

传教士除翻译医书外，还编辑中外文医刊，如《西医新报》《博医会报》等，这些译著和期刊的出版，对传播西医学知识有一定作用。

综上所述，可以看出教会医疗事业是帝国主义文化侵略的一个重要组成部分。在教会医院里庸医杀人的医疗事故是屡见不鲜的，更有甚者，有的外国医生拿中国病人作实验，在中国工人身上注射痉挛药，培养蚤子试验斑疹伤寒传染过程，向病人出售假药或过期失效的药品等，举不胜举。正如列宁所说："中国人确实憎恶欧洲人，然而他们究竟憎恨哪一种欧洲人呢？并且为什么憎恨呢？中国人并不是憎恶欧洲人民，因为他们之间并无冲突，他们憎恶的是欧洲资本家和唯资本家之命是从的欧洲各国政府。那些到中国来只是为了大发横财的人，那些利用自己的所谓文明来进行欺骗、掠夺和镇压的人，那些为了取得贩卖毒害人民的鸦片的权利而同中国作战的人，那些用传教的鬼话来掩盖掠夺政策的人，中国人难道能不痛恨他们吗？"[1]

但是，也必须指出，传教医生把西医西药的科学技术知识传入中国，为中国训练一大批医药技术人员，所有曾经在中国工作过的外国医护人员，也并不都是帝国主义分子，真正推行侵略政策的是极少数，大多数是不自觉的。有不少传教士来华是抱着人道主义精神，或是为了个人宗教信仰的原因到中国行医。有的传教士医生对中国还是友好的，如帕特里克·曼松医师，不但1896年在伦敦保护过被绑架的孙中山先生，而且还"对中国人必将逐渐的革新的智慧抱有充分的希望"，他在一次讲演中说："聪明的人将再一次来自东方，那些带给我们印刷术的人，将以更多有用与和平的艺术给予我们……种痘术的发明人，将再一次对疾病的防治有所贡献，千百万人将加倍地在科学领域里增添内容，将以比他们得到的更多的东西还给欧洲人。"[2]中国人并不憎恶这些友好的欧洲人，更不仇视欧洲的文化和科学技术，近代西医西药的科学技术知识，在中国的进一步传播和发展已经证明了这点。

总之，近百年西医学作为帝国主义侵华的工具传入我国，中国人民是坚决反对的，但是对于西方的医学科学技术知识，中国人民不但不拒绝接受，而且在我国进一步传播发展起来，成为中国人民战胜疾病，维护健康的有力武器。

7·1·2 西医学在我国的发展

西医学作为一门科学，近百年来在我国各地广泛传播以后，产生了很大的影响。由于西医学是建立在近代自然科学基础上的，它的传入，客观上为我国带来了新的科学知识，西医医院的建立，西医药院校的开办，西医著作的出版，促进了我国医学的发展，对我国人民的保健事业起了重要作用。但是，西医学在我国的发展也经历了一个缓慢、艰难的过程。

---

[1] 列宁：《中国的战争》(《列宁选集》)，1：214。

[2] 王吉民、伍连德：《中国医史》：148。

19 世纪末、20 世纪初期，清代统治者为了本身的需要，开始举办医学校。1881 年李鸿章首先在天津开办医学馆，1893 年改为"北洋医学堂"，后又改称"北洋军医学堂"；1902 年袁世凯也在天津办"北洋军医学堂"；1903 年，京师大学堂添设"医学馆"，1906 年改为"京师专门医学堂"。这些便是中国人自己开办较早的医学校。辛亥革命以后，在北京、浙江、江苏、江西、湖北、河北、山西等地出现了一些国立、省立和私立的医学院校。这些医药院校，其教学制度方法及教材，几乎全部照搬欧美的，而且不少是用外语教学，充分反映了半殖民地半封建社会的特点。这些学校培养训练了一批我国自己的医药技术人员，其中绝大部分学生毕业以后成为各医院、学校医疗、教学、科研的骨干力量，为进一步在我国传播和发展现代医学打下了基础。

20 世纪 30 年代以后，随着医学教育的发展，我国基础医学队伍也逐渐成长起来。1938 年全国生理学会已有会员 120 余人，1947 年全国解剖学会会员 80 余人，虽然人数不多，研究工作没有统一的规划，技术设备也很落后，但是有些学科还是取得了一定的成就。

在人体解剖学方面：关于人体解剖形态结构的研究，如比较解剖学、神经解剖学、体质人类学、实验胚胎学、组织细胞学等研究工作已经开展。在生理学方面：1912 年起已有外籍医生与我国学者先后发表研究我国人尿、消化液、肺泡气成分与血型等项报告，为我国生理学研究之开端。1928 年出版了国内第一部基础代谢研究论文专辑。1929 年蔡翘教授所著《人类生理学》问世。此后，生理学实验研究逐渐开展，主要研究课题如皮肤电反射，视觉中枢对光反应，神经肌肉接头之生理，中枢神经化学性传递与迷走神经和脑垂体后叶反射等。在生物化学方面：主要研究课题有关于蛋白质变性，抗原与抗体的化学成分，血液分析和营养方面的研究，以及关于我国人民营养生化与膳食成分的分析研究等。在药理学方面：20 年代已零星地开展了一些中药的生药化学和药理研究。1932 年陈克恢实验发现麻黄素的药理作用，促进了中药药理研究的开展，当时已有对防己、贝母、抗疟中药常山等 40 多种中药的药理研究，这种用先进科学技术研究我国丰富的中药资源，充实现代药理学内容的研究方法，对后世也有较大的影响。

其他基础学科如微生物学、病理学、医学寄生虫学、卫生学均处于初创阶段，虽有少数学者如伍连德、林宗杨、汤飞凡、侯宝璋、林振纲、钟惠澜、冯兰洲等作了不少出色的工作，但是，由于缺乏组织计划，设备简陋，经费不足，工作进展十分缓慢，甚至有许多学科长期空白，与世界医学的发展相比，显然处于落后状态。

这一时期还编译出版了一些医学著作，如《实用解剖学》《实验生理学》《病理学》《生物化学》《病理组织学》《寄生虫学》《药物学》以及《临床医学》等。

此时，各地还先后办起了一些医学杂志，如《医学报》(1905)、《医学世界》(1908)、《医学卫生报》(1908)、《中西医学报》(1910)、《医学杂志》、《医学新报》(1913)、《医药杂志》(1920)等均是较早由我国人自己办的医学期刊，有的着重介绍西医知识、有的着重探讨中西医异同问题。

这时，还建立了一些西医药学术团体、学会，影响较大的有中华医学会、中国药学会、中华护理学会。

中华医学会，于 1915 年在上海成立，学会下设生理、病理、解剖、微生物、内科、外科、妇产科、眼科、精神病、皮肤性病、医史等若干委员会，到 1947 年全国各地已有 30 多个分会，会员 3 000 余名，1915 年开始出版《中华医学杂志》。

中国药学会,是1907年冬在日本东京由留日学生发起组成的,1911年辛亥革命后,迁回北平。1912年改名"中华民国药学会",中华护理学会的前身是1909年由八位外籍护士发起,在牯岭成立的"中国护士组织联合会";1922年成为国际护士会的会员。1949年已有分会10余个。1920年发行《护士季刊》。此外,尚有"中国预防痨病协会""中国预防花柳病协会""中华麻风救济会""中华营养促进会""万国鼠疫研究会"等。这些学会和团体的成立,促进了医药学术的发展和交流。

(甄志亚)

7·2 中西医汇通派与中医科学化

7·2·1 中西医汇通派的产生

20世纪西方医学在我国的广泛传播和发展,引起了中医界的普遍重视。与建立在近代科学基础上的西医学相比较,传统的中国医药学必须进一步提高和发展,这是一个客观存在的实际问题,中医学如何发展?怎样对待两种医学的关系?由于种种复杂的原因,当时在医学界出现了几种不同的态度和主张。一些直接或间接受过帝国主义奴化教育,民族虚无主义思想严重的人,对我国传统文化一概加以鄙视,对中国医药学同样也抱以蔑视的态度,认为医学没有中西医之分,只有新旧之别,只有玄学的医学与科学的医学的分别,主张全盘西化,把中国医药学当作封建文化的一部分来加以反对。这些论点后来便成为民国时期统治阶级消灭中医的思想基础;还有一些人受到顽固保守、故步自封的封建主义思想影响,拒绝接受一切新事物,认为西医学不适合中国,中西人脏腑不同,用中医的理论来批驳西医学是谬论妄说,成为保守主义在中医界的代表。这种保守主义的思想,同样是中医学继续发展的阻力。与前两种人不同的是,在中医界还有一些受到近代科学思想影响的人,他们承认西方医学的先进之处,也认识到中西医各有所长,迫切探索发展中国医学的道路,试图把中医学术与西医学术加以汇通。从理论到临床都提出了一些汇通中西医的见解,并且不断为后人所继承,逐渐形成了中西医汇通的思潮和学派,对后世有较大的影响。

早在19世纪初期,王学权(1828~1910),在他所著(重庆堂随笔)(1808)中,肯定了西医的解剖学,"层剥寸封,批却导款,毫发无不推勘,故其著论,至为详尽"。"至于精思研究,不作一影响揣度语,则西士所独也……故其所著《人身概说》《人身图说》等著,虽有发明,足补华人所未逮,然不免穿凿之弊,信其可信,厥其可疑……"在当时历史条件下,对西医学持这种比较客观的态度实属难得。

陈定泰,广东新会人,在其所著《医谈真传》(1844)一书中采用西洋人所绘脏腑图,考证王清任之说及古传脏腑经络图,以判真伪。四川罗定昌在《脏腑图说证治合璧》(又名《中西医粹》,1882)书中,以英人合信《全体新论》《妇婴新说》两书所附脏腑图,与王清任《医林改错》中的脏腑图互相比较,进行研究。这些都是较早接受西方医学的医家,可谓开中西汇通派之先河。

7·2·2 中西医汇通的代表医家

7·2·2·1 唐宗海(1846~1897)

字容川,四川彭县人,因其父多病,1873年父曾患吐血、下血症,经查找各书,延请名医施治均无效,故唐氏自幼即刻苦钻研医学,遍览方书,多方求师,于1884年著成《血证论》一书,后又陆续著有《中西医汇通医经精义》《金匮要略浅注补正》《伤寒论浅注补正》《本草问答》,合称《中西汇通医书五种》,曾经官方示谕刊印,广为流传。明确提出"中西医汇通"之说始于他的著作。

唐氏提倡中西医汇通,是从保存和发扬我国传统医药学的愿望出发,主要是用西医来印证中医,力图证明中医并非不科学,他认为中西医各有所长,亦各有所短,主张"损益乎古今""参酌乎中外"以求尽美尽善之医学。他说:"盖西医初出,未尽周详,中医沿讹,率多差谬……因摘灵素诸经,录其要义,兼中西之说解之,不存疆域异同之见,但求折衷归于一是。"[1]

他汇通中西医的主要学术观点是,认为中西医原理相通。如说:"西医谓心有出血管导血出,又有回血管导血入,西医名管,中医名脉,二而一也。"[2]又说:"西医言苦胆汁乃肝血所生,中国旧说,皆谓胆司相火,乃肝木所生之气,究之有是气,乃有是汁,二说原不相悖。"[3]

同时他在汇通中西医的过程中,为了维护中医,驳斥当时人对中医的种种妄说,还表现了重中轻西的思想和对西医学说的某种蔑视。他还认为:"西医剖割视验,止知其形,不知其气,以所剖割只能验死尸之形,安能见生人之气化。惟西洋医学,则止就人身形质立论,不知人之气化,实与天地同体也。"[4]还说西医不懂诊法,西医不信脉法,西医似精实粗等。在他看来凡是可以用来印证说明中医古典医理的西医学说才是可取的,实际上他认为西医的解剖生理诸新说,都没有超出《内经》的范围。

唐氏的思想有很大的局限性,还反映在他厚古薄今的历史观上,他认为中医学"乱于晋,失于唐,而沿讹于宋……古圣人大经大法久恐湮没不彰……"[5]又说:"晋唐以后渐失真传,宋元以来尤多纰谬……若秦汉三代所传内难仲景之书,极为精确,迥非西医所及。"[6]他这种尊经崇古的思想和盲目的轻视西医,不能吸收西医之长,也不能促进中医学的发展。

值得注意的是,唐容川在临床上有着丰富的经验,他所著《血证论》一书,皆"实事实理,有凭有验",有关血证的论述,对后世有一定的启示。

7·2·2·2 朱沛文

朱沛文(约生于19世纪中叶) 字少廉,又字绍溪,广东南海县人,出身世医之家,其父兄均以医名。朱氏出生清末,又生长在岭南一带,正是西方医学在我国广为传播兴盛之地,故他自幼随父学医,除苦读《内经》《难经》以下多种医书外,还学习了当时传入的一些西医知识,并曾到西医院,亲眼观看人体解剖,这些对他形成中西医汇通的思想有较大的影响。

朱沛文自叙称:"沛文少承庭训医学,迄今临证垂20年,尝兼读华洋医书,并往洋医院亲验真形脏腑,因见脏腑体用,华洋诸说不尽相同,窃意各有是非,不能偏主,有宜从华者,有宜从洋者。"[7]他认为中医"精于穷理,而拙于格物",但又"信理太过,而故涉于虚"。西医"专

[1] 唐容川:《中西医汇通医经精义·叙》。
[2] 唐容川:《中西医汇通医经精义·血气所生》。
[3] 唐容川:《中西医汇通医经精义·脏腑六官》。
[4] 唐容川:《中西医汇通医经精义·人身阴阳》。
[5] 唐容川:《金匮要略浅注补正·叙》。
[6] 唐容川:《金匮要略浅注补正·叙》。
[7] 朱沛文:《中西脏腑图象合纂·叙》。

于格物，而短于穷理”，但又“逐物太过，而或涉于固”。这种认为中西医“各有是非，不能偏主”[1]的见解，在当时还是比较客观的，从这一思想出发，他便试图各取其是，加以汇通。

他于1892年编撰《华洋脏象约纂》（又名《中西脏腑图象合纂》）一书，汇集《内经》《难经》《医林改错》等书中有关人体结构、脏腑图像与西方生理解剖知识及解剖图谱相互参照，加以论述。书共3卷，上卷为五脏六腑形态、部位、功能；中卷为眼、耳鼻及骨骼结构、功能；下卷为十二经脉、气血营卫等生理作用及西医脏腑解剖图谱，内容较系统、丰富，集中地反映了他的中西医汇通学术思想。如“心脏体用说”：“心所生者谓血，心所藏者谓神，华义甚确，惟洋但以心主行血，而一切知觉运动，其功皆属之脑，故一切血病，华洋皆知治心，其一切神病，洋医但知治脑，岂知心为藏神之舍，脑为运动之机，缘脑由肾所生，心与肾有表里交通之义，病则相连，故凡神病者，心肾兼疗为允。”[2]他认为中医与西医之间，虽有可通之点，但也存在不同之处，采取“通其可通，存其互异”的科学态度，也是很值得重视的。

同时，他在反对封建礼教和评价前人的成就与错误方面，也抱以比较正确的态度，他对宋以后取得重大成就的医学家如刘完素、李时珍、吴有性等，都予以肯定，对陈念祖等人“率意嗜古”以及王清任《医林改错》，在记载脏腑方面的一些错误，也都予以指出，因此，就其学术思想来看，比唐容川等人要进步，被后世称为中西医汇通派中的开明医家。

7·2·2·3　恽铁樵

恽铁樵（1878~1935）　名树珏，江苏武进县人。自幼孤苦，父母早亡，由叔父收养，因之苦读经书，才思敏捷，16岁即为人师，后考入上海南洋公学学习4年，成绩优异。毕业后曾在长沙、上海任教，又任商务印书馆编辑，主编《小说月报》历20年之久。其翻译西方小说有《豆蔻葩》等，当时颇受欢迎。中年以后因3子均亡于伤寒，乃奋力钻研医学，受业于名医汪莲石，日为人治病，夜握笔著书，十几年间著作达25种之多；有《群经见智录》《伤寒论研究》《伤寒论辑义按》《金匮翼方选按》《保赤新书》《妇科大略》《脉学发微》《温病明理》《生理新语》《病理概论》等，统名《药庵医学丛书》共8辑。曾开办中医函授学校，编写函授讲义数种，有学生400余人。他一生发奋著书，废寝忘食，饱经忧患，体弱多病，晚年瘫痪在床，仍口授其女慧庄录之成文，直到临终前一天还在改定《霍乱新论》一书，可谓为中医事业奋斗一生。

恽氏由于博采诸家，学识渊博，对中西医都进行过比较系统、全面的研究，因此，在学术思想上较前人大大提高了一步。

他对中医、西医的认识是较为客观公正的。他说：“今日中西医皆立于同等地位。”又说：“西医之生理以解剖，《内经》之生理以气化。”“盖《内经》之五脏，非解剖的五脏，乃气化的五脏……故《内经》之所谓心病，非即西医所谓心病，西医之良者，能愈重病中医治《内经》而精者，亦能愈重病，则殊途同归也。如云治医学不讲解剖，即属荒谬……谓治医学不讲四时、寒暑、阴阳、胜复之理，即属荒谬。”[3]在当时条件下，他认识到西医重视生理解剖、细菌、病理和局部病灶的研究，不知四时五行、自然界变化对疾病的影响，而中医重“形能”，主“气化”，顺乎自然重视四时五行等外界环境的影响，这些看法，从总的方面，指出了中西医学的某些

[1] 朱沛文：《中西脏腑图象合纂·叙》。
[2] 朱沛文：《中西脏腑图象合纂·心脏体用说》。
[3] 恽铁樵：《群经见智录·灵素商兑之可商》。

特征,对后人有所启示。

同时他还明确提出:研究医学不应以《内经》为止境,并强调西医学有先进之处。他说:“居今日而言医学改革,苟非与西洋医学相周旋,更无第二途径。”又说:“中医而有演进之价值,必能吸收西医之长,与之化合。”[1]这种要求不断发展中国医药学的思想是很可贵的。

恽氏在从事中西汇通时,还针对余云岫在《灵素商兑》中以西医解剖学,攻击《内经》的种种谬论,加以批驳,写了《灵素商兑之可商》一文,与之进行2年之久的论战。他说:“吾撰著此书,目的在使今之中医,先对于自己的学说了了,然后吸收他国新文明,固非反对西医而为此书,亦非欲使中医以《内经》为止境而著此书。”他在文中除了肯定《内经》的学术价值外,还论述了治医不应以《内经》为止境的4点理由,充分反映了他认为今人应该超过古人,古今治医皆需兼通其他学科。为吸收西医之长,要首先搞清中医学理论等学术思想。

他在提出中西医汇通应以中医为主的同时,还强调要注重实际效果。他反对中央国医馆关于统一病名“以西洋译名为准,而罢旧名的作法”。

他指出:“西洋医法以病灶定名,以细菌定名,中国则以脏腑定名,以气候定名,不可强合而为一也。”[2]

他还在自己的医疗实践和著作中,努力试图做到兼采中西各家之长。如《伤寒论辑义按》:“全书六经关系以《内经》形能为准,全书生理关系以西国书为准,各方变化配合以临床经验为准。”其著作大多切合临床实用,如《保赤新书》运用中西医理分析儿科诸疾,处方用药不拘不泥,为时人所称道。

对恽氏的医学活动,医史上有着截然不同的评价,有人说他是“狂汉”“怪物”“国医叛徒”;有人称恽氏医学为“轩岐医学”“西洋医学”和“实地医学”,三合而成,自成一家之言。[3] 当然恽氏的中西汇通,在当时的历史条件下,不可避免地存在一些主观臆测和牵强附会的地方,但是他毕竟是中西医汇通派的著名代表,近代医学史上一位卓有建树的医学家。恽氏的学术思想对中国医学的发展,起了积极的作用。

7·2·2·4 张锡纯

张锡纯(1860~1933) 字寿甫,河北盐山县人,他自幼年起即学习四书五经及医书,青年时已为人诊病,曾任军医,并在沈阳创建“立达中医院”,在天津开办国医函授学校,30岁开始接受西医学说,一生从事临床和中西医汇通的工作。著有《医学衷中参西录》一书,共30卷,约80万字,总结了他多年的临床经验。在辨证论治选药立方上,注重实践,讲求疗效,并结合中西医学理论和医疗实践,阐发医理,有不少独到见解,书成之后多次校勘重印,在医界流传较广,对临床有一定的参考价值。

张氏中西汇通的主要学术观点是,认为中医包括西医之理,在他的著作中说:“年过三十始见西人医书,颇喜其讲解新异多出中医外,后又十余年,于医学研究功深,乃知西医新异之理,原多在中医包括之中,特古籍语意浑含,有赖后人阐发耳。”又说:“吾儒生古之后,当竟古人未竟之业,而不能与古为新,俾吾中华医学大放光明于全球之上,是吾儒之罪也。”于是他便以“与古为新”为己任,从事中西医汇通的探索。他从医理、临床各科病症以及治疗用药等方面,大胆地引用中西医理互相印证,加以阐发。他说:“中医谓人之神明在心,西医谓人之

[1] 恽铁樵:《伤寒论研究》。
[2] 恽铁樵:《群经见智录·灵素商兑之可商》。
[3] 陈犁樵:《恽氏医学观》(《铁樵医学月刊》三卷四号)。

神明在脑，及观《内经》，知中西之说皆涵盖其中也。”[1]还说：“《内经》谓：血之与气，并走于上，则为大厥，气反则生，气不反则死……细辨《内经》之文，原与西人脑充血之议论句句符合，此不可谓不同也。”[2]他的汇通其实主要是试图印证中西医理相通，说明中医并不落后于西医。

在临床上，中西药物并用也是他进行中西医汇通的一个特点，他认为中药、西药不应互相抵牾，而应相济为用，不要疆域之见存于其间。他写有《论中西之药原宜相助为理》一篇认为：“西医用药在局部，其重在病之标也，中医用药求原因，是重在病之本也。究之标本原宜兼顾。若遇难治之症，以西药治其标，以中药治其本，则奏效必捷，而临证亦确有把握。”因此，他在临床上便经常应用西药加中医复方治疗疾病，以取效验。他极力推崇阿司匹林治肺结核的降热作用。如说：“西药阿司匹林为治肺结核之良药，而发散太过，恒伤肺阴，若兼用玄参、沙参诸药以滋肺阴，则结核易愈。”[3]他对中药药理的研究，有独到之处，也受到后人的重视，他所进行的中西汇通，虽然存在片面和牵强附会之处，但他注重在临床上大胆使用中西药，不断观察其疗效，对后人有很大的影响。

“求实效、重实验”是他进行中西汇通的主要方法。自述：“愚生平研究医学，必有确实微验，然后笔之于书。即对《内经》也未敢轻信。”[4]他除了以“书难尽信”的态度，在实践中验证前人的理论之外，更重要的是不断通过自己的临证经验，认真总结确有实效的经验。如他“为了研究小茴香是否有毒，不惜下问于厨师；为了体验药物性能，不惮亲自尝试。毒如巴豆、硫黄，峻如甘遂、细辛、麻黄等亦恒验之于己，而后施之于人。”[5]故张氏有医学实验派大师之称。

张锡纯的学术思想与治学方法都适应了历史前进的潮流，并且抱有力图“把中华医学大放光明于全球之上”的思想，为此，深受后人的尊敬。

7·2·2·5 中西医汇通的经验教训

在半殖民地半封建的社会条件下，在帝国主义利用西方医学对我国进行文化侵略的时刻，当反动统治阶级崇洋卖国，妄图消灭祖国医学之际，主张中西医汇通的医家，试图通过“汇通”的途径，批判和抵制对中医学的种种攻击，保护和发展中国医药学，他们的思想和实践，是符合我国医学发展需要的，较之民族虚无主义和故步自封的保守思想，显然是有进步意义的。

当然，由于历史背景和他们本身条件的限制，其汇通中西医的活动，未能取得明显的成就，认真总结中西医汇通派的经验教训，具有一定的现实意义。

近代从事中西医汇通的医学家，为后人留下了可以借鉴的经验，大致有以下几点。

(1) 他们从不同的角度探索沟通中西医学的途径，比较两种医学体系的异同和长短，在比较与汇通中维护宣传中医学术理论，成为近代医学史上一个重要的研究课题。

(2) 他们把吸取西方医学的科学方法，作为发展中医学的途径之一。尽管是初步的尝试，对后世也有一定的启示。

(3) 他们重视临床疗效，从临床需要出发，中西两法并用。张锡纯、恽铁樵在这方面提

---

[1] 张锡纯：《医学衷中参西录》5：1。
[2] 张锡纯：《医学衷中参西录》5：1。
[3] 张锡纯：《医学衷中参西录》5：2。
[4] 张锡纯：论吐血衄血之原因及治法(上)《医界春秋》1929；10。
[5] 张锡纯：《医学衷中参西录・卢晓序言》。

出的见解与经验,可供后人借鉴。

(4) 他们在进行中西医汇通时,明确提出:首先要维护、发展中医学,强调中医学的兴废是关系到国计民生的大事。为此,恽铁樵等与废除中医的思潮做了坚决的斗争,成为近代维护中医学的重要力量。

(5) 他们为从事中西医汇通的探索,兴办中医教育,培养中西兼通人才,努力钻研中医学理论,促进了中医学步入近代化历程,为后人提供了宝贵的经验。

同时,中西医汇通也留下了深刻的历史教训。

1) 鉴于时代与个人的局限,他们在思想上存在主观主义、形式主义的倾向,在方法上也存在生搬硬套、牵强附会与简单幼稚的现象,是后人应该吸取的教训。

2) 他们在学术思想上,有的存在明显的崇古尊经思想,有的存在重中轻西的偏见,在不同程度上束缚了他们进行中西医汇通的创新。

3) 中西医汇通的探索,与近代的社会政治环境有着密切的关系,从事中西医汇通的医学家不可能把学术问题与社会政治斗争正确加以区别。这里也有值得总结的教训。

总之,近代从事中西医汇通的医学家,在提倡向西医学习的同时,维护中医学的存在,坚持中医学之长,如整体观、脏腑学说、四诊八纲和辨证论治的诊治方法等。他们明确提出采西医之长,如化学、机械、实验等也都符合医学发展的实际。从这一角度,评价他们的工作是有益于医学发展的,其经验教训也是值得后人进一步加以总结和借鉴的。

7·2·3　中医科学化思潮

20 世纪 30 年代初期,“中国科学化”运动兴起。在医学界有一些医家主张要维护和发展中医学,必须适应时代潮流,“中医科学化”思潮随之产生。1931 年朱松在《医界春秋》第 66 期发表《“中医科学化”是什么?》一文称:“‘中医科学化’系用科学方法研究中国固有医学之谓。”1931 年 1 月成立的中央国医馆,在其组织章程草案中规定:“本馆以采用科学方式整理中国医药,改善疗病及制药方法为宗旨。”此后,各省、市、县国医分馆、支馆也都遵循此旨。不少医家提出“中医科学化”“中医现代化”“改造中医”“改良中医”“改进中医”等口号,并组织学术团体如“中医科学研究社”,创办《中医科学》杂志,建立“中医科学书局”等,发表宣传这一主张的文章,进行中医科学化的探讨。从 20 世纪 30 年代初到中华人民共和国成立前,成为中医界盛行的一种思潮,在近代医学史上颇有影响,坚持中医科学化的著名中医学家有施今墨、陆渊雷、张赞臣、谭次仲、叶古红、张忍庵等,其中以陆渊雷、谭次仲的论述与著作较有代表性。

7·2·3·1　提倡中医科学化的陆渊雷

陆渊雷(1894~1955)名彭年,江苏川沙县人,少时从朴学大师姚孟醺治经学,通诸子百家,天文历算,曾执教于暨南大学、南京国学专修馆、持志大学等校,授课之余,钻研医学,后从师沪上名医恽铁樵,恽氏提倡中医革新,渊雷受其熏陶,又鉴于余云岫等人倡言中医不科学,竭力废止中医,其时陆氏便以“中医科学化”为目的,致力于整理发扬中国医学,著述甚多,有《伤寒论今释》《金匮要略今释》《陆氏论医集》《中医生理术语解》《中医病理术语解》及《生理补证》《病理补编》等。陆氏改造中医的主张,集中地反映在他于 1928~1929 年发表在《中国医学月刊》上的《改造中医之商榷》一文中,主要学术观点如下。

(1) 承认中医疗效,主张用科学方法研究中医实效　他说:“国医所以欲科学化,并非逐潮流,趋时髦也。国医有实效,而科学是真理。天下无不合实理之实效,而国医之理论乃不合实理。国医之情形,乃近于"说假方,买真药"。坐使世人因其方之假,遂疑其药之非真。"[1]又说:"同是一种病,西医与中医的治疗法不同,病一样会好,这却用不到疑异……至于中西医理论上的不同,那就不是这样,因为病的真际只有一个,决没有两种理论可以同时存在,有了两种不同的理论,一定有一种是对的,那一种是不对的,或是两种皆不对的。如今西医的理论,根据科学步步从实验得来,虽不能完全对,大部分总不会不对,中医的理论既与西医截然不同,西医既对了,中医自然是不对,理论既不对,治疗怎么会对呢。"[2]还说:"……病理可以凭空结撰,药方治疗却不能凭空结撰。《伤寒》《金匮》上的药方,都是数千百年经验下来的有效方,决不是张仲景创造出来的,至于这些药方为什么能医好病,不但张仲景无法说明,就是我们有了许多科学的帮助、要去解说他,也是十分不容易。以不佞的一孔之见看来,《内经》可以说得是病理学、《伤寒》《金匮》可以说得是治疗学,病理与治疗,实际上不能够打成一片,这是医学上很大一桩阙憾,吾们所当努力去发明,务必找出一种具体解释的。"[3]他认为:"今用科学以研求其实效、解释其已知者,进而发明其未知者,然后不信国医者可以信,不知国医者可以知,然后国医之特长,可以公布于世界医学界,而世界医学界可以得此而有长足之进步。国医科学化之目的如此,岂能徒标榜空言哉!"[4]"中医的学问到了这个境界,治病的本领既胜过西医,学理的根据又不让西医,那才是中医界扬眉吐气的日子,也就是中医学推行到全世界的日子。必须这样,才好算沟通中西,必须这样,才是中医学吸收西医学,并不是中医学投降同化于西医学。"可见,陆氏主张中医科学化的目的与任务是很明确的。

(2) 主张中医科学化必须吸收其他科学知识　他认为:作为中医"……知其然而不知其所以然,学理方面是完全不懂的,只好算个医匠,不能算是医学家……若是不甘心做个医匠,定要懂得学理,做医学家那就必须破工夫学下列的科学……生物学、物理、化学、数学等普通常识,解剖、组织、生理、胎生等接近医学的科学,病理解剖、病理学、病原细菌学、诊断学等西医学。学通了这些科学,还要知道两桩事情,中医书中,有许多名目及理论确有精义,西医所不懂,然而可以用科学来证实说明……细菌原虫,并不是传染病的绝对病原。"[5]因此,他主张中医学科学化,中医学必须吸收西医学与其他科学知识。在其所著《伤寒论今释》一书中写道:"近年欧西传来之医学出自种种精密实验,虽未能悉真际,大体已无多违失,是以鄙人治医取古书之事实,释之以科学之理论,此今释之所以命名也。"说明陆氏已进行了实际的探索。

(3) 强调改造中医,沟通中西医,只有中医能胜任　他认为:"要沟通中西医学,先要兼习中西医学,中医的书籍带着文学色彩,西医的人才带着科学头脑,西医既不能学中医学,哪里能沟通,近来西医的报章杂志,常说中西决不能沟通,就为这个缘故。到是中医界的人物,除却不学无术的江湖医生不算,都带着文学头脑。若能破工夫研究些科学与西医学,就不难沟通中西。"[6]又说:"……既懂了中医的旧说,再懂了西医的科学,只要稍微加些思考力,把科学法来解释旧说,并不十分困难,这就是沟通中西的下手方法。而且这项工作,只有中医做得,西医却做不起来,因为先懂了许多科学,再要教他学中医学时,就觉得到处模模糊糊,

[1] 陆渊雷:《生理补证·绪言》。
[2] 陆渊雷:《改造中医之商榷》(《中国医学月刊》1929,1:5)。
[3] 陆渊雷:《改造中医之商榷》(《中国医学月刊》1929,1:5)。
[4] 陆渊雷:《改造中医之商榷》(《中国医学月刊》1929,1:4)。
[5] 陆渊雷:《改造中医之商榷》(《中国医学月刊》1929,1:2)。
[6] 陆渊雷:《改造中医之商榷》(《中国医学月刊》1929,1:4)。

没有心情去彻底研究了。"[1] 他还认为："能沟通中西的中医，恽铁樵先生自然是开山始祖。"此外他指出还有三五人，在这三五人中间，陆氏自己也是其中之一。

（4）主张中医科学化的方法，应从研究证候入手　他认为："中医方药对于证有特效，对于病无特效……仲景《伤寒》《金匮》里的种种名目。例如发热、恶寒……皆是证候……中医用药的标准，只问证候，不问病名，一种病，可以先后用几个药方，一个药方，也可以适用于好多种病，最奇妙不过的，只把证候祛除、害的病也同时好了。"他说："若问是什么缘故，仲景书中也没有说出所以然来，好像是留待后人解释的意思，吾们生当科学昌明的时世，对于这一点，就应当用科学方法去解释他。第一步要研究这个证候，是身上起了何种特异机转。第二步要研究这个药方，为什么能祛除这个证候。第三步要研究这个证候祛除了，为什么害的病会全体好。这三步研究皆有了准确的答案，就成了一种有根据的学理，学理积得多了，从已知道的部分，推究到未知道的部分，于是乎仲景不会医的病也会医，古人没有的药方也会造出药方来，这才是医学上真正进步。" 又说："中医的药方，只是取效于证候，不是取效于病名。"[2] 因此，他进一步指出："西医……看着中医的诊断并不费事，用药却极有效验，就以为中医不如西医，中药胜于西药。于是收买中药，拿回去化学分析，动物实验，岂知化验出来的成分效用，多半与中医的用法不合。"[3] 所以，陆氏强调要"从证候与药性两方面参合起来研究，就很容易明白"[4] 中医的学理。今天看来这一见解仍是值得后人重视的。

7·2·3·2　探索科学化途径的谭次仲

谭次仲（1897～1955），字星缘，广东南海人，早年毕业于两广方言学堂，曾以报馆为职业兼任中学教员，自修中、西医学后以医为业，历任梧州中医学会会长，广东仁爱医院中医部主任，香港保元中医学校校长。中华人民共和国成立后任教于广东中医药专科学校，后考取西医师，于佛山市开业，"先生虽为中医，而其学术思想则无分中西，凡所著述，即或语语说中医，而基础仍句句本科学，盖人类胥同，医理归一，为先生之根本思想也……先生应各地学者之求教，办函授学校，其遥从弟子，除澳洲外，遍于四大洲，造就科学化之国医人才甚众，先生于医学之改革事业，厥功可谓伟极矣。"[5] 可见谭氏确为提倡中医科学化的一位有影响力的医学家。著有《中医与科学》《中药性类概说》《伤寒评注》《金匮削繁》《医理浅释》《医学论集》等，惜未能全部付梓。

谭氏主张中医科学化，对中医科学化的必要性、可能性与中医科学化的途径、方法作了一些比较系统的论述。主要反映在《中医与科学》一书中，他对于中医科学化进行了多年的研究，自称是"主张中医科学改造最力之人"。拟著《中医与科学全书》，共 11 种，百余万言，但未能全部完成。现仅见第一种《中医科学化之我见》、第二种《中药性类概说》、第七种《伤寒论评注》及《金匮削繁》等共 10 余万言。从中可以看出他对中医学的态度与中医科学化的见解和陆渊雷的主张颇相近。主要学术思想有以下几点。

（1）论中医科学化之必要性　他认为中医界的弊端有三："第一因对于科学全未问津。第二在不知中医于科学是多半有根据，有折衷，有水乳交融、同途合辙的可能。第三在错认医者但求治病，医得好就算了，中医不要科学，治病也常常会好。因此，自满自足，总三者的弊端，实

[1] 陆渊雷：《改造中医之商榷》（《中国医学月刊》1929，1：2）。
[2] 陆渊雷：《改造中医之商榷》（《中国医学月刊》1929，1：4）。
[3] 陆渊雷：《改造中医之商榷》（《中国医学月刊》1929，1：4）。
[4] 陆渊雷：《改造中医之商榷》（《中国医学月刊》1929，1：4）。
[5] 姜春华：《谭次仲先生小传》（《华西医药杂志》1946，12）。

皆由于不认识科学。故深望此少数之中医界诸君，分业务之余，实行研究科学，尤其是急急研究科学中之解剖学和生理学。”[1]说明他提倡中医科学化完全是从维护和发展中医学的愿望出发的。关于中医科学化的必要性，他提出了五点：①“中医不科学化，必渐失国人信仰。”②“中医不科学化，就永远不能与卫生行政融和的。”③“中医不能顺应潮流，认真从科学来革新，就永不能加入教育系统。”④“中医若不改转方针，皈依科学，是永不能消除西医的敌视。”⑤“中医不改从科学就没有提高的可能。”[2]这就是他所讲的中医必须科学化的理由。

（2）论中医科学化的可能性　他认为：“中医实质与科学必有同化的可能……中医虽千头万绪，大别之不外玄理经验药物三部。玄理为冥想哲学，自与科学实验不相容，惟药物则实物也，经验则实象也，两者自古施诸治病而有验，故必有科学之理致存。”[3]又说：“中药与科学不两歧。经验积之数千年，苟历试而不爽者，多与实验相近。整理而亭毒之。唯玄说之谬是务去，使医学与科学有调协融贯之可能。”[4]他还从中外医学史的角度，论述了中医科学化的可能性：“人类本是相同，智能相去匪远，彼亦医也，我亦医也，彼能进于科学，我何尝不能进于科学，诸君试一读欧洲医学史，古代医事操诸僧侣，正合着我国的巫医同源，后来附会风火地水与正副磁气来解释医理，正合着我国的阴阳五行，最近数百年来，虽然经过许多曲折艰难，卒之能完全建筑于以解剖实验为基础的科学光明大道上，这岂非我们今日最好的借镜……况且他们先行，我们跟后，规模矩矱，已极现成，中医若要科学化起来，当然比较西医容易万万倍。总要诸君能下大决心，持大勇气，则前途成就，必卓有可观。”[5]他还以盲肠炎、肺结核、流行性脑脊髓膜炎、肾炎性水肿病的记述及治法皆合于科学为例，来证明“中医亦有不悖于科学者在，未可徒以玄理一手而抹煞之也”[6]。谭氏所讲的中医科学化的可能性，尽管尚不大明确，甚至含有中医科学化即西医化的意思。但是，他明确指出“中医亦有不悖于科学者在”“而足以自立之处亦不少”的见解，并努力促进中医学的发展，这在当时是有积极作用的。

（3）论中医科学化的途径　他认为：“中医欲臻科学，必当取妥善之途径。”[7]首先指出：“如何改造中医进于科学之途？为今日困难之一问题，所当殚精竭虑以求之。”他说：“对此问题有三派，在急激派，则主张用斩钉截铁，快刀乱麻之手段以解决之……此极端之废止论。反之，故步自封，盲人瞎马，反逆潮流，自甘落伍，为久延残喘遑恤我后之计，此极端之保守论……故为今之计，惟有将中医大加刷新，力求改进。”[8]他主张以“理真效确”四字作为“国医整理之标准”。他说：“理之真否，决于实验，效之确否，决于统计。”他所说的“理真”是指解剖学、生理学、细菌学、物理学、化学、病理学、药理学等；“效确”是指国医疗法，认为“国医疗法，代有发明……国医之药物，虽未经成绩之统计，而功效亦已着矣”[9]。并进一步指出：“夫实验者学理，统计者事实，两者一致，方达完成，世界医学尚有未能臻此者，今国医为整理之开端，则学理与事实宜并重，苟为经验之确当者，虽少数于学理有未明，已多数彰实用之成绩，则仍其法以待来兹而已，决不能以未符学理而轻弃之，然尤不能以荒唐无稽之莠言

[1] 谭次仲：《中医与科学》卷三。
[2] 谭次仲：《论中医科学化之必要》（《中医科学》1937.1：10）。
[3] 谭次仲：《中医与科学・“凡例”》。
[4] 谭次仲：《中医与科学・自序》。
[5] 谭次仲：《中医与科学》卷三。
[6] 谭次仲：《中医科学改造之途径》（三）（《明日医药》1935.7）。
[7] 谭次仲：《中医与科学・凡例》。
[8] 谭次仲：《中医科学改造之途径》（四）（《明日医药》1936.3）。
[9] 谭次仲：《中医科学化之我见》（《中医与科学》卷一）。

以经纬之也，缘未医学之改革，非一人一刻所获竟其功，唯循科学之正轨，自有发明进步之一日……总上所言皆国医科学化之唯一进路。”[1]关于具体的措施，他提出：“其道有二：一则设医药编辑所，搜集全国有科学知识之中医主其事。编辑适于现代不背科学之国医新籍，力求能与现代生数理化等学融会贯通，沆瀣一气为目标，不仅区区以显扬古人保存国粹为主脑……其次，则设实验研究所，作大规模之中药试验，以阐扬光大国药在科学上之真价值。”[2]为此，他曾努力创办中医函授学校，培养中医科学化之人才。

谭氏还在其著作中论述了中医科学化的结果说：“至全部计划……大略就绪……则冀其得到下列之结果。① 中西失其沟界壁垒之见。② 中西可以互通。③ 中西均需要，且为各国研究中药者所必备。④ 气者神经，阴阳者心风者脑湿者胃肠数语，必成为谈中国医学者之格言。⑤ 无中无外，澈古澈今，合中日两国恒河沙数之跛脚会通论，一扫而空。”[3]

他并详述了改造中医对国计民生之利说：“……诚如此，则中医存，而国与民交受其利矣；不如此。则中医亡，而国与民交受其病矣。然中医之亡人，但知废止派之足以亡之，而不知保守派之尤足以亡之。”[4]

综上所述，谭氏改造中医的主张，尽管存在一些含混不清的认识和牵强附会的地方，但是他的指导思想和具体计划不仅与余云岫的主张有本质区别，他对余氏废止中医的言论进行了公开的批判，而且对陆渊雷中医科学化的思想也有一定的补充和发展。如陆氏强调改造中医，沟通中西医的工作，只有中医能做。谭氏却主张中医科学化是中西双方的责任，要分工合作才能实现，无疑在当时谭氏的这一主张是有积极意义的，他对于中医学的看法也有不少精到之处。因此，谭次仲的学术思想，在 20 世纪 30 年代的医学界颇受推崇，值得我们进一步认真研究，从中吸取有益的经验与教训。

近代在中医学兴废的论争中，还有相当一部分中医学家致力于维护与发展中医学的工作。在当时，他们除了坚持以中医的医疗技术从事临床实践，创造中医学校，培育中医人才，组织中医药学术团体，抵制、反抗消灭中医的活动外，并著书立说，为整理保存中医学作出了卓越的贡献。较著名的有曹颖甫、张山雷、包识生、杨则民、谢利恒、曹炳章、秦伯未等，他们的著作和学术思想在一定程度上反映了近代中医学发展的水平，对保存中医学起了重要的作用。

（甄志亚）

7·3　中医学的继续发展

近百年来，中医学的发展，遇到了严重的阻力，处于存亡的境地。

自北洋军阀时期开始，政府不断采取种种排斥、限制、消灭中医的措施，把消灭中医作为他们崇洋卖国的一项政策，对中医学的发展起了很大的阻碍作用，使中国医药学受到严重的摧残。

但是，由于中医学有悠久的历史，在广大群众中有深厚的基础，受到城乡人民的欢迎和信任。中华人民共和国成立前，全国只有 2 万名西医，而中医却有 50 万人，特别在农村和

---

[1] 谭次仲：《中医科学化之我见》（《中医与科学》卷一）。
[2] 谭次仲：《中医科学改造之途径》（四）（《明日医药》1936.3）。
[3] 谭次仲：《中医与科学》卷二。
[4] 谭次仲：《中医改造之途径》（四）（《明日医药》1936.3）。

中、小城市,群众主要依靠中医、中药防治疾病。中医界内有许多著名医家,为保存和发展中国医药学而努力。在极端困苦的环境里,建立学校、创办刊物、编著医书,为保存中医学作出了相当的努力。因此,在近百年间,中医学不但没有被消灭,相反,在困难的处境中,仍然继续发展,当然这时的发展是缓慢的。

7·3·1 临床医学的发展

近百年来,在诸多医家长期医疗实践中,对治疗内、外、妇、儿各种疾病,又积累了新的经验,并出现了一些新的论著,丰富了祖国医学的内容。

7·3·1·1 内科

近百年间,内科综合性医书编撰甚多,其中影响较大的有费伯雄(1800~1879)著有《医醇賸义》(1863)一书,总结了他多年的医疗经验,主张师古而不泥古,强调要善于学习前人的经验。他说张子和、刘河间、李东垣、朱丹溪"各有灼见,卓然成家",他对于劳伤、中风、咳嗽、痰饮、骨痿、诸痛等慢性疾病的治疗有较丰富的经验,他认为"疾病虽多不越内外伤感,不足者补之,以复其正,有余者去之,以归于平,是即和法也,缓治也……天下无神奇之法,只有平淡之法,平淡之极,乃为神奇"。从这种思想出发,他在临床上自制了许多方剂,如治疗肺痨的益气补肺汤,治疗痰饮的桂术二陈汤,治疗骨痿的滋阴补髓汤等,都是他在继承前人基础上,结合个人临床经验创制的方剂。

此外,这时还有110多种内科专著,有综合性的论著,也有专门研究某一类疾病的经验总结。如文晟辑的《内科摘录》(1850)、徐镛的《医学举要》(1879)、许半龙的《内科概要》(1925)、周禹锡的《内科约编》(1941)等均属综合性的内科著作,对后人有一定的影响。

讨论个别病症的著作也不少,如专论中风的有张山雷《中风斠诠》(1917)、蔡陆仙的《中风病问答》(1935);专论痨瘵、虚劳诸病的有沈灵犀编《虚劳要则》(1875)、秦伯未的《痨病指南》(1920)、蔡陆仙的《虚劳病问答》(1935)、沈炎南的《肺病临床实验录》(1946);专论肠胃病的有朱振声的《肝胃病》(1933)、杨志一的《胃病研究》(1935);这些均反映了近代医家在内科方面的医疗经验。

7·3·1·2 外科和伤科

近代外科医家较著名的有马培之(1820~1903)。马氏三代业医,对于外科疮疡诸病的治疗积累了较丰富的经验,当时已誉满江南,每日就诊近百人。他对外科病的治疗重视辨证施治,用药攻补兼施,主张"刀针有当用,有不当用,有不能不用之别。不能一概禁之"。他把自己常用而疗效较高的验方、外用药以及膏药的配制用法和有关外科器械的使用,总结写成《外科传薪集》(1892)一书,内容简明扼要,切合实用。他还根据自己多年的临床经验,对当时流行甚广被外科医生奉为枕秘的《外科全生集》,作了评注、补充和修正,对后世学习此书有一定启发。

著名的外治法专家吴尚先(约1806~1886),吸取前人和古典医书中有关外治的论述,并收集民间的外治法,集20年的经验,著《理瀹骈文》(1864)一书,主张以外治法通治内、外诸病,书中每证用药,都以膏药为主,附以点、搐、熏、擦、熨、烙、掺、敷等法,是传统外治法的一次系统总结,膏药治法便于平民百姓患病之用,因此,深受广大劳动人民的欢迎。

当时论述外科疾患的著作约有80多种,对痈疽、疔毒、瘰疬、癌瘤、麻风、梅毒、痔瘘以及皮肤病等都有专著问世,其中邹汉璜的《疮疡》(1840)、张觉人的《外科十三方考》(1855)、张镜的《刺疔捷法》(1876)、余景和的《外科医案汇编》(1891)、曾懿的《外科纂要》(1906)、梁希曾的《疬科全书》(1909)、张山雷的《疡科纲要》(1917)等都有一定影响,流传较广,反映了近代外科的医疗水平。

这时,伤科也有一定的发展,对于金疮、接骨、跌打损伤等骨伤科疾患,都有新的经验,已有 30 多种论著出现。较著名的有骨伤科医家江考卿(约 19 世纪),治疗跌打损伤常有奇效,闻名一时,著有《江氏伤科方书》(1840)。书中记载:"凡人骨跌出,内外跌肉中,用十二号宝麻药一服,将肉破开,取骨整。""若骨碎者即以别骨填接。"可见,江氏对骨折已施行麻醉后切开复位术,并进行过移植术以治疗粉碎性骨折。

7·3·1·3 妇产科

较著名的有潘蔚的《女科要略》(1877),他在吸取前人经验的基础上按调经、安胎、临产及产后 4 节,系统简要地论述了妇产科常见的证治,其中对调经一门,论述尤详,他认为:"妇人一科,专以月事为主……心生血、肝藏血、冲、任、督三脉俱为血海,为月信之原,而其统主则唯脾胃,脾胃和则血自生。"故在妇科病的治疗上重视调理脾胃。

其他如严鸿志的《女科精华》(1920)综述《素问》《难经》以及仲景学说有关妇产科病的脉证并治,引录近代名医唐宗海等关于妇科病的专论,同时收载外国医生合信等有关妇科的论述,结合个人临床经验,以精约二字为准,撰成此书,对普及中西医妇科学有一定作用。

单南山的《胎产指南》(1856)是近代一部较好的产科著作。该书所述产科各症,皆从症之分型,各型原因,每型之治则,予以遣方用药,条理清楚,并强调指出胎产病的治疗大法是:"胎前专以清热补脾为主,盖热清而胎安,脾健则不堕也;产后专以大补气血,兼行滞为主,盖产后气血大虚,且有瘀滞,虽有诸症,皆以末治……知乎此,则女科之大要得矣。"[1]

此外,时逸人的《中国妇科病学》(1931)、陈景岐的《女科入门》(1934)、恽铁樵的《妇科大略》(1924)等,都反映了这时期妇产科的成就。

总之,近代妇产科有很大进展,尤以对妇女月经病的认识较前深入,在产科诸证方面,明确了一些通用治疗大法,临床实践中注意突出中医妇科所长,取西医生理、病理、解剖之长,补中医之不足,为中医妇产科增添新的内容。

7·3·1·4 儿科

这时儿科也有新的发展,对麻疹、惊风、痘症的研究尤为突出,张霞谿所撰《麻疹阐注》(1840),除了对《医宗金鉴·痘疹心法要诀》的麻疹作了补充注释外,还收集诸家有关麻疹的证治、合并症、后遗症等加以论述。吴砚亟的《麻疹备要方论》(1853)一书,简要地介绍了麻疹的病源、脉症、各种兼证、禁忌以及备用方药等。朱载杨的《麻症集成》(1879)主要是收集前人有关麻症的论述和治疗方剂;专论惊风的有温存厚的《急惊治验》(1886)、冯汝玫的《惊风辨误三篇》(1911)、陈景岐编的《七十二种急慢惊风救治法》(1930)等,都反映了治疗急慢惊风症的经验;专论痘症的有王廷钰的《儿科痘症歌》(1886)、张节的《痘源论》(1909)、朱风稊的《时痘论》(1930),以及卜子义等编的《中西痘科合璧》(1930)、余林撰《刺种牛痘要法》(1884)等,都是痘症及种痘方面有一定代表性的著作。

这时儿科治疗上另一个突出的特点,是传统的按摩疗法对儿科杂病的应用。周松龄的《小儿推拿辑要》(1843),介绍儿科诸病的推拿手法,并列推拿穴位及手法图说,内容虽无新

---

[1] 单南山:《胎产指南·女科总论》。

的补充，但对继承整理前人的经验有一定参考价值。张振鋆的《厘正按摩要术》（1889）4卷，在《小儿推拿秘诀》一书的基础上，广泛收集有关文献，增补了一些新的内容，介绍了各种按摩手法以及儿科推拿的各种取穴及手法图说，并附有插图及内服外敷药物疗法，便于初学者掌握，书中还介绍了"胸腹按诊法"，也是其他医书所少见。

7·3·1·5 针灸科

自从1822年清太医院取消针灸科以后，针灸学的发展受到了一定的阻碍，但由于广大群众需要和欢迎针灸疗法，因此，在近代针灸学仍有一定的成就。研究总结整理针灸学理论和临床经验的著作不断出现，有通论和专论，灸法、经络以及明堂图谱、子午流注等110多种，反映了这个时期针灸学的成就。廖润鸿所撰《针灸集成》（1874），共4卷，引录了较多的参考文献，对针灸法、禁针灸穴、别穴、要穴、奇穴、十四经穴、经外寄穴、针灸禁忌时日以及骨度法、诸病针灸法等均有论述。赵熙、孙秉彝、王秉礼合编的《针灸传真》（1923年又名《绘图针灸传真名医刺法》），书中对针灸手法及理论治疗等提出了个人的见解，并节录了《内经》有关刺法的原文加以注释，还抄录了其他书中有关针灸的论述。承淡安著《中国针灸治疗学》（1931），收集各家之说，结合个人临床心得，参考西医有关生理解剖知识，对针灸基本理论和穴外考证、施用方法及各种疾病的针灸疗法等作了详细的论述，并附有个人的有关验案和文献摘要，该书对于研究和应用针灸疗法有一定的参考作用。

《针灸纂要》（1933）共两册。上册论内景阴阳、五行、诊法、经络、针灸法及各种病症的针灸取穴法；下册包括十四经的经穴分寸歌、循行歌、主病歌等。每经均绘有经脉经穴彩色图，图上逐一标明各穴部位。图后附记该穴之局部解剖，便于初学者掌握针灸疗法。

7·3·1·6 眼科

近代眼科较有代表性的有王锡鑫的《眼科切要》（1847），是一部通俗实用的眼科专著。王氏认为：眼科为诸科之首，因人一身之要莫如双目。故其行医数十年，尤精于眼科。他汇集有关眼科著作精华，用歌赋的形式论述了50余种眼病的诊断方法，并记述了能治百余种眼病的100多首方剂，有汤剂、丸剂、散剂、丹剂、膏剂、点眼药等，不仅使医者诊治有所依据，而且使患者亦可按症索方，但书中对眼病的病因、病理论述甚少。

陈国笃的《眼科六要》（1861），他总结了几十年治疗眼科病的经验，认为：眼病虽有多种，但究其原因不出风、水、血、水虚、火败、神劳六种，若以病因论之，则六要足以尽之，故以此冠书名。书中论述了目肿、目痛、目痒、内障、雀目、倒睫、近视、远视等40种常见眼病的病因、症状、治法，并列内服、点眼、洗眼诸药40多方，对于各种眼病，陈氏强调应早期治疗。

此外，陈滋的《中西眼科汇通》（1936），介绍了一些稀奇的眼病和中医眼科手术方法，并附有中西眼科名词对照表，这些均可供学习眼科者参考。

总之，近代眼科有一定发展，辨证较前清楚，治法更加多样，著作日益丰富。

7·3·1·7 喉科

19世纪末叶，喉痧流行，病死率很高，许多医家致力于喉科的研究，著作多达百种以上，其中研究白喉喉痧的著作近50种，较著名的有张绍修的《时疫白喉捷要》（1869），又名《治喉捷要》，书中首先论白喉症治，次载验方，文字虽然简略，但内容多为经验之谈。夏春农著《疫喉浅论》（1874），主张对疫喉治法首当辛凉透表，继用苦寒泄热，终宜甘寒救液，忌用辛温升托，是对治疗疫喉经验比较正确的总结。李世方的《白喉全生集》（1882），将白喉分为寒证、热证、寒热错杂证等三大类，并分别介绍白喉的诊治、兼证、坏证、妇人白喉、小儿白喉及其治疗方药、针灸等，内容简要，切于实用。耐修子的《白喉治法忌表抉微》是作者结合个人经验，参考郑梅涧、张绍修二家治法，反对用发表之剂治疗白喉，推崇养阴清肺之法，并介绍了若干验方，深受后世重视，是一部影响较大的喉科著作，近代有多种刊本流传。陈葆善的《白喉条辨》(1897)，对白喉的治疗汇集诸家之长，结合个人经验予以补充发挥，对白喉的病源、所中经络、辨脉辨色、手太阴、手少阳、手少阴三经病症治、救误、善后、外治、禁忌等都有论述，内容比较系统，对后世也有一定影响。

这时还有一些关于研究齿、耳、鼻科的著作，大多为整理前人的经验，个人见解的内容较少。

综上所述，中医临床各科在近百年中继续发展，并取得了一些成绩，现存各科著作，将近一半产生于这 100 年之间；并出现了一批名医；对某些危害较大的病种有进一步的研究；不少医家还力图在临床上吸取西医之长补充中医，尽管在方法上尚属幼稚，但他们的努力在当时还是促进了各科的发展。

7·3·2 医学文献的整理和研究

近代在考据学的影响下，有不少医家从事古典医籍的考证、校订、注释、辑复等文献研究整理工作，对于保存和研究古代重要的医学文献，作出了一定的贡献。

这时期分类摘要校注《黄帝内经》的著作共有 50 余种，其中 20 世纪以后有 30 种以上。较著名的有：清代著名考据学家俞正燮，除致力于经书的考据外，还对医学、天文加以考证。所撰《癸巳类稿》卷 416 有《持素脉篇》《持素持篇》《持素正篇》《持素目录序》4 篇文稿(1833)，是对《素问》的摘注考证，从中可以看出考据学对医学的影响。胡澍撰《黄帝内经素问校义》(1880)一书，是将《素问》中难解的字、句、文义摘出 30 条，通过考据、训诂，加以释义，可供校勘《素问》时参考。清代医家高玉章与其弟子罗济川所撰《素问直讲》(又名《黄帝内经素问详注直讲全集》)(1867)共 9 卷，每篇首记大意，然后分段引录原文，再分为注释和浅讲两项，对个别字义加以解释；并用较通俗的文字对该段原文作一说明，是一部《素问》的全注本。《内经评文》，包括《素问评文》24 卷、《灵枢评文》12 卷(1896)，是周学海按照《内经》通行本的编排次序，用评论文章的方式，通过注文对《内经》予以评述。对理解经文有一定帮助。张骥撰《内经药瀹》(1923)10 卷，辑录了《内经》中有关用药理论的原文。分为阴阳、色气味、气运、五岁、六化、五方、水谷、五宜、五过和药制共 9 类，分别予以集注，并加按语说明，也是这一时期一部有特色的《内经》注本。

这一时期，还有不少医家重视对运气学说的研究，如陆九芝的《内经运气表》(1866)、《内经运气病释》(1866)、陈在山的《运气举要》(1882)、戴绪安的《五运六气》(1886)、高恩敬的《运气指掌》(1902)、朱恩华的《素问运气浅说》(1906)等，都是专门研究运气学说的著作。

这时注释《难经》的著作也有十几种，叶霖撰《难经正义》(1895)6 卷，是他根据《难经》一书"理趣深远，非浅学得窥堂奥"的特点，参考诸家学说，与《内经》原文予以对照，加以注释发挥，全书辩论精要，考证甚详。其他如邹汉璜的《难经解》(1840)、蔡陆仙的《难经》(1936)以及张骥的《黄帝八十一难经正本》(1937)和《难经丛考》(1938)等都对研究《难经》有一定参考价值。

近百年以来，对《伤寒杂病论》和《金匮要略》的研究更为广泛深入，校勘、注释、重编，发挥张仲景学说的著作约有 190 余种，其中有一半以上为 20 世纪以后的著作，在这些著作中，有的是分章节、句读，加以注释。如陈恭溥编撰的《伤寒论章句方解》(1851)，便是以《伤寒论直解》(张锡驹撰)和《伤寒论集注》(张隐庵编)两书为基础，对经文进行注释，对理解原文有一定帮助；有的是从六经辨证的角度阐发原文。如《伤寒寻源》(1850)，是吕震名研究张仲景著作20多年的心得，该书首先辨风、寒、湿、温、热之源流及六经辨证诸法，然后辨别各症疑似之处，并论述制方精义，对研究《伤寒论》有一定的参考价值。《伤寒补例》(1905)对伤寒温病、疟、痢等病症加以分析，结合个人临床经验予以阐发，也是一部有特色作品。有的着重一经一病的研究，如陆九芝的《伤寒论阳明病释》(1866)，就是选集前人有关阳明病的释文287条，对阳明证的证治作了较深入的归纳和总结，可供研究阳明病参考。张节所撰《伤燥论》(1909)是一部叙述燥气为病的专著；有的则是对前人的著作提出疑义，如高学山的《伤寒尚论辨似》(1872)，就是对喻嘉言《尚论篇》反复详辨，并以“辨似”为书名，全书辨注甚详，有一定参考价值；有的用中西汇通的观点，注释、补正、阐发仲景原文，如唐宗海的《伤寒论浅注补正》、恽铁樵的《伤寒论研究》(1932)、陆九芝的《伤寒论今释》(1930)、承淡安的《伤寒论新注》、余无言的《伤寒论新义》(1939)均属此类；还有用表格形式分析六经病症的，如包诚纂辑的《伤寒审症表》(1870)就是用表格的形式分析六经各类病症，便于辨证参考对照。

这时研究注释发挥《金匮要略》的著作也有50多种，戈颂平的《伤寒杂病论金匮指归》(1885)、沈灵犀的《读金匮要略大意》(1875)、王旭高的《退思集类方歌注》(1924)、黄竹斋的《金匮要略方论集注》(1925)、吴考槃的《金匮要略五十家注》(1929)、曹颖甫的《金匮发微》(1931)、秦伯未的《金匮杂记》(1934)等，都反映了这些医家研究《金匮要略》的心得体会，具有参考价值。

这时研究温病学说的著作也有60多种，有的着重伏气温病的辨证，如柳宝诒的《温热逢源》(1900)3卷，对《内经》、《难经》、《伤寒论》有关伏气温病的条文加以详注，结合个人经验，重点论述了伏气温病。有的专门讨论温疫，如杨尧章的《温疫论辨义》(1856)，对吴有性的《温疫论》逐条予以辨析，阐发吴氏立论的精义，并论述个人的学术经验；有的致力于辨析温病、伤寒之异，如杨璿撰、黄惺溪纂的《温病条辨医方撮要》(1841)，是黄氏将杨璿《寒温条辨》予以提要编纂而成，主要是辨析伤寒、温病、温疫之异，并扼要地介绍了温热病的多种症状。恽铁樵的《温病明理》(1928)，也是辨析温病与伤寒之异，并讨论了温病的概念以及温病所述的三焦等专题，反映了作者在温病学说中的中西汇通观点。

这时，还有一些丛书、医案、医话、工具书问世。丁松生的《当归草堂医学丛书》(1878)共12种，其中《颅囟经》《卫济宝书》《产宝》均为经过详细校勘的罕有传本。陆九芝撰《世补斋医书》分正集、续集共33卷，正集6种刊于1866年，续集4种由其子陆润庠刊于1910年，对《伤寒论》及运气学说有一定的发挥。周学海的《周氏医学丛书》(1891～1911)共32种，书中有校勘、评注前人的著作，也有自己的见解，内容比较丰富，大多切于实用。裘庆元所辑《三三医书》(1924)共3集99种，作者取“医不三世，不服其药”及“三折肱知为良医”之典，题名“三三医书”。所辑内容有基础理论、临床各科、本草、方书、医案、医话、医论等，各类医书大多篇幅短小，切合实用。《中国医学入门丛书》(1934)，是陈景岐摘录《内经》和历代各家学说分门别类汇辑而成，从《内经入门》到《汤头入门》，以及临床各科入门，共16种，内容浅显易懂，适宜初学者阅读。曹炳章辑《中国医学大成》(1936)，也是一部丛书，辑录魏、晋至明、清历代重要医著及少数日本人的医学著作，分医经、诊断、药物、方剂以及临床各科、医案、杂著等共13类，每科均列内容提要，并有一些历代医家评注，便于后人学习。周禹锡编《中国医学约编十种》(1938),包括生理、病理、诊断、药物、处方、内、妇、儿科等,论述系统,文字通俗。

医案医话一类的著作,有何廉臣的《全国名医验案类编》(1929),汇集当时全国名医80余人的治案300余例,分上、下两集。上集为风、寒、暑、湿、燥、火,四时六淫病案;下集为温疫、喉痧、白喉、霍乱、痢疫、瘄疫6种传染病病案,医案记录完整,且在病案后面何氏另加按语评述,有综合分析,也有临症经验。柳宝诒选评的《柳选四家医案》(1904),选编了清代4位医家尤在泾、曹仁伯、王旭高、张仲华的治案,以内科杂病为主,理、法、方、药俱全,且按语简明中肯,有一定见解。陆以湉撰《冷庐医话》(1858),论述医苑、医鉴、慎疾、诊法、用药等,评述古今医家及医书,搜集历代名医治案,附以个人见解,有一定参考价值。

此外,还有谢观编《中国医学大辞典》(1921),参考书籍2 000余种,共收名词、术语、医家、医著7万余条,他还编撰了《中医医学源流论》(1935),是一部由博返约阐述中医学发展源流的医史著作。总之,这时在医学理论的研究和文献的整理方面有一定成就,对保存祖国医学遗产和维护中医药学的发展起了积极的作用。

7·3·3　药物学和方剂学的成就

7·3·3·1　药物学

近百年来,我国传统医学受到冲击和歧视,由于中药疗效显著,它的存亡直接关系到国计民生和人民健康,因而受到较广泛的重视,在对古本草著作的整理研究、药性、药效的深入探讨,药物鉴别和炮制法研究等方面,均取得较大的进展。

(1) 古本草著作的整理研究　近代对古本草著作的整理研究以《神农本草经》最为突出,不少医家致力于重辑、考证、注释和阐发。清代后期医家顾观光认为明、清辑本有不少差误,他依据《本草纲目》所载本草经目录,从《证类本草》中辑出365种药物,并参照卢复《神农本草经》《大观本草》《本草纲目》及《太平御览》等作认真地考订,于1844年完成《神农本草经》重辑本4卷。书中考订药物近百种,其中以药物性味、功效为多,并涉及药名、形态、品类、分条等方面,注重结合临证实用,被医药界认为是较好的辑本之一。其后,刘复又以王闿运《神农本草》为蓝本,参考孙星衍、顾观光辑本作深入的考订,于1942年辑成《神农古本草经》3卷,卷末附有逸文,辑录各家有关论述,考订药物达247种,对于研究《本草经》颇有参考价值。此外,日本医学家森立之于1854年重辑《神农本草经》4卷,也是这一时期流传较广者。

汇纂、注释和阐发《本草经》以仲昂庭、阮其煜、蔡陆仙等较为突出。仲昂庭以张隐庵删定《本草经》(按即《本草崇原》)为纲,附载各注家之说,并对书中不少药物作了论注,着重于探五运六气之原,阐发阴阳消长之理,对整理、汇纂《本草经》辑注本作出一定贡献。阮其煜是一位热心沟通中西医药的西医师,极力提倡推广中药,他与著名中医王一仁、董志仁合作,根据中医临证用药经验,选取以《本草经》为主要内容的280种药物(其中46种附药《本草经》尚未收载),由他采用西医病理、药理对药物性味、主治功效逐一加以解释和阐发,并详细说明用药剂量、禁忌和注意事项,便于临证应用,于1933年编成《本草经新注》。例如麻黄,"因有杀菌作用,故曰苦;因有发散性,故曰温"。"此药有化痰平气之作用,为平气促之药,有特效之于急性气管炎而寒热无汗者。若为肺结核病之气促,不能用之"。对于某些药物的特殊功效也作了充分说明。书中还强调中药功效已由长期临证经验证实,不能单纯依靠化学分析方法确定药物疗效。蔡陆仙编纂的《中国医药汇海》(1937)分为经、史、论说、药物、方剂、医案、针灸 7 部,其中经部收载了《本草经》,并汇集吴普、陶弘景以来 40 余家对《本草经》有关药物的注释和阐发,成为一部资料最丰富的集注本。蔡氏还在书后作“历代药物作家考”“本草经之注家考”等篇章,为研究我国药学史提供了宝贵的资料。

此外,近代研究、辑注《本草经》的著述尚有多种,其中孙子云的《神农本草经注论》则是选注《本草经》较好的教本。

(2)药性、药效研究的进展　近代不少医药家注重对药物功效的研究,先后出现的这类本草有数十种。湖北孝感屠道和强调医家、病家必须熟知药性药效和处方用药方能奏效。他广泛收采《本草经》《新修本草》《本草图经》等本草著作 20 余种,择其精要,参互考订,于 1863 年编成《本草汇纂》10 卷。书中收载药物 560 种,根据药性药效分为温补、平补、补火、滋水、散寒、驱风、散热、凉血等 31 类,对于药物性味、归经、主治功效、药性宜忌等均作了较详尽的论述。卷九“脏腑主治药品”,分别论述五脏六腑所呈现的风、寒、暑、湿、燥、火、气、血、痰各种病症用药 200 余条以及各类病症通用药物,如破心血用丹参、没药、郁金、桃仁;散肝风痰用南星、皂角、乌附、白芥子、天麻;泻肺火用黄芩、栝蒌、竹茹、地骨皮、沙参、生地等,可供临证参酌选用。

其后,周志林编写的《本草用法研究》(1941),亦按药物功效分为发表、攻里、祛风、逐寒、清暑、利水等 22 类(编),收载药物 438 种(附药 319 种),书中不仅综合了前人有关药效的记述,并收载一些实验成果。此外,注重研究药性药效的著作。尚有周岩《本草思辨录》、张若霞《草药新纂》、丁甘仁《药性辑要》(1917)、郑修成《药性类纂》(1923)、《草药性》(1909 刻本)等多种。

这一时期在“中医科学化”思潮的影响下,一些医家试图采用西医药理解释药物功效,或采用化学分析、提取药物有效成分等方法确认药效,留日学者丁福保是其中较突出的代表。丁氏选取常用药物 136 种,“依据科学立说”于 1933 年编成《中药浅说》,书中按药物功效分为强壮健胃消化药、解热药、利尿药、镇痛镇静镇痉药等 10 类,对药物产地、形态、成分、用法和用量等均作了详细介绍。书中还根据化验分析和提取说明 51 种中药成分,例如产于我国广西、广东的桂皮,含有桂皮油、灰分、鞣酸、树脂等,为健胃矫臭药,日本药局方用作制桂皮酊、芳香阿片酒、芳香散等。这种化学分析、提取的方法,是近代研究药效的手段之一,有助于对药物某些成分和功效的认识,但是丁氏对中国药物传统理论完全否定,存在很大的片面性。继丁氏之后,温敬修也吸取生物学、化学等学科知识研究中药功效,编写成《实验药物学》(1935 年出版),收载药物 587 种,分为强壮药、强(健)胃消化药、泻下药、利尿药、收敛药等 23 类。书中对药物科属、异名、形态、成分、效用、处方、禁忌、用药均有较详细的记述,尤其着重于药物效用的阐述,并汇集了古今本草的有关论述和常用处方。此外,蒋玉伯编《中国药物学集成》,意在荟萃中西各家之说,有关药物功效多引录各家本草,并收采一些实验成果。

总之,近代研究药性、药效的方法有较大进展,用化学分析、提取药物有效成分是其中一种手段,对于推进药效研究的深入开展有一定作用。

(3)药物鉴别和炮制法的研究　我国古代医、药并重,强调医家必须辨药识药,以保证和提高临证疗效。宋代以后重医轻药的思想日益增长,尤其是近代,外国侵略者利用特权输入大量西药充斥市场,国内药商大多追求药品形色和营利,忽视药物质量,一些不法之徒为牟取暴利,常以伪充真,以劣充优,危害人民生命健康,加深了中药业的危机。为了纠正这些不良风气,在中医药界抗争中为谋求中医药的生存发展,近代不少医药家长期致力于药物鉴别和中药炮制的研究,积累了许多宝贵的经验。

近代医药家曹炳章于1913年春在浙江绍兴发起组织“和济药局”,邀集同道订正丸散膏丹方书,考定传讹药品,编辑《规定药品之商榷》等广为印发。其后,又将郑肖岩《伪药条辨》分门别类,将自己的论述作为按语附于各药之后,于1927年夏编成《增订伪药条辨》4卷。书中收载药物110种,分为山草、芳草、隰草、毒草、木、石、虫介、兽8部,从药物产地、形态、气味、功效等加以分析和对比,鉴别药物的真伪、优劣和不同品种。例如黄芪“山西太原府里陵地方出者名上芪……其货直长糯软而无细枝,细皮皱纹,切断有菊花纹……色白黄,味甜鲜洁,带有绿豆气,为最地道……四川出者为川芪,小把,皮红黑色,性硬筋韧如麻,味青草气,为最下品,服之致腹满,最能害人”。又如麻黄“山西大同府代州边城出者肥大,外青黄而内赤色为道地……惟关东出者,细硬芦多不入药”。此书刊印后在国内广泛流传,对于提高医药人员鉴别药物能力、丰富药物知识有很大帮助。

此外,陈仁山《药物出产辨》(1931)、沈家征(中国药物形态学)(1931)、汪雪轩《鉴选国药常识》(1936)等,都是这时鉴别药物的专著。

近代中药制药学发展较快,出现了一批以从事制药的专门人才和颇有见地的制药专著,其中较突出的有杨叔澄《制药学大纲》和周复生《药业指南》。《制药学大纲》(一名《中国制药学》,1938年刊)分上、下两编共18章,上编专论制剂,详述丸、散、膏、丹、药酒、药露、膏药、胶类、药锭等各种剂型的制作法;下编介绍各种生药炮制法,有火制、酒制、水制、药制(姜制、矾制、胆制、甘草制)及自然治法,书后并附有古今制药器具。全书收载330余首制剂及120余种生药,基本上总结汇集了古今药物炮制法的经验,是近代重要的制药专书。周复生《(增订)药业指南》(1942)亦分上下两编,上编详述国药炮制、饮片改良、药性制作存真、药物辨识及制剂技术要求,下编收录了医药界名流对国药改良之评述、制剂服用法等内容,融汇古今中西,是近代制药学一部集大成的著作。此外,尚有尉稼谦《国药科学制作法》(1949)、陆之谔《丸散膏丹自制法》等,有一定参考价值。

除上述外,近代不少医药家还十分注重对药用植物、常用药物作实地考察汇集,并对药物科属、形态、成分等进行较深入的钻研,拓宽了药物学的研究领域,先后编写了一些药志、图鉴等专著,如赵燏黄《中国新本草图志》(1930)、《祁州药志》(1936)、《蒙古本草药之原植物》(1941),杨华亭《药物图考》(1935)、刘翰臣《药物学备考图说》(1935)等,反映出近代对药物形态、功效等研究的深入。

7·3·3·2 方剂学

近百年来,随着医学理论研究和临证各科的进展,方剂学也取得一些成就,集中表现在对方剂学理论的探讨、方书的整理编纂,以及单、秘、验方的收集汇编等方面。

(1) 方剂学理论的研究　江苏武进费伯雄是一位富有临证经验的医家,他强调“欲救人而学医则可,欲谋利而学医则不可”。为了纠正当时社会上一些医生忽视辨证处方用药、任意套用《医方集解》的弊病,他选取《医方集解》中350余方,对各方逐一进行分析和评论,于1865年编写成《医方论》4卷。费氏深知辨证论治是临证医家应遵守的法则,他强调应根据病情处方用药,反对滥用某些实用的通用方剂,例如把麻黄白术汤视为“足三阳、三阴通用之剂”[1],费氏评曰:“药须对症……未闻可以六经通治也。方中药有二十二味,补散温凉一齐

[1]《医方集解·表里之剂》。

用到，即如升、柴、麻、桂等，岂不与喘促无力相妨乎？黄连、黄柏等，岂不与脐有动气、小腹急痛相庚乎……”（《医方论》卷一）。又如越鞠丸“统治六郁胸膈痞闷、吞酸呕吐、饮食不消”[1]，费氏《医方论》强调“古人立方，不过昭示大法，气郁者香附为君，湿郁者苍术为君，血郁者川芎为君，食郁者神曲为君，火郁者栀子为君，相其病在何处，酌量加减，方能得古人之意，而不泥古人之方”。此方，费氏还对《医方集解》中不可采用的方剂进行抨击，并详细论述各方，从中反映出费氏对方剂学理论研究的创见和成就，是近代一部较著名的方论。

继费氏之后，近代医家蒋文芳在研究古方的基础上，对各类时方详加论述，他于抗日战争前夕在上海中国医学院任教期间作《时方论》。蒋氏认为古方多为真病重病而设，药物剂量过重，对久居城市的患者并不适用，提倡学习古方要善于融会贯通，灵活化裁运用。蒋氏依据古方古法，在《时方论》中选列 87 方，分为汗、吐、下、补、温、清、消、和八类（八法），从综合古方古法入手，进而论及各类时方，其间亦引用一些西医学理论加以说明，并举例证（医案），结合脉证和方药详加分析，对方理、方义、用法及注意事项均作了详尽的评述。此书不仅是一部简明实用的教本，也是当时较好的方论。

此外，尚有祝春渠《歌方集论》（1874）、唐宗海《六经方证中西通解》（1983 年印）等方剂学理论著述多种。

（2）方书的整理编纂　近百年来，不少医家长期从事整理编纂古今方书，较早的有文晟辑《医方十种汇编》（书稿版片被毁，由其子校订于 1865 年重刊）。其后出现了多种大型的总结性方书，较著名的有《古今名医万方类编》《古今医方集成》《中国医药汇海 · 方剂部》等。

江西新建医家曹绳彦认为《本草纲目》附方均散见于各药之下，仓促之间难于翻阅，于是在《万方针线》的基础上，删去重复并补其遗漏，按照病证、病种进行分类，于 1920 年编纂成《古今名医万方类编》32 卷，全书分为通治部（以内科为主）、外科、妇科、小儿科及上、中、下部，按疾病种类又分 108 门，共记载 4 041 症（另有 346 法），11 800 余方，包括《内经》《伤寒论》以来历代著名医药方书 360 余部，是一部将《本草纲目》重加整理编辑的方书，并注明原方出处，简明实用，对整理编纂方书作出了一定贡献。

浙江海昌（今海宁）吴克潜是近代较著名的中医和医学教育家，精通中医药。他收集上古至清代方书 170 余部进行系统的整理汇编，于 1936 年编成《古今医方集成》。此书按集方第一字笔画多寡顺序排列，约收方 1 万余，每方之下分主治、功效、药物组成及用量、炮制、服法（用法）等项，其中收有不少方名相同、功效互异的方剂，便于查阅和区别使用，对于峻猛方药更详细说明注意事项。书中还保存了已佚方书 160 余部的有关内容，可谓集古今方书之大成。

蔡陆仙主编的《中国医药汇海 · 方剂部》，是近代整理总结方剂学成就最突出的著述。方剂部又分四部分，在方剂总论中，对古今方剂、方剂制度、方剂派别、方剂与药物、方剂种类等理论和发展概况作了较详尽的理论概括。方剂之性味气化配合，将方剂分为辛温发汗、辛凉解表等 43 类，每类列举方剂若干，对药物配合和方义均作了较详尽的阐发。方剂按治法分类，分为发汗剂、攻下剂、和解剂等 18 类，各类方剂均引录各家论说为总论，各方之后又汇集各家论注阐明方理、方义。方剂病证分类，包括内因病、外因病、胸膈病和妇、儿病等 10

[1]《医方集解 · 理气之剂》。

篇，计54病证，收载700方，方论结合，内容充实。书末尚有“方剂补选”66类，附方480余首，是一部资料丰富的方剂学著作。

（3）验方的汇编　这一时期，单方、秘方、验方的收集汇编取得了较突出的成就，据不完全统计，先后编纂刊印的类方书约300种，其中有一些是流传较广和具有特色的著述。

湖南善化（今长沙）鲍相璈曾在广西任职，兼通医学。他目睹社会上有人将良方秘而不传，穷乡僻壤贫苦人求医困难，立志广求单方验方，经过20年的搜寻、辑录和考订，于1846年汇编成《验方新编》16卷。此书系鲍氏随手辑录，编排不甚严谨，大体上包括内、外、妇、儿、杂病、时症、急救等内容，约分92门，各病症下附有单方、验方，全书收方3240余个。以价廉、易得、有效为原则，其中有不少外治法。《验方新编》刊行后，由于疗效显著，简便易行，各地纷纷翻刻或增修，先后出现数十种版本。

继鲍氏之后，黄统、龚自璋又合辑《医方易简新编》6卷（1851年刊印）。书中选方以简易单方、验方为主，辅以成方，内容包括全身各部及各科方药2 600余条，1 800余方，其中收录了小儿、妇女痘症及治法，并附古今治痘要方十神解毒汤、九味神功散、四圣散、无价散、辰砂益元散等，对救治痘症有较高的实用价值。

中央国医馆编审委员会李克蕙、叶橘泉、蒋仲翔等编校的《验方辑要》（1936年初版），以脏腑官能病分科，通行病名为目，收载680方，书中对特效方药尤有较详尽的介绍。

此外，这一时期还有汇集中西验方的著作，如丁福保《中西医方会通》（1910）、陈继武《中西验方新编》（1916）等。丁、陈二氏皆留学日本归国，认为中西医学各有长短，外国医方亦可参用，以补中医之不足，应加以融会贯通。《中西医方汇通》分为10章，如呼吸器病、消化器病、神经系病、传染病、目病及耳病、外科、妇科各病等收载128症，每症之下列有病解、摄生法，后附中西方药，共收1 500余方（其中外国方721个），体现了丁氏善于汇通中西医学的特点。《中西验方新编》在前书的基础上增为13章，所列各方皆日本医家所采用，在摄生法中对卫生、饮食、调养等事项均有较详细的说明。

（熊同检）

7·3·4　创建中医学校、学会及出版中医药杂志

在反动政府妄图消灭中医的压力下，一些热爱中医事业的有识之士，为了保存和发展中国医药学，奋力创办中医院校。1915～1917年丁甘仁、谢利恒等创办了上海中医专门学校。1918年包识生等创立神州医药专门学校。从1920年起张山雷即在浙江兰溪中医学校任教达15年之久。1924年卢乃潼在广州创办广东中医药专门学校，1925年恽铁樵在上海创建中医函授学校，1927年在成都建立四川国医学校。1930年陆渊雷、章次公在上海开办中国医学院。此后，张锡纯在天津创立国医函授学校，肖龙友、孔伯华在北京建立国医学院，吴汉仙在湖南创办国医专科学校等。在此期间，湖北、江西、广西以及厦门、杭州、汉口、济南、苏州、无锡等地也先后建立了中医学校、国医研究院、中医学社。在这些院、校里中医学者们勤奋地工作，边教学、边著书，出版了《内经讲义》《本草学讲义》《生理学》《解剖学》《病理学》以及《内科学》《外科学》等教材，培养了一批中医药人才，成为中华人民共和国成立后继承发扬中国医药学的骨干力量。但是，这些学校由于是私人或学术团体兴办的，经费困难，师资缺乏，设备简陋，没能得到应有的发展。致使中医到中华人民共和国成立前夕，已是后继乏人，这是反动政府迫害中医药事业所造成的恶果。

与此同时,中医界一些知名人士,为了保存和发扬中国医药学术,联合中医药界专业人员,广泛开展学术交流活动,抵制、抗议反动政府消灭中医的种种措施,还创建了一些中医药学术团体。最早建立的中医药学术团体,是 1906 年 6 月在上海成立的"上海医务总会"。1912 年成立的"神州医药总会"也是成立较早,而且规模较大的一个学会。全国设分会 40 多处,会员达六千多人。1913 年成立了"全国中医学会",在上海、北京等地设有分会。1929 年还成立了"全国医师联合会"。此后,还成立了"中华民国医药学会""中国医事改进社""医界春秋社"(后改为"上海市中医师学术研究会")以及"南京新药业公会"等。

这时,还建立了一些研究中西医学的学术团体,如 1910 年丁福保发起的"中西医学研究会"以及"华夏医学会""中西医药研究社"等,都是以宣传研究中西医学知识为宗旨,反映了近代中西医汇通的学术思想。1931 年承淡安创办的无锡中国针灸学研究社,是研究和阐发针灸学较早的学术团体。

这时期在各地还创办了一些中医期刊,如《医学世界》(1908)、《中西医学报》(1910)、《山西医学杂志》(1921)等均为中西医合刊;《中医杂志》(1921)、《三三医报》(1923)、《医学杂志》(1924)、《医界春秋》(1926)、《国医公报》(1933)、《光华医药杂志》(1933)、《华西医药杂志》(1946)等主要是介绍中医中药知识。全国各地到解放前夕办起的中医药杂志已有 400 多种,这些中医杂志和中医学校一样,主要是由私人或中医学术团体所创办,经费困难,人员不足,难以长期支持。在这种条件下,这些杂志和学术团体,对传播中医药知识,探讨中医药学术问题,促进中医药学术交流,联合广大中医药界人士,仍起了相当的作用,受到中医药界和广大群众的支持与欢迎,成为近百年来中医药学继续发展的重要标志。

7·4 近百年的医药卫生状况

7·4·1 太平天国的医药卫生设施

1851 年爆发的太平天国革命是我国历史上规模最大的反封建、反侵略的农民革命运动。它虽然仅历时 14 年,而其进步的医药卫生设施却在我国近代医学史上写下了光辉的一页。

7·4·1·1 医药卫生组织

太平天国十分重视医药卫生工作,早在太平军创建初期,已有类似军医的设置。随着革命队伍的发展壮大,太平军的卫生组织逐步得到充实,据记载各军设督医将军一人总理医务,下设内医、掌医、拯危急、理能人和马医等[1]。1853 年太平天国定都天京(今南京)后,政府机构中在国医之下,也设有相应的组织。

金田起义前后,有不少民间医生自动参加太平军,较著名的有李俊良、黄益云、何潮元、赖汉英等。中军长李俊良精通医药曾兼军医工作,黄益云擅长用中草药治疗疾病和外伤,曾任前一军拯危急。1854 年,太平天国积极招聘民间内、外、妇、儿、眼科良医[2],著名医家宋耕棠、哈文台、王震田等先后应聘。为了便于群众就医,政府还安排 60 名医生于各街道,专为天京人民治病。与此同时,还组织人力采办和收集药材,设总药库[3],委派专人管理,统一调配供应药物。

---

[1] 清·张德坚《贼情汇纂》卷三,伪朝中官,伪军中官。

[2] 见《太平天国史科》第二部分"韦昌辉招延良病诚谕"。

[3] 见涤浮道人《金陵杂记》。

7·4·1·2 医药卫生措施

太平天国作为农民的革命政权，对兵士和群众的健康非常关怀。在洪秀全发布的进军命令中，明确指出“努力护持老幼男女病伤，总要个个保齐”。为此，太平天国采取一系列进步的医药卫生措施。

（1）设立医院、疗养院 太平军对受伤兵士关怀备至。《行军总要·体惜号令》中，要求各级官员妥善运送伤员，选派医生为他们精心治疗，并定期供给肉类调养。1852 年底太平军攻克武昌，创设“能人馆”[1]收养伤员，定都天京后又增设能人馆（衙）多处。为了使广大军民得到更好的治疗，干王洪仁玕建议废除庙宇寺观，将钱财用于建立医院及跛盲聋哑院，并通过考试录用医生[2]，以提高医疗水平。他还在干王府设立医院一所[3]，亲自领导医院工作。

（2）加强环境卫生管理 为了保障广大军民的健康，太平天国非常重视环境卫生工作。《太平条规》《刑律诸条禁》对太平军行军或驻扎时的环境卫生均有严格要求。定都天京后，城内设有“老民残废馆”数十处[4]，收养老幼及有残疾者，每天打扫街道，捡拾字纸。当时流传的新乐府曾有“独有街道爱完整，奉扫携锄命无梗……溲勃无所遗……粪除无尽时”等句，描写街道常保持清洁卫生的情况。在乡村，则设乡兵，日间管理各户洒扫街渠，以防秽毒伤人，传染疾病[5]。这些措施有效地保证了环境卫生。

（3）禁烟、禁鸦片 为了树立良好的社会风气，保障人民健康，太平天国严禁星相巫觋等迷信活动，禁止用符水治病。对于吸食黄烟、洋烟（鸦片）和酗酒等危害健康的行为也严格禁止，明令“贩卖者斩，吸食者斩”[6]。并严禁外商贩运鸦片，表现了太平天国坚决反对侵略和鸦片毒害的决心。

此外，太平天国还有禁止妇女缠足、禁娼妓、禁溺婴等进步的措施，对保障妇女、儿童的健康有重要作用。

7·4·2 旧中国对中医药学的摧残与中医界的反抗斗争

早在 1914 年北洋军阀统治时期，教育总长汪大燮即主张废除中医中药，遭到中医界的强烈反对，各地中医组织了“医药救亡请愿团”进行斗争。消灭中医的反动政策虽未得逞，但这种民族虚无主义的错误主张并未改变。1925 年，全国教育联合会申请把中医课程列入医学校规程，建议在医学校内设中医一科或设中医学校[7]，也遭到国民党政府的拒绝。

1929 年 2 月，国民党政府召开第一次中央卫生委员会议，通过余岩（云岫）等人提出的“废止旧医以扫除医事卫生之障碍案”，使摧残、消灭中医的活动达到高潮。余云岫，江苏武进人，早年曾在日本学习医学，1914 年回国，他对祖国医药学抱有极深的偏见，作有《素灵商兑》《医学革命论》等，极力贬低和攻击祖国医药学。他在《医学革命论》中写道：“我国旧医之理论，荒唐诞怪，无可掩饰，唯有听其沦丧而已耳……欲保存国粹，于方药尚有一线之

[1] 能人馆：见清，陈徽言《武昌纪事》。初期为收容太平军伤员的病院，后来兼有疗养院性质。
[2][5] 洪仁玕《资政新篇》法法类。
[3] 富礼赐（Forrest）《天京游记》。
[4] 清·谢介鹤《金陵癸甲纪事略》·涤浮道人《金陵杂记》。
[6] 韦昌辉、石达开关于“革除陋俗”的诲谕。
[7]《医学杂志》，1925，（28）：92—94。

望。"[1]同时,他还把针灸、按摩等我国长期以来行之有效的诊疗方法,与巫觋星卜等迷信活动混为一谈,从而提出"国药实效,应该研究,旧医谬说,应该打倒"[2],极力主张消灭中医。

余云岫在"废止旧医案"中提出消灭中医的四点理由是: ① 中医理论(阴阳、五行、六气、脏腑、经脉等)皆为凭空结撰; ② 中医脉法出于纬候之学,自欺欺人; ③ 中医无能预防疫疠; ④ 中医病原学说阻遏科学化。他认为"旧医一日不除,民众思想一日不变,新医事业一日不能向上,卫生行政一日不能进展"。并进一步提出消灭中医的具体办法,归纳起来有以下几项。

(1) 处置现有旧医。由卫生部施行旧医登记,给予执照,许其行业,登记期限至民国十九年(1930)底止。

(2) 设立医事卫生训练处,限5年为期(至1933年底),对已登记的旧医进行补充教育,训练终结后给予证书。无此项证书者停止营业。

(3) 自民国十八年(1929)为止,旧医满50岁以上,在国内营业20年以上者,得免受补充教育,给特种营业执照,但不准诊治法定传染病及发给死亡诊断书。此项特种营业执照有效期为15年,期满即不能使用。

(4) 取缔宣传旧医,禁止登报介绍旧医。

(5) 检查新闻杂志,禁止非科学医学之宣传。

(6) 禁止成立旧医学校。

这个消灭中医的提案通过后,立即引起全国中医药界的极大愤怒和强烈反对。全国各地中医团体代表聚集上海,于同年3月17日召开全国医药团体代表大会,会场上悬挂着"提倡中医以防文化侵略""提倡中药以防经济侵略"巨幅对联,并由15省132个团体组织联合赴京请愿团,公推谢利恒、随翰英、蒋文芳、陈存仁、张梅庵五人为代表,向国民党政府要求取消这个决议。上海市中医中药从业人员罢工半日表示抗议,社会上各界人士如全国商会联合会、中华国货维持会、医药新闻报馆以及南洋华侨代表等均致函电支持中医药界的反抗斗争[3]。这个"废止旧医案"虽未核准执行,但不到半年,国民党政府有关机构连续发布关于中医药的政令,例如教育部下令中医学校一律改称中医传习所,卫生部下令将中医医院改为医室,并禁止参用西药西械,再次遭到"全国医药团体联合会"临时代表大会的反对。

为了缓和中医界的抗争,仿照国术馆之例,1931年7月在南京设立中央国医馆,一些省市、县先后设立分馆、支馆。中央国医馆先后在制订整理学术标准大纲、统一病名、编审部分教材等方面做了一些工作,但对保存和发展中医药事业却很少发挥积极作用。1933年国民党政府拟订"国医条例(草案)",在讨论中,汪精卫极力反对,他诬蔑"国医言阴阳五行,不重解剖,在科学上实无根据;至国药全无分析,治病效能渺茫"。主张"凡属中医不许执业,全国中药店,限令歇业"[4]。由于国民党当局的种种阻遏,经过中医药界多方敦促,"中医条例"直到1936年才公布,其中仍充满歧视中医的内容,如条例中规定组织"审查国医资格委员会",对中医进行资格审查,限于经政府考试及格领有证书者,或在中医学校肄业三年以上领有毕业证书者,或领有政府发给行医执照者,方得向中央国医馆申请登记审查,其余未经核

[1]《医学革命论》初集,6: 290~291"药理学序"。
[2]《医学革命论》三集,2: 60~61,"包天白君商榷的献疑"。
[3]《医界春秋》,上海医药团体反对取缔中医药案会议记,1929,34。
[4]《国医评论》,范大磬:"汪精卫先生废弃国医国药之检讨",1(2)。

准给证者不得执行业务。

国民党政府歧视、限制中医的种种措施，在全国人民和中医药界的强烈反对下，虽然未能达到消灭中医的目的，却使祖国医学受到严重的摧残。以中医教育而言，由于国民党政府采取行政手段，禁止成立中医学校，继教育部下令中医学校改称中医传习所之后，1932年10月行政院又下令改为中医学社，规定中医教育不得列入学校系统，使中医教育事业难以发展。各地虽陆续开办一些私立中医学校，终因得不到法律上的保障，不少学校被勒令停办。例如1946年教育部以上海中医学院、新中国医学院两校设备简单，未经批准设立为理由，令上海市教育局迅速取缔[1]。又如广东省在民国期间先后开办了20多所中医院校，到1947年仅剩一所广东中医药专门学校[2]。再以中医从业人员而论，中华人民共和国成立前散在各地的中医约有50万人，由于国民党政府采取对中医进行非法的考试、审查办法，使绝大部分中医无法继续开业。以上海市为例，据市卫生局统计，1927~1935年上海市经考试、审查合格者仅有6 000余人[3]。尽管如此，由于广大中医遍布全国城乡，为人民防治疾病，故仍受到群众的信任和欢迎。

7·4·3　国民党统治区的医药卫生工作

1927年"四·一二"国民党右派叛变革命以后，以蒋介石为首的国民党政府开始了法西斯独裁专制，他们加紧与美、英、德、日等帝国主义相勾结，残酷地剥削和压迫我国人民，广大劳苦人民过着极端贫困的生活。在国民党政权统治的几十年间，卫生状况十分恶劣，医疗机构残缺不全，广大城乡缺医少药，疾病广泛流行，国民党政府很少采取有效的防治措施，甚至还要消灭中医中药，严重地阻碍了我国医药事业的发展。

7·4·3·1　卫生机构

辛亥革命后，到1927年国民党中央政府定都南京初期，卫生行政机构基本上沿袭清制[4]，多属民政、警务部门兼办。1928年11月，奉行政院令，成立卫生部，成为全国卫生行政的专管机构。后来卫生部又经裁并为卫生署，先后隶属于内政部、行政院管辖。直到1947年才恢复卫生部的建制，下设医政、防疫、保健、总务四司，另设中医委员会等组织[5]。1932年9月，全国经济委员会又设中央卫生设施处（次年改称卫生实验处），负责筹设卫生实验及研究机关，训练卫生专门人才，成为全国最高卫生技术机构[6]。

省、市、县地方卫生机构以广州建立最早，1921年广州首先设市卫生局，1927年以后南京、上海、北平、天津、杭州等市也相继设立。据不完全统计，截至1947年底，有8直辖市、6省辖市设立卫生局，另有29市（包括台湾省台北、台中、台南、高雄等）分别设立卫生院、卫生事务所、卫生科等组织[7]。省、县两级卫生行政机构的设立，大体上始于1934年6月，江西省首先设卫生实验处，其后湖南、甘肃、宁夏、青海、浙江各省也相继设立类似的机构。到

[1]《华西医药杂志》社论，1(7)：1~3。
[2]《中华医史杂志》广东近代的中医教育，1982，3。
[3] 1946年《上海市年鉴》（五）卫生统计下；19。
[4] 清光绪三十二年，1906年清政府于民政部内设卫生司。
[5]《中华年鉴》（下）卫生，1948；1849。
[6]《内政年鉴》（四）卫生篇，1936。
[7]《中华年鉴》（下）卫生，1948；1853，地方卫生机关（B）市。

1947 年底，有 26 省（包括台湾）设立卫生处，管理各省卫生事务，所属卫生机关约 200 个[1]。县卫生机构以江苏、浙江两省设立较早，1932 年已设县立医院多处，办理医疗救济及卫生事宜。1934 年，江西、湖南、陕西等省也逐步设立。到 1947 年底，全国约有县卫生院 1 397 所，县卫生所 18 所，区卫生分院 352 所，乡镇卫生所 783 所，病床约达 1 万余张。[2]

此外，卫生署还在边远地区设立一些卫生机构，如绥远（今内蒙古）伊克昭盟、乌兰察布盟、阿拉善旗卫生所，西康（今属四川）雅安、富林、西昌、会理卫生院等，负责防治疾病、妇幼卫生、环境卫生和巡回医疗等工作[3]。但是，国民党政府不关心广大人民的健康，卫生工作不受重视，卫生事业经费极少（加之官吏层层贪污），设备简陋，医药技术人员缺乏，这些机构并没有发挥应有的作用。

7·4·3·2 医学教育

19 世纪后期，随着西方医学大量传入我国，医学教育渐有发展。除前所述外国人和清廷开办的医学校外，20 世纪初，北京、广州、南通、杭州、保定、太原、南昌、开封等地也陆续开办医学校，其中较著名的有广东公立医科专门学校（1909，国立中山大学医学院前身）、国立北京医学专门学校（1912，国立北平大学医学院前身）、江苏省立医学专科学校（1927，国立上海医学院前身）等[4]。

1929 年 2 月，为了提高医学教育程度，教育部、卫生部联合组织医学教育委员会（另设有助产教育委员会、护士教育委员会，1935 年 4 月亦并入医学教育委员会）；教育部又设卫生教育设计委员会，规划和改进医学教育事宜，使医学教育事业有较快的发展。据中华医学会、卫生署等初步调查，到 1935 年全国有医学院 37 所，毕业生 6 562 人，护士学校 172 所，助产学校 66 所[5]。经过抗日战争的变迁，一些医药学校先后合并或停办，到 1947 年（中华人民共和国成立前最高年度），全国医学校有 32 所，在校学生 11 400 余人（包括研究生）[6]。出国留学医学生 884 人[7]；总计医学院校毕业生达 13 000 余人，经过高级职业学校培养的护士、助产士各 1 万余人。此外，尚有经过医院、训练班等培训的卫生检验员、技术员、医护助理人员、卫生工程人员，以及各医学研究所培养的各种专业人才，成为我国医药卫生保健事业中一支重要力量。但是，在几亿人口的旧中国，这支为数不多的医药技术队伍，远远满足不了广大劳动人民防治疾病的需求。

7·4·3·3 卫生防疫

鼠疫、霍乱等烈性传染病，大约在 12～16 世纪先后由海舶传入我国，经广东蔓延到南北各省，一直没有间断。同治年间，暹罗（今泰国）、马来群岛霍乱流行，传至上海、厦门两地，为防止疫情蔓延，同治十二年（1873）开始对进出口船只施行检疫，这是我国海港检疫的开端。1929 年在上海成立海港检疫处，直接管辖各港口检疫事宜[8]。尽管如此，国民党统治区传染病仍不断发生。在国民党政府统治期间，霍乱常常大规模流行，据不完全统计，从抗日战

---

[1]《中华年鉴》（下）卫生，1948；1850，地方卫生机关（A）省。
[2]《中华年鉴》（下）卫生，1948，1855，1861～1862，地方卫生机关（C）县。
[3] 同[1]，1863，地方卫生机关（D）边疆。
[4]《中西医药》，2（1），全国中西医药学校调查报告。
[5]《内政年鉴》（四）卫生篇，1936；199。
[6]《中华年鉴》（下）卫生，1948；1583～1585。
[7]《中华年鉴》（下）卫生，1948；1601；1747。
[8]《内政年鉴》（四）卫生篇，1936；12。

争到1949年中华人民共和国成立前夕，死亡人数达10万人以上。上海市在解放前50年间曾有12次霍乱大流行，其中1938年死亡2 400余人[1]。鼠疫在南北各省时有发生，仅1910年、1920年、1947年三次在东北流行，死亡人数即达10万人。据东三省督抚锡良奏陈疫情电文所述，1910年冬，东三省鼠疫流行，蔓延所及达66处，死亡人口4万余人；哈尔滨市人口不足2万，死亡在6 000人以上，经外务部派医官伍连德等前往防治，才使疫势缓解[2]。日本帝国主义占领我国期间，在东北设立细菌制造所，用飞机散布疫源。1945年东北解放前夕，日本帝国主义为销毁罪证将该所炸毁，使带菌生物流窜，再次发生鼠疫流行。天花在不少地区也猖獗流行，1939～1949年间，全国各地天花患者有38万人。在天花危害严重的地区，流传着"生儿只算生一半，出了天花才算全"的谚语。黑热病是严重威胁人民健康的寄生虫病，解放前，最初在山东、河北、河南、湖北、安徽、江苏6省蔓延。1935年初，江苏省政府曾组织"苏北黑热病调查团"，对淮阴、涟水、泗阳、宿迁等县作初步调查，患者约在10万人以上，死亡率占5%[3]。到解放初期，全国仍约有患者53万名。对人民生命危害极大的血吸虫病，在我国长江沿岸和江南13个省、市、自治区广泛流行，严重威胁1亿多人的健康和生命。据解放初期调查，仅江苏、江西、浙江等省324县，患者约有1 000万人。其他如伤寒、白喉、猩红热、疟疾等传染病的发病率也很高。据1947年卫生部对全国12种传染病的不完全统计，死亡有1万多人。

这时，还有不少传染病在我国各地流行，其中如结核病十分普遍，据北京第一卫生所统计，1915～1925年城市居民结核病病死率高达2%～4%，全国每年死于结核病者约100万人。性病是旧社会一种常见传染病，在一些少数民族地区由于传染病流行，造成人口急剧减少，威胁到少数民族的生存，此外，如产褥热、新生儿破伤风、钩虫、丝虫、麻风等病也不断发生，据国民党政府公开的材料记载，当时大城市的产妇平均死亡率为1.5%，小儿死亡率城市平均为13%，农村为17%，婴儿死亡率占50%以上。至于工矿企业职业病和职业中毒更是经常发生，据湖南锡矿山矿务局1898～1947年近50年间统计，因患硅肺死亡的工人达9万余人。

在传染病广泛流行的旧中国，人民死亡如此惨重，国民党政府却很少采取有效的防治措施，公共卫生设施极差。据不完全统计，到中华人民共和国成立前最高年度的1947年全国仅有大小医院2 000多所，卫生技术人员23 000多人，病床9万张左右，而且多集中在大城市，收费昂贵，广大人民无力就医。据国内外一些资料估计，当时中国人民平均寿命只有38岁，每年约有1 400万人死亡。

7·4·3·4　医药工业

国民党统治时期，药品和医疗器材的生产十分落后。帝国主义各国利用不平等条约在我国不断获得种种特权，1861年(清·咸丰十一年)《中德通商章程善后条约·海关税则》第二款中规定："外国自用药料、玻璃器皿……进出通商各口，皆准免税。"从此大量原料药源源不断地输入我国，使我国大部分药厂成为配制和加工进口原料药的基地。据1933年《药报》初步调查，自1919年以来我国在北平、上海、南京、杭州等地设药厂仅41处，其中包括血清、金属制品、玻璃器皿、药棉、纱布厂等。

---

[1]《卫生月刊》(复刊号)：上海本年霍乱概况，1942。
[2]《中西医学报》：医事新闻，1911；13。
[3]《国医正言》，苏北黑热病调查团报告书，21～23。

1937年抗日战争全面爆发，药品需求激增，国民党政府曾公布救护药品进口免税办法，鼓励输入，并设立"战时医疗药品经理委员会"向国内外采购。1941年又向美、英、加拿大红十字会和美国医药援华会等团体捐募药品器材，1941～1945年共进口药品器材873吨。抗日战争胜利后，帝国主义各国继续向我国进口原料药，仅1946～1947年就进口原料药7 650余吨；同时，还把大批西药成药运入我国倾销，造成我国许多药厂纷纷倒闭，阻碍了我国医药工业的正常发展，充分反映了半殖民地的特点。

（熊同检）

7·4·4 革命根据地的卫生工作

1921年中国共产党建立，从此，中国革命进入了一个新的历史时期，党领导全国人民进行了新民主主义革命，开辟了革命根据地。随着革命战争的胜利，根据地的医药卫生工作，从无到有迅速地发展。它经历了第一次国内革命战争、第二次国内革命战争、抗日战争和解放战争四个历史时期，取得了辉煌的成绩，树立了光荣的传统，为中华人民共和国成立后卫生工作的蓬勃发展奠定了基础。

7·4·4·1 卫生工作方针与卫生机构的设立

早在根据地创建时期，党对卫生工作就给予了高度的关怀与重视，把卫生工作列入革命事业一个重要的组成部分，确立了根据地的卫生工作要为军民健康服务、以增加战斗力、保证革命战争胜利的指导思想。在1922年7月党的全国第二次代表大会通过的纲领第7项中明确规定了保护劳动者健康及福利的要求。1928年毛泽东同志在《中国红色政权为什么能够存在》一文中，更把"建设较好的红军医院"与"修筑完备的工事""储备充足的粮食"列为巩固根据地必须做好的3件大事。在1929年12月召开的古田会议决议中还指出："军政机关对于卫生问题，再不能像以前一样不注意，以后各种会议，应当充分讨论卫生问题。"并强调："加强卫生教育和优待伤病员是对士兵政治训练的良好方法。"决议还要求各级领导应健全卫生组织，改进医院设备和医疗作风。1932年红一方面军召开第三次卫生工作会议，更确立了"预防第一"的卫生工作方针。1933年3月中华苏维埃临时中央政府颁布《卫生运动纲要》，更明确指出："苏维埃政府是工农自己的政府，它要注意解决工农群众切身的痛苦，污秽和疾病就是他要解决的一个大问题。"

1933年12月毛泽东同志在《长岗乡的调查》一文中写道："疾病是苏区中一大仇敌，因为它减弱我们的革命力量。如长岗乡一样，发动广大群众的卫生运动，减少疾病以至消灭疾病，是每个乡苏维埃的责任。"[1]

抗日战争时期，1939年12月毛泽东同志在《纪念白求恩》一文中，号召每个共产党员都要学习白求恩同志毫不利己专门利人的真正共产主义者的精神。他写道："白求恩同志是个医生，他以医疗为职业，对技术精益求精；在整个八路军医务系统中，他的医术是很高明的。这对于一班见异思迁的人，对于一班鄙薄技术工作以为不足道、以为无出路的人，也是一个极好的教训……我们大家要学习他毫无自私自利之心的精神。从这点出发，就可以变为大有利于人民的人。"[2]他又在《论联合政府》"我们的具体纲领"中提出："应当积极地预防和

---

[1] 毛泽东：《长岗乡的调查》见"红军时期的卫生工作"《健康》(766)，1959.8.1。
[2] 毛泽东：《毛泽东选集》第二卷，北京人民出版社，1966：621。

医治人民的疾病，推广人民的医药卫生事业。”[1]

解放战争时期，延安总部卫生部在《1946年工作计划大纲》中提出：新时期的新任务是加强各地军民卫生工作的领导，建设国民卫生事业。卫生工作的方针是以进行预防工作为主，并且把为群众防治疾病，作好卫生工作列为“拥政爱民”的一项重要内容。

这些指示，为根据地的卫生工作指出了明确的方向，奠定了人民卫生工作的基础。

随着革命形势的发展，根据地不断巩固、扩大，1931年11月召开全国第一次苏维埃代表大会，在苏维埃政府内务部人民委员会下，建立了卫生部，并正式成立了中央革命军事委员会，下设总军医处，负责领导红军中的卫生工作。1933年6月中央革命军事委员会公布了工农红军暂行编制，建立了整个红军中的卫生组织系统，还先后建立了后方医院、兵站医院、野战医院。地方政府也在中央内务部之下成立卫生管理局，省、市、县、区的苏维埃政府也都设有卫生科(股)，保证了部队和地方卫生工作的开展。

抗日战争时期，部队与地方都建立了卫生行政系统，在继承红军时期卫生机构的基础上，各军区的卫生组织日益完善，医院的建设也有很大的发展。

解放战争时期，为了统一领导各解放区的卫生工作，成立了延安总部总卫生部，直接领导各军区卫生部和边区政府卫生处。在此期间，不仅解放军各军区、各野战军卫生勤务组织机构，向着系统化、正规化的方向发展很快；而且，部队还大力协助地方，使地方的各级卫生机构也日益健全。

7·4·4·2　预防疾病与群众性的卫生运动

国内革命战争时期，为了保障工农红军及根据地人民的健康与生命安全，1931年1月党的六届四中全会通过了卫生防疫决议案，公布了《暂行防疫条例》，要求加紧防疫宣传，注意保护水源和预防传染病。1932年中央军委主席朱德还签发了关于开展卫生运动的训令，要求在革命形势日益高涨的情况下，应从卫生角度考虑保持全军人员的健康，命令各级指挥员、政工、卫生人员要切实鼓动起在前线摧毁敌人的精神和勇气，消灭现行的疟疾、痢疾、下腿溃疡等疾病。1933年中华苏维埃政府颁布了《卫生防疫条例》，对霍乱、赤痢、肠伤寒、天花、斑疹伤寒、猩红热、白喉、鼠疫和流行性脑脊髓膜炎等几种传染病，提出了防治方案。同年3月内务部人民委员会颁布了《卫生运动纲要》，号召：红军和苏区各地方政府、群众团体领导群众一齐起来，向着污秽和疾病以及守旧迷信的思想习惯作斗争。根据“纲要”的规定，短短的几个月在城市、区、乡、街道、部队，分别成立卫生运动委员会及卫生小组，建立了从上而下的卫生运动指导体制。中央军委还颁布了《暂定传染病预防条例》，除规定对几种传染病隔离预防的措施外，并指出“凡不依该卫生机关所指定之期限内施行应办事项者，得给予相当处罚”。当时任前线总指挥的徐向前同志还曾亲自写了《简略卫生常识》，提出了8项卫生注意事项。中央内务部与军委总卫生部还联合编印《卫生常识》，献给全苏第二次代表大会，要求代表们加强卫生宣传，使一般工农群众了解卫生知识。

抗日战争时期，总卫生部明确提出了“预防第一”的口号，开展了群众性的卫生运动，特别是在1942年延安整风运动之后，在中央的直接领导下，进行了反巫神、反迷信的斗争，建立了模范卫生村，经常举行卫生竞赛，注意改善部队伙食，有的部队还进行了健康检查，在艰苦的战争环境中，培养了部队良好的卫生习惯，除处在最困难情况下的部队外，一般都进行

[1] 毛泽东：《毛泽东选集》第三卷，北京人民出版社，1966：1032。

预防天花、伤寒、霍乱等免疫接种，使部队传染病大大减少。

同时，部队还积极帮助地方开展卫生工作，部队医疗机构除为驻地居民看病外，还协助地方进行环境卫生和卫生宣传教育，举行军民卫生大扫除，讲卫生课，办卫生刊物，在疾病流行时期组织防疫组，及时防止了流行病的蔓延。

解放战争时期，延安总部卫生部在1946年“工作计划大纲”中明确提出：“预防医学设施自1946年起应成为解放区医学界的主要工作方针。”在这一方针的指导下，首先是在配合战伤的预防工作上取得了显著成绩。如普遍注射破伤风毒素后，破伤风的发病率大为降低。其次是重视部队的营养改善。

为响应党的“拥政爱民”号召，部队在医务人员少、任务重、条件差的情况下，尽一切努力为群众防病治病，开展卫生宣传。如1946年冀晋军区驻地天花、麻疹流行，部队组织防疫组，迅速开展卫生宣传教育，不但使该区天花、麻疹的患儿及时得到治疗，而且阻止了疫病的流行。革命根据地的卫生工作是由军队中发展起来的，而军队的卫生工作也完全是依靠人民的支持，这是根据地卫生事业迅速发展的一个重要原因。

7·4·4·3 发挥中医中药的作用

重视发挥中医中药的作用，中西医团结合作，早在红军时期已经开始。1928年初建立的井冈山红军医院，便采用中西医两法治疗。中央红色医院，有西医，也有中医，红四方面军总医院还设有中医部。1933年改为中医医院，医院的中医由3名发展到50多名，党为了团结中医，在政治上、生活上都给予优厚的待遇。有的中医还参加了长征，在红军的一些医院里，还设有中药科、采药队。

为了培养医药人才，在苏区的卫生学校里，中西医兼学，不论中医、西医都要学习人体解剖学和中草药知识。此外，还开办了红色中医进修班、中医研究班，以及老中医带徒弟，逐步扩大红军中的中医队伍。

抗日战争时期，随着卫生干部队伍的不断发展，有更多的中医参加了抗日工作，在陕甘宁边区，开办了全边区与各分区的中医训练班，晋察冀军区1944~1945年还帮助各级地方政府举办国医训练班。晋西北、晋冀鲁豫、晋察冀和苏皖各军区也都建立了药厂，进行中药炮制和西药的制剂加工。此外，还成立了中西医药研究会、中医救国会、医务研究会等医学团体。

解放战争时期，总卫生部明确指示，在当时医院数量和设备不能满足实际需要的情况下，要更加努力动员民间中西药等一切力量，因此，中医中药的力量在解放战争中得到了进一步的发挥。解放区的中医不仅参加各级医疗机构，而且有的还担任了卫生部门的领导工作，对革命战争的胜利作出了一定的贡献。

7·4·4·4 培养德才兼备的医务人员

红军时期医务人员极为缺乏，建军开始，党就十分重视培养卫生干部。1931年2月第一所中国工农红军卫生学校在江西中央苏区诞生，1932年又在福建汀州开办中央红色医务学校，1933年7月两校合并迁往江西瑞金，并将中央红色医院改为该校附属医院。此外，还开办了红色看护学校、医药干部学校、卫生员训练班等，学校在注意业务训练的同时，重视政治学习，明确规定了“培养政治坚定，技术优良的红色医生”。长征途中也未停止教学活动。在极其艰苦的岁月里，卫校训练了一批又一批的医务技术人员。他们不仅成为红军中卫生工作的骨干，而且打下了根据地自力更生培养卫生干部的基础。

抗日战争时期,医护人员的队伍不断壮大,有不少医务人员不顾日本帝国主义和国民党政府的迫害,克服重重困难,从沦陷区和国民党统治区来到根据地参加抗日,增强了我军卫生干部的新生力量,如陕甘宁边区约增加30%,其中医生53.4%,护士4%,药剂师6.6%。同时,各根据地还先后成立了延安医大、新四军医学校等8所医药院校,共培养学生3 000多人,延安中央医院于1941年2月还开办了护士班。除办学外,当时培养干部主要的办法是进行短期训练,不断提高他们的业务水平。并提倡医药工作者多带徒弟,以解决边区医药干部的需要。

著名的白求恩卫生学校就是在抗日烽火中诞生的,该校1939年6月成立于唐县牛儿沟,原名"晋察冀军区卫生学校",开始只有教员4人,学生131人,分为军医、调剂、护士3个班。1940年2月为了纪念白求恩,该校易名为"晋察冀军区白求恩卫生学校",随着抗日战争的胜利,不断发展壮大。印度外科专家柯棣华、奥地利国际友人傅莱等都曾先后在该校担任教学工作。

解放战争时期,各地医学院校继续充实发展,办学方针和教学方法更加明确,提出了分科重点教育制度和理论联系实际的教学方法,要求教、学、用一致,听、看、做合一。基础服从临床,临床服从需要。军医大学已开始采取新学制和新的教学方法,学校管理、课程设置、师资培养、教学质量均日益正规化。全军所办学校毕业的医生和司药已达数千人,连同短期训练班和在工作中培养的医务人员,全军护士以上的卫生人员大部分是自己培养出来的,这些干部今天已经成为新中国卫生工作的骨干力量。

7·4·4·5　战地救护与医疗卫生工作

红军时期,卫生工作非常重视组织和发动群众,伤病员的救治工作几乎一切物品都要依靠群众支援,在苏区有担架队、慰问队,群众自动组织起来为伤病员服务,甚至有的群众用自己的身体掩护伤员,有的不惜冒着全家的生命危险,担负掩护的治疗伤员的任务,苏区的人民,把一切都支援了红军,支援了革命,这是红军卫生工作不断发展壮大的一个重要条件。

红军的卫生工作与战地救护取得了很大的成绩。红军中的卫生人员,从来就把争取到前线去,看作是最大的光荣,救死扶伤成为卫生人员的坚强信念。

1934年10月红军开始长征,毛泽东、朱德、周恩来等党政领导同志对伤病员无微不至的关怀与爱护,教育鼓舞了广大卫生人员,这也是红军卫生工作获得胜利的重要原因之一。

红军时期,为了解决物质困难,卫生人员采取了就地取材的办法,来完成医疗任务。如用笔篓树叶消毒作纱布,用杉树皮作敷料,用烟土制急救水等,同时还提倡"非药物疗法",充分利用理疗、阳光及食饵疗法,以增强伤病员的抵抗力。艰苦奋斗,自力更生,勤俭办卫生事业,成为卫生工作的优良作风。

抗日战争中的医疗救护工作是史无前例的,广大医务人员发扬了"救死扶伤,实行革命的人道主义"精神,在艰苦的战争环境里,创造了"地下医院""山地医院""流动医院""地道休养所""韦塘医院"以及梯田病室、悬崖病室、山洞病室、地下制药组等。各根据地先后成立了50多个医院,收容治疗了数十万伤员。延安中央医院,不但管理制度比较正规,而且医疗水平也不断提高,该院伤寒病的病死率由1940年的10.7%降到1941年的3.9%,小儿肺炎的病死率降低5%。这些都低于同时期国际医学界报告数字,医疗技术水平的提高,还表现在外科方面,各个战场上的手术队在卫生勤务与战伤治疗上都取得了很大的成绩,许多医务工作者在前线英勇战斗,光荣牺牲,为中国人民的革命事业创建了可歌可泣的英雄业绩,特别是伟大的国际主义战士白求恩大夫，不远万里来到中国，在抗日根据地战斗到生命的最后一息；印度援华医疗队的柯棣华大夫，为了支援中国革命，也献出了宝贵的生命。他们崇高的国际主义精神将永远活在中国人民的心中。

解放战争中我军采用了大规模的运动战和攻坚战，为了适应这种战争的要求，对医疗救护工作提出了"高度运动，大量收容""哪里作战，哪里收容"以及阶梯战伤治疗等方针，并开展了普包互救运动，组织了许多机动医院，跟随部队行动，担任收容伤病员的任务，战伤治疗的技术也有显著的提高。除战伤救护工作上的普包运动、快速担架外，在疗伤组织上的阶梯治疗，疗伤技术上的早期手术，输血给水、石膏封闭、间断换药、延期缝合和化学疗法的普遍使用，以及一个战役中间的野战卫生勤务的统一指挥，药材的及时供应，所有这一系列的战伤处理工作，都已达到当时的较高水平。在大规模的运动战、攻坚战中完成了100万人以上的伤员治疗任务，使70%以上的伤员治愈归队，重伤的治愈率也大大提高。卫生工作有效地保证了部队的战斗力。

7·4·4·6 药品器材的生产

红军时期，环境艰苦，医药缺乏，为了解决医药用品的困难，卫生人员采取了就地取材的办法，利用一切可以利用的东西来制成器材。如用竹子作探针，把旧布、旗子织成布条消毒后当敷料，用竹筒锯开作大、小便器等。1932年，在江西开办的小型卫生材料厂，采用当地草药制成丸剂、水剂和敷料。红军卫生材料厂制药车间还把中药制剂的丸、散、膏、丹改成西药剂型，在湘鄂赣红二医院也建立了制药厂，加工自己挖采的中草药；红三医院还曾用中草药制成白芷膏，用于治疗战伤，疗效甚好，由于缺乏消炎药，各地自制了柴胡制剂代替，药厂还自己制作了外科常用的化腐生肌药——红升丹、白降丹。

抗日战争时期，先后建立的药品器材厂，有中央军委卫生部卫生材料厂、晋察冀新华药厂、晋冀鲁豫利华制药厂、冀中伯华药厂、陕甘宁光华药厂、晋绥西北药厂等。这些药厂都是以"就地取材"为原则，生产出大批的中西药物，供军民使用。如1938年成立的延安制药厂每年制注射用安瓿几万盒，丸、片、水剂十几万磅；在器械方面，已经能够制成一般玻璃和金属的医疗用具。如1939年成立的利华制药厂，药材主要来源是以太行山所产药材为主，自制药品。广大医务人员以自力更生的精神，克服药品器械缺乏的困难。

解放战争时期，制药事业有较大的发展，原来建立的一些药厂，随着革命战争的胜利，逐步扩大，产量不断提高。如山东、延安等地建立的药厂和医疗器械厂，从制造成药发展到制造原料药和特效药，如葡萄糖、磺胺、麻醉药、疫苗、血清等都已经能够生产，各药厂生产的外科器械、玻璃仪器在种类和质量上也都有了提高。如华北卫生材料厂，不仅生产了很多药品和卫生材料，而且能用土法制造简单的手术器械，千方百计地保证军队和民用的需要。到全国解放时部队所需要的药材有70%以上是由自己药厂生产的，这正是卫生人员发扬艰苦奋斗、勤俭办卫生事业所取得的成绩。

7·4·4·7 医药卫生刊物的出版

红军时期，非常重视卫生宣传工作。卫生部门编印了《卫生常识》《卫生讲话》等刊物，发给部队和地方卫生人员。最早建立的红军卫生学校还出版了《红色卫生》杂志，指导红军的医疗技术工作。1931年总卫生部出版了《健康报》，是当时报道卫生工作、交流医疗经验的不定期报纸。以后各革命根据地陆续出版了一些医学刊物，如《国防卫生》《医务生活》《卫生通迅》《先锋医务》《卫生建设》等医学杂志，同时还编写和翻译了一些医学著作，如《内科学》《临症便览》《最新创伤疗法》等。这些对于中、西医不断提高医疗技术水平和交流经验,都起了很好的促进作用。

抗日战争时期,各根据地的卫生技术干部编印了多种教材和参考书。如供军医学习的《外科学》《局部解剖学》《物理诊断学》《传染病学》等,还有供卫生员学习的《看护法》《卫生防疫》等。同时,还编译出版了一些中、西医学著作。医学杂志和报刊的出版也日渐增多,如《国防卫生》《医务生活》《卫生建设》《卫生通讯》《红卫报》等都是这时出版的医学刊物。

解放战争时期,为了提高卫生人员的技术水平,不断介绍先进的医疗技术与理论,卫生出版事业发展很快。解放战争的 4 年间,全军出版医药书籍 776 270 册,杂志 126 750 册,还有卫生画刊 24 000 册。数量之多,超过了国民党统治区同一时期的出版数量。这正是解放区卫生出版事业迅速发展的结果。

综上所述,革命根据地的卫生工作,确立了为军民健康服务的方向,采取了"预防为主",开展群众性卫生运动的方针,注意团结中西医,努力发挥中医中药的作用,以艰苦奋斗、自力更生的精神,积极培养医务技术人员,解决药品器械缺乏的困难,使革命根据地的卫生工作,从无到有,从小到大,不断成长壮大。为中华人民共和国成立后,卫生工作方针的制定和卫生事业的发展,积累了经验,奠定了基础。

复习思考题

1. 西方医学是怎样传入我国的?它的传入有什么意义?
2. 什么叫中西医汇通派?代表医家的主要学术主张各有哪些?
3. 旧政府怎样排斥摧残中医中药?其后果如何?为什么中医药学仍能继续发展?
4. 近百年中医药学有哪些成就?
5. 简述中医界反消灭斗争的概况及其意义?

(甄志亚)

8. 中国医药学发展的新阶段

1949 年中华人民共和国成立后—

中国人民在中国共产党领导下,经过长期艰苦的革命战争,推翻了帝国主义、封建主义、官僚资本主义的反动统治,终于在 1949 年取得了新民主主义革命的彻底胜利,建立了中华人民共和国。从此,中华民族的历史揭开了新的一页,中国医药学的发展进入了一个新阶段。

8·1 卫生工作方针

中华人民共和国成立后,人民政府十分关心广大人民的健康,为卫生工作制定了明确的方针。

1950 年第一届全国卫生工作会议,针对中华人民共和国成立前医药卫生条件差、缺医少药等落后状况,在党中央领导下,确定"面向工农兵""预防为主"和"团结中西医"为我国卫生工作的三大方针。1952 年全国第二届卫生工作会议,总结了爱国卫生运动的经验,根据周恩来总理的指示,增加"卫生工作与群众运动相结合"作为卫生工作的第四项方针。卫生工作的四项方针,充分体现了在我国社会主义制度下人民卫生事业的性质和特点,并给全体卫生工作者指出了明确的道路。

40 多年来,我国卫生工作经历了艰难曲折的道路,凡能正确地贯彻卫生工作的方针,就一定能在卫生工作中取得成绩,而当卫生工作方针受到干扰时,医药卫生工作则会受到挫折。

1996 年 12 月,建国以来第二次由党中央、国务院召开的全国卫生工作会议在北京举行,总结了建国以来特别是改革开放以来卫生工作的成绩和经验,确定了到 2010 年卫生工作的奋斗目标,明确了"新时期卫生工作方针是: 以农村为重点,预防为主,中西医并重,依靠科技与教育,动员全社会参与,为人民健康服务,为社会主义现代化建设服务"。这一方针是建国以来卫生工作历史经验的总结,是建设有中国特色的社会主义卫生事业的指南。这一方针的核心,就是为人民健康服务,为社会主义现代化建设服务。这是党和政府对卫生事业改革和发展的基本要求,也是卫生工作必须坚持的正确方向。新的卫生工作方针的实施,必将促进中国医药卫生事业的快速进步。

8·2 医药卫生工作的成就

目前我国已形成了一个遍布城乡的医疗卫生工作网,建立了一批科研、教学、医疗、预防的机构和药品、医疗器械的生产基地,并在全国范围内普遍开展了防治疾病的工作,基本消灭了一些严重危害人民健康的烈性传染病,人民的健康水平和平均寿命有了很大的提高。

我国人口死亡率已由20世纪50年代初的25‰下降到1992年的6.64‰，人口平均寿命由36岁上升到70岁。这一突出成绩，使我国进入了世界长寿国前10名的行列，证明了优越的社会主义制度是我国人民健康长寿的重要保证。

8·2·1 城乡卫生建设

中华人民共和国成立后，人民政府始终把加强城乡卫生建设，特别是乡村卫生机构的建设，作为卫生工作的重点。20世纪70年代中期，全国广大农村普遍建立了医疗卫生网，进一步建立健全了基层卫生防病机构，县防疫站、乡卫生院、村卫生室三级医疗预防组织的建立，使农村做到有医有药，能防能治。80年代以后，随着改革的深入，公社（乡）的卫生机构也由单一的合作医疗制度，改为多种形式办医，出现了集体投资、集体以及个体承包或个人开业等多种形式。据卫生部统计，1992年全国有县医院2 158所，病床386 974张，乡卫生院46 117所，病床732 754张。按国家规划，力争20世纪末，完成或基本完成全国县级卫生防病机构的整顿和建设工作，使我国广大农村的卫生工作状态得到较明显的改善。

城市卫生建设也有很大发展，全国已经建立起各级卫生防疫、医疗预防及妇幼保健等机构。从1951年起，国家为了保证职工的健康，对工矿企业、机关学校全面实行了公费医疗制度，并普遍设立了市级、区级医院以及街道医院、门诊部和居委会群防站，解决人民看病问题。政府在加强城市医院建设的同时，还鼓励、支持部队、厂矿企业的医院向社会开放，并允许医生开个体诊所，还积极开展设立家庭病床的新举措。据1993年《中国卫生年鉴》：1992年全国各医疗机构共开设家庭病床58.5万张，诊疗877.5万人次。在一定程度上解决了群众看病难、住院难的问题。

为了保证妇女和儿童的健康，我国还建立了妇幼保健机构，到1992年，全国已有妇幼保健院、妇产医院、儿童医院380多所，在综合性医院中均设有妇产科和儿科。在中、小城市还有妇幼保健所（站）2 841个。全国农村都普遍采用了新法接生，大大降低了孕产妇的死亡率，1992年统计资料表明：孕产妇死亡率在浙江省为0.347‰，在内蒙古是0.718‰，而50年代初，全国孕产妇死亡率是15‰。婴儿死亡率更由50年代初的200‰，下降到1992年的市区14.5‰，县以下地区23‰。由此可见，各地的妇幼保健机构在保护妇女儿童健康方面发挥的重要作用。

控制人口增长，实行计划生育，也是卫生工作中的一个重要问题。50年代，由于对人口问题的片面认识，致使我国人口增长过快，与生产的发展不相适应，造成不少困难。70年代以来，我国计划生育工作取得了显著成效，自1974年国际人口会议召开以后，我国人口增长率由1970年的25.95‰，下降到1981年的14.55‰，直到1991年的10.4‰，为降低世界人口出生率作出了贡献，受到世界各国的重视。目前，政府坚持实行计划生育必须依靠群众自愿的原则，不断完善计划生育的具体政策，做到既要有效的控制人口增长，又要符合我国的国情。

8·2·2 疾病防治

为了有效地防治疾病，全国普遍建立了卫生防疫站。中央成立了地方病防治领导小组（后改为“地方病科学委员会”），各地有地方病防治、职业病防治、寄生虫病防治、卫生检疫、生物制品等专业机构。在乡村和大的厂矿、铁路交通系统也普遍建立了卫生防疫组织，全国已经形成了一个具有相当规模的卫生防疫网。由于在全国范围广泛开展了群众性的爱国卫生运动，组织群众防病除害，移风易俗，除四害（苍蝇、蚊子、老鼠、臭虫），讲卫生，不断改善农村、工矿、城市的卫生状况，对于严重危害人民健康的流行病和急性传染病，展开了专业队伍和群众相结合的大规模防治工作，制订了有效的防治措施，使一些过去严重流行的烈性传染病，如天花、古典型霍乱、鼠疫、斑疹伤寒、回归热等，在50年代就被消灭或基本消灭。从60年代开始，实行了按指定对象和规定的免疫程序进行计划免疫的试点，到70年代逐步推广。1981年，我国参加了世界卫生组织的全球扩大免疫规划活动，在城镇开展了常年的计划免疫门诊接种，并在城乡建立了婴幼儿免疫卡片，按国家规定的免疫程序实施儿童基础免疫，使6种儿童传染病（脊髓灰质炎、麻疹、结核、百日咳、白喉、破伤风）的发病率大大降低，取得了显著成绩，为此，卫生部防疫司1989年获"联合国儿童生存"银质奖章。

在防治血吸虫病、黑热病、疟疾、丝虫病与钩虫病五大寄生虫病方面，也取得了显著成果。有200多个县、市基本消灭了血吸虫病。在北方9个省、自治区开展了灭鼠拔源工作，灭鼠面积达10万余km^2，大幅度地降低了鼠的密度，其中18个县基本拔除了鼠疫疫源。在一些地区，对于恶性肿瘤，发动群众进行了大规模的普查，初步摸清我国9种常见癌症（食管癌、鼻咽癌、肝癌、胃癌、肺癌、肠癌、宫颈癌、乳腺癌、白血病）在不同地区、不同人群的分布情况及发病动态，为防治工作打下了基础。

此外，对多发病、常见病和职业病的防治也作了大量工作，如感冒、支气管炎、麻疹、乙型脑炎、流行性脑膜炎、钩端螺旋体病、麻风病、传染性肝炎、结核病、沙眼、子宫脱垂、新生儿破伤风、肺心病等都取得了较好的疗效。对高血压、心脏病的防治也有新的进展，对老年病的防治也开始重视，尤其是在近年有的地方发生自然灾害，政府及时派出医疗队，积极开展抗灾防疫工作，取得了大灾之后没发生疫病流行的好成绩。

8·2·3 科学研究

20世纪50年代，先后设立了中国医学科学院（其前身为中央卫生研究院）和中医研究院。各省、市、自治区也都相应地设立了中医及西医的研究机构。一般的医学院校也都形成了一个教学、科研、医疗相结合的机构，医学科学研究队伍不断发展壮大。在基础医学和临床医学方面，都取得了显著的成绩。

在基础医学方面，我国首先人工合成牛胰岛素，是自然科学史上的一个创举。生理学家蔡翘，在研究澳洲袋鼠中脑结构中，发现并详细描述了中脑内顶盖部一个神经核连接关系，为生理学研究作出了创造性的贡献。汤飞凡等分离出沙眼衣原体病毒，对沙眼病防治有重要意义，于1981年获国际沙眼防治协会金奖。女医学家修瑞娟，在微循环研究中，发现各级微动脉自律运动的相互关系和变化规律，提出了微循环对器官组织灌注的新论点——海涛式灌注。这一论点，被国际循环学界称为"修氏理论"。

在临床医学方面，完全断离肢体再植是一项突出的成就。目前，我国已经成功地再植了肩部、上臂、肘部、前臂、腕部、手掌、大腿、小腿、踝部和足掌断离的肢体，包括难度较高的断指（趾）再植，并且已在全国普遍推广，到1982年全国已作断肢再植手术2 000多例，总成功率在80%以上，不但进行了断肢再植，还进行了同体异肢再植、断指再植等难度很大的手术。在缺血时间长的断肢再植方面也获得成功，曾接活了全离36小时的断肢，打破了世界关于"肢体缺血超过6小时就不能接活"的纪录。我国这一成果，迄今仍处于世界领先的地位。

对大面积烧伤的治疗，也取得了满意的成果。不论在控制休克方面，还是在控制感染和植皮等问题上,都有不少成功的经验。据部分单位统计,对烧伤总面积达90%以上,三度烧伤达70%以上的大面积重度烧伤,治愈率达30%左右。采用中、西医结合方法,闯过了抗休克、抗感染、创面覆盖"三关",收到了明显的效果,提高了治愈率。近年来又有新的进展,北京中医烧伤创疡中心徐荣祥研究成功的"烧伤湿润暴露疗法"及"湿润烧伤膏",让药物进入创面后,既能保证烧伤坏死组织能通过液化方式排出体外,又能保证创面组织始终有药物供给,保持湿润而又不浸渍,创面与外界还能隔离防止感染,治疗深二度烧伤既不用植皮,且能不留瘢痕,为世界烧伤学界瞩目。

在治疗国际医学界公认的仅次于骨癌的顽症骨髓炎方面,民间医生杨文水独创的一整套以中医药为主、中西医结合、丹丸膏散俱全的综合疗法体系,对骨髓炎的治愈率达91.6%,远远超过了国际上以往最高的46%的治愈率,成为我国向世界公布的"中国十三项突出疗效的中医重大科研成果"之榜首,受到国际骨髓炎研究学者的重视和广泛认同:"这是一个伟大的创举。"

此外,在血液病治疗、器官移植、心脏外科、整复外科等领域,均已达到国际先进水平。

8·2·4 医学教育

为了进一步加强和扩大医药卫生技术队伍,1952年以来,对全国高等医药院校进行了院系调整,使高等医药院校的分布较为合理,师资、设备较为充实集中,不仅招生名额大为增加,并为全国系统地进行教学改革创造了必要的条件,使我国医学教育事业有较大的发展。到1992年,全国高等医药院校已有121所,毕业生82万余人,是1949年前历年高等医药院校毕业生总数9 499人的87倍。中等医学教育在专业设置、学制、教学计划等方面,也进行了一系列整顿、改革和发展工作,到1992年,全国各种中等医药卫生学校共551所,自1949年以来,共毕业学生约177万余人。

为了更好地继承和弘扬少数民族医学,国家先后建立了通辽蒙医学院、拉萨藏医学院、和田维医专科学校等民族医学院校,开展民族医学的教育事业,培养民族医学的专门人才。

从20世纪50年代开始,国务院曾考虑建立学位制,并责成科学院、高教部提出逐步建立这种制度的办法,但由于"左"的思想的影响,这个设想直到粉碎"四人帮"后才得以实现。1980年2月12日,五届人大常委会第三次会议通过了《中华人民共和国学位条例》,从1981年1月1日起施行,体现了我国教育制度的日趋完善。国务院学术委员会批准的第一批学位授予权机构中,医学博士授予权单位34个,占总数的22.5%,医学硕士授予权单位76个,占总数的20.9%。

政府还注意加强在职卫生技术人员的培训,仅在县级建立的卫生进修学校就有1 353所,为广大农村培训初级卫生技术人员和乡村医生。到1992年,全国经过培训和考核,达到中专程度的乡村医生已超过60万人。此外,还有举办讲座、开设夜校以及成人函授教育、自学考试等多种形式,不断提高医药卫生技术人员的水平。

尽管已形成了多学科、多层次的医学教育体系,但由于我国幅员广大,人口众多,卫生技术力量的发展还不能适应人民防治疾病的需要,医学教育还需进一步发展。

8·2·5 少数民族的医药卫生工作

我国是一个多民族的国家。各少数民族都有自己独特的与疾病作斗争的丰富经验,各少数民族医学都是祖国医学的重要组成部分。

建国40多年来,少数民族地区的卫生工作有了迅速的发展,大大改变了过去落后的卫生面貌。全国各地医疗单位不断派出大批的医疗队深入各少数民族地区,为少数民族人民防治疾病、培训医务人员。有不少城市的医药卫生人员来到少数民族地区安家落户,支援边疆及农村建设,为少数民族的卫生保健事业作出了贡献。

为了培养少数民族的卫生干部,从50年代开始先后建立了延边医学院、新疆医学院、内蒙古医学院以及多所民族卫生学校。各地高、中等医药院校也开设了兄弟民族班或招收兄弟民族学员,培养了大批少数民族自己的医药卫生人才。到1992年,我国少数民族卫技人员已有15万人,成为发展民族地区卫生工作的重要力量。

少数民族医学40年来也有很大发展。如在内蒙古自治区的医院中,一般都设有蒙医诊室或蒙医科,有的地区还设中蒙医研究所,聘请老蒙医参加医疗及研究工作。西藏地区成立藏医医院和藏医研究机构,由具有丰富实践经验的藏医从事藏医学的研究。各少数民族医生应用中草药及蒙药、藏药等当地药物治疗疾病,取得很好的疗效。到1991年止,全国共有民族医医院134个,床位5 460张,其中蒙医院39个,维医院19个,藏医院46个,其他30个,他们共同为发展民族医学发挥了重要作用。

各少数民族地区还陆续整理出版了一批具有民族特点的医药书籍。如内蒙古医学院蒙医研究室编译的《蒙药学》,介绍蒙药540种,还出版了蒙文版的《四部医典》,以及《蒙医成方选》等多种蒙医药书籍。在新疆地区,不仅整理出版了维医古文献,如《回鹘医学文献》等,还对老维医的学术经验进行总结,出版了《骨伤科治疗学》《维吾尔医处方集》等,促进了维医的广泛发展。藏医出版的医书更多,既有古版本的《四部医典》《月王药诊》《晶珠本草》,又有翻译成汉文的《四部医典》《晶珠本草》《玉龙本草标本图影》《四部医典系列挂图》(藏、汉、英三种版本)等,还编写了《藏药标准》《藏医药选编》,对藏医学的普及和提高,扩大对国外的影响,都起到重要作用。此外,还有《中国民族药志》《彝药志》《朝医理论体系》《档雅哈》(傣医)、《壮医药线疗法》等,特别是《医学百科全书》"藏医卷""蒙医卷""维医卷""朝医卷"等的编撰出版,更是全面系统地总结了这些民族医学的理论和经验,丰富了祖国传统医学宝库的内容。

由于少数民族地区卫生工作的迅速发展,过去在这些地区猖獗流行的各种传染病、性病及新生儿破伤风等,有的已大大减少,有的已基本消灭。少数民族地区的人口不断增加,呈现一片"人寿年丰"的繁荣景象。

8·2·6　医 药 工 业

到90年代,我国已经建成一个具有一定规模、基本配套的医药工业和医疗器械工业体系。中西药品和医疗器械除了满足国内需要外,还有出口需求。在生产发展、成本降低的基础上,化学药品曾先后8次大幅度降价,医疗器械也多次降价。在一些少数民族地区(如西藏),普遍实行免费医疗、免费供药。为了保证药品安全有效,保障人民健康,卫生部组织有关单位,提出了一些疗效不确或毒副作用大,不宜继续使用,需要淘汰的药品,经过药学家鉴定,自1982年以来,已先后数次淘汰了近千种药品,反映了社会主义国家对人民健康的重视和关怀。

关于化学药品的生产。1949年前,90%以上靠国外进口。到1992年,我国已能生产化学原料药1 255种,制剂3 000余种,国外一些疗效肯定,又为我国临床需要的药品,我国已能自行生产。

在医疗器械生产方面。1949年前,我国只能搞修配和仿制。现在除了西藏,其他各省、市、自治区都建立了医疗器械厂,生产医疗器械。产品种类包括电子、激光、超声波,以及医用核子放射性核素设备、体外循环装置等20大类,近万个规格品种,为我国医疗事业的发展,提供了必要的技术条件。

8·3 中医药事业的蓬勃发展

1949年后,党和政府十分关怀中医药事业的发展,早在1950年第一届全国卫生工作会议上,就制定了包括"团结中西医"在内的卫生工作三大方针。1958年,毛泽东在卫生部党组关于"西学中"班的总结报告上批示:"中国医药学是一个伟大的宝库,应当努力发掘,加以提高。"强调了发扬祖国医学遗产的重要性。然而,十年动乱,中医药事业遭受严重摧残。粉碎"四人帮"后,中医药事业迅速恢复,特别是在1982年颁布的宪法中,将"发展现代医药和传统医药"正式载入宪法总纲第二十一条,传统医药的发展有了法律的保证。1986年,中央人民政府批准成立国家中医药管理局,加强了对全国中医药事业的统一全面的领导,促进了中医药事业的不断发展。

8·3·1 中医事业的开展

中华人民共和国成立后,数以万计的中医被邀请到国家医疗、教学、科研机构工作,并对几十万名在职中医进行了培训提高。据1960年统计,当时全国有30.4万名中医技术人员参加全民和集体所有制的医疗卫生机构,改变了长期以来中医只能私人开业的局面,全国还陆续办起了一些中医医院。到1992年,全国县以上的中医医院已有2 187所,床位182 728张,成为我国防治疾病力量的重要组成部分。

为了培养中医药技术人员,1956年政府决定在北京、上海、成都、广州建立4所中医学院,并将南京中医学校改为南京中医学院,同时在西医院校开设中医系或增设中医药课程,从此,在中国近代历史上中医教育正式纳入国家高等教育的轨道。1993年冬到1995年春,又将北京、上海、广州、成都、南京五所中医学院先后改为中医药大学。目前,全国已有中医学院30所,中等中医学校55所。此外,各级中医教学、科研、医疗单位还举办了中医进修班、中医研究班,招收中医研究生。到1994年,全国已有中医硕士授予单位26个,培养中医硕士3 400余人。从1983年起,北京、成都、上海、广州等地的中医教授开始招收培养中医博士研究生,到1994年,全国已有中医博士授予单位12个,培养中医博士200余人。蓬勃发展的中医教育,为中医队伍输送了大量人才。到1992年,中医技术人员已达363 612人。

对于中医药古籍的研究和整理,政府也非常重视。1955年在北京成立中医研究院(现改名为中国中医研究院),现在,大部分省、市、自治区也相继建立了中医研究机构。到1991年,地、市以上的中医研究机构有57个,在发掘整理中医药的科研工作中,取得了显著成绩。

近年来,应用多学科综合研究中医基础理论有了较深入的发展。如脏象学说,对"肾"及"脾"的本质研究有较大进展。对脉诊的研究,从脉象仪到脉象换能器,辨别多种常见脉形图谱,使脉诊逐步客观化、标准化,并且已开始对脉象原理进行探讨。气功是我国一项传统的身心锻炼法,目前,我国正在组织多学科的综合研究,国家成立了“中国气功科学研究会”。在气功研究中,对练功者的脑电图与植物神经功能的观察中,发现练功后能改善大脑功能与纠正机体的异常反应,确能降低过亢的交感神经活动,使失衡的植物神经功能得到调整。这一研究,为探讨生命运动的规律提供了依据。专家们认为:气功学中蕴藏着丰富的自然哲学思想,对它以生命科学为中心开展多学科的研究,是一项具有深远意义的工作。

在临床治疗方面的研究中,对“证”本质的探讨,是一个关键性的课题,目前已作了大量的研究工作,阐明“证”是科学的客观存在。同时,应用电子计算机储存老中医的宝贵经验,记录下他们辨证思维的过程,也获得了可喜的成果。

在中医古籍的整理出版方面,40 多年来也有很大的成绩。1949 年以后,中央和地方陆续成立了卫生出版社、科技出版社,大力出版医药卫生书籍,其中中医药古籍的翻印、影印、校注,中医教材的出版,中医学术著作的刊行,名老中医医案的整理,各种中医药期刊杂志的发行,达到了中国医学史上出版发行中医药书籍的最高纪录。仅以人民卫生出版社为例,到 1994 年,已出版各种中医书籍千余种。为了进一步发展中医药古籍出版事业,1982 年以来,先后成立了中医古籍出版社和中国中医药出版社,大力开展中医药古籍的研究整理工作,以适应国内外研究整理中医药学的需要。

随着中医药事业的发展,中医药学术交流也日益活跃。1979 年成立了中华全国中医学会,来自全国各地的中医专家、中西医结合专家以及藏医、蒙医、维吾尔医等代表参加了成立大会。此后,相继成立了中医理论研究会、中医内科学会、中医外科学会、气功研究会、医古文研究会、中医药史学会、中医文献学会等以及针灸学会(现已改为中华针灸学会)。近年来,各学会组织了多次学术会议,发表了一大批有较高学术水平的论文,促进了中医药各学科的学术交流和发展。

8·3·2 中药的生产与科研

从 20 世纪 50 年代初开始,政府注意有计划有组织地加强中药的生产与供应工作,成立了国家的中药材总公司。各省、市、自治区也先后建立了药材经营机构,并组织力量查清本地中草药资源,有计划地种植、采挖中草药,积极进行南药北种、北药南植,以及进口药材的引种试种,变野生动物、植物为家养家种,成功地引种了胡黄连、爪哇白豆蔻,以及丁香、胖大海等十余个品种,并在天麻、贝母、冬虫夏草等野生药材的家种中,取得了不同程度的进展。急救中成药中不可缺少的麝香,由于变野生为家养,采取活麝取香,麝香产量有了增长;补肾强身的名贵药材鹿茸,20 世纪 50 年代初养鹿仅 3 000 头,现在养鹿已有 25 万头以上,家养鹿茸已占供应量的 80%以上。此外,还有很多药材的试种试养正在试验之中。通过对中药有效化学成分和药理作用的研究,从中药的有效成分出发,研制出一批新药。如青蒿素,是我国新型的抗疟药,有速效、低毒、药源丰富的优点,在救治脑型疟疾和抗氯喹、恶性疟疾方面,已达到世界先进水平。此项成果 1987 年获“阿尔伯特·爱因斯坦”世界科学奖。

对于中药中微量金属元素的研究,近年来,也有新的进展。中医用药特别重视“道地药材”。如东北人参、四川贝母、杭州白芍等,就是因为药材在特定的生态环境中,积累的微量金属元素,直接影响到药材的性质和效能,即使是同一种药材,由于产地不同,药材所积累的微量元素及其含量也不相同,也会影响到药物疗效。实验研究已经证明,如当归,有补血作用,其补血物质维生素 B_{12} 中,最主要的成分就是金属钴(Co),当归中含有钴物质维生素

B_{12}，提供了当归有补血作用的科学依据。实验研究还证明，黄芪的补益作用，除含有有机成分外，还与它含有较丰富的锌（Zn）和硒（Se）有关，临床上用黄芪抗癌及治疗大骨节病，证明与它所含的硒有关。这些实验研究工作，目前已引起中医药研究者的高度重视。

中药炮制原理的研究，我国也进行了多方面的工作，中药应用历来讲求炮制，不经过必要的炮制或炮制不得法，会影响药物的疗效。实验研究证明，确实有其科学的独到之处。如延胡索，在处方中，常要求“醋制”，是因为它所含的镇痛有效成分——延胡索乙素，是一种生物碱，经过醋炮制，就成为易溶于水的生物碱醋酸盐，汤剂应用时，就能把镇痛成分煎出来，发挥镇痛作用。目前，关于中药炮制原理的研究正在进一步开展。

近年来，我国对一些中药复方、成药的药理研究也取得了一定成绩。如生脉散（人参、麦冬、五味子），经实验研究证明：本方具有扩张血管、增强冠脉血流量，加强耐缺氧的能力，能减轻毒素对机体的毒性，有强心、升压的作用。对于心源性休克、急性心肌梗死、心肌炎等均有效。又如成药六味地黄丸（熟地黄、山药、山茱萸、茯苓、泽泻、牡丹皮），实验研究证明：本方有明显降压及改善肾功能的作用，能改善神经系统及性腺的功能障碍，可使红细胞及糖代谢恢复正常，能增强单核吞噬系统的吞噬活性，并促进食管上皮细胞重度增生好转和防止癌变。临床上用于慢性肾炎、高血压病、糖尿病、神经衰弱等的治疗及肿瘤的辅助治疗均有效。

在剂型改革方面，50年代后也有很大的发展。目前，中药新的剂型已有注射剂、片剂、冲剂、胶囊剂、滴丸剂、气雾剂、栓剂、膜剂、止血海绵剂、口服安瓿剂等，早已突破了丸、散、膏、酒、丹、露、胶、茶、锭等传统剂型的范围。现在还在不断改进之中，中成药将会以更多种多样的剂型，为广大患者服务。

8·3·3 中西医结合的成就

中西医结合，是我国医疗卫生事业发展的一个特点。“团结中西医”是我国卫生工作的指导方针之一，政府号召中西医团结合作，并大力组织西医学习中医。从1956年开始，全国各地普遍开办西医离职学习中医班，培养了一批热爱中医、学习中医，掌握中、西医两套本领的医生，成为从事中西医结合工作的骨干。40多年来，中西医结合工作有很大发展，取得了一些重要的成果，受到了国内外医学界的赞扬。

中西医结合治疗骨折是一项新的成果。经过反复实践，不断提高，已经研究成功了一套以小夹板局部外固定为特点，以手法整复和病人自觉进行功能锻炼为主要内容的中西医结合治疗骨折的新方法。目前，已在全国推广，居于世界领先地位。1958年以来，天津曾有医院用此法治疗13 000多例，平均比石膏固定法的骨折愈合时间缩短1/3～1/2，而且功能恢复好。实践证明，这种新方法治疗骨折，收到了治愈时间短，骨折对位好，功能恢复快，病人痛苦小和减少并发症等良好效果。近年来，对陈旧性骨折、脊柱骨折和感染开放性骨折的治疗，在理论上和治疗技术上，也有新的突破。

中西医结合治疗急性阑尾炎、溃疡病急性穿孔、急性肠梗阻、急性胰腺炎、胆道蛔虫症、胆道结石及泌尿系统结石、子宫外孕等，也取得了较满意的疗效。大部分病例可以避免手术的痛苦而达到治愈的目的。天津市南开医院采用以内服中药为主，外敷中药为辅，配合输液和胃肠减压的中西医结合治疗阑尾穿孔性腹膜炎，共150例，在可供分析的100例中，腹膜炎迅速治愈者44例，因感染而成为脓肿，然后被吸收而治愈者56例。这一经验，突破了阑尾穿孔形成弥漫性腹膜炎后，必须进行手术治疗的方法，进一步扩大了非手术疗法的范围。

中西医结合治疗急腹症，经过各地反复实践，初步掌握了治疗的基本规律，扩大了非手术治疗法的范围，降低了手术率，提高了治愈率。关于中药治疗急腹症的作用与原理，目前正在探讨之中。

针刺麻醉的创造，在麻醉学发展史上写下了新的篇章。目前我国应用针刺麻醉不仅可以进行一般小手术，也适用于开颅、心内直视手术、腹部复杂手术、股骨颈三刃钉内固定术等。全国已作各种针麻手术，约在 200 万例以上，用于大小手术 100 多种，有些手术的优良率达 80%~90%。关于针麻原理的研究，也取得了初步的成绩，提出了一些新的研究课题，为今后进一步运用现代科学知识和方法，结合传统医学的理论，研究针麻原理打下了基础。针刺麻醉的应用，目前虽然还有不足之处，但它确实使我国在这个学科领域内跃居先进地位。这也是我国对世界医学发展的一项新贡献。

中西医结合治疗白内障、各种传染病、外伤性截瘫，也都取得了较好的成绩。

此外，中西医结合用现代科学知识和方法探索中医理论中的阴阳学说、脏象学说、经络学说，活血化瘀、扶正固本的治疗原则，对中医阴虚、阳虚、肾本质的研究，对抗疟等中药的研究，都进行了多方面的实验观察，均有一定新进展。

在中西医结合取得显著成绩的基础上，于 1981 年在北京成立了中国中西医结合研究会，并创办了《中西医结合杂志》。中西医结合的学术活动日益活跃，中西医结合工作更加深入，中西医结合队伍逐步扩大，成为我国卫生工作中一支不可缺少的重要力量。

8·4 中国医药学在国外

1949 年以来我国医药卫生事业取得的辉煌成绩，引起了国际医学界的重视。1991 年 2 月 4 日，世界卫生组织将首次颁发的最高奖“人人享有卫生保健”金质奖章，授予卫生部部长陈敏章，表彰他本人对中国基层卫生工作和世界卫生事业做出的贡献，并通过他表彰中国全体卫生工作者。

传统中医药学更以其独特的理论体系：坚持整体恒动观，注重生物、心理和社会因素的统一，重视疾病功能改变和整体控制，以及治疗方法的多样性、安全性和有效性，引起世界医坛的瞩目，并从 20 世纪 70 年代以后，数度出现了国际性“中医热”。世界卫生组织于 1975 年委托中国开办国际针灸培训班，先后为 120 多个国家和地区培养针灸医师 3 000 余人，进一步推动了中医药学在世界上的传播，成立了为数不少的中医药团体和医疗机构，中医教育和中医科研受到空前重视。

8·4·1 国外中医药团体的出现

为了加强对中医的认识和学术的交流，许多国家，尤其是发达国家，注意建立中医的学术团体。法国是西方最早研究针灸的国家，在 17 世纪就出版了有关中医的书籍，并使用针灸治病。现在法国有 1 万余名针灸师，成立了 10 多个全国性的针灸组织，还有“国际针灸学会”“国际耳针协会”“地中海针灸学会”和“世界针灸医师与针灸学会科学联盟”等国际性针灸学术团体，出版了《针刺》《经络》等学术刊物 10 余种，并与日本等国共同召开了“世界针灸大会”。

美国接受针灸术虽晚，但在 20 世纪 70 年代初期掀起“针灸热”，现有针灸师 2 万余人，全国性针灸学术团体3个，以及“国际疼痛研究协会”（研究针刺镇痛）、“国际针刺与电疗研究”等国际性的学术组织，出版了《美国针灸杂志》《针刺新闻》《疼痛》《传统针刺法研究》等期刊。

日本的中医药学术团体则更多，仅针灸学术团体就有20多个，针灸师10余万人。在加拿大，中医数量虽然不多，但也有“中国医药针灸中心”“静坐养生会”“国际中医协会”等学术团体。这些学术团体所开展的活动和创办的杂志刊物等，宣传了中国医药学，扩大了中医药学在世界范围的影响，加强了中医药学术的交流。

8·4·2　中医医疗机构的建立

到90年代初期，世界上已有近三分之二的人口接受过包括中药、针灸、气功、按摩等方法治病防病，其中以发达国家较为明显。以保守著称的英国人，现在接受中医药治疗的人数每年都在100万人次以上。美国因1972年《纽约时报》记者吉姆斯·雷恩顿（James Reston）随尼克松访华时，患急性阑尾炎接受针麻手术成功的消息在美国传开后，引起众多疼痛患者的兴趣，针刺止痛门诊在美国逐渐发展起来，由于疗效较好，获得不少美国人的信任。现在美国已有48个州和1个特区均以不同形式允许采用针灸治疗。至于日本和韩国的中医诊疗机构就更多了，日本有85%的人接受过中医治疗；在韩国，经政府登记的汉医有3 000余人，汉医诊所2 000余个，汉医医院16个。新加坡有中医师1 000余人，占医生总数30%以上。尽管目前在国外针灸、中药费用较高，但其卓越的疗效吸引了越来越多的患者，患者的需求不仅刺激了中医诊疗机构的日渐增加，更促进了中医药学在世界各地的发展。

8·4·3　中医药研究的开展

中医药影响的不断扩大，使许多国家已不满足于对中医的运用，还注意到中医理论体系的特殊性、神秘性和合理性，产生了探索中医治病原理的愿望。日本科学技术厅曾组织10余所研究机构的专家教授，制定了“关于科学地证实‘证’、经穴及确保生药资源的综合研究”的规划；1984年日本执政党部分议员组成“振兴汉方议员联盟”，由中曾根首相任名誉会长；近来，日本又以15~20年时间和33亿美元为代价，围绕中医的奥秘制定了“人体新领域研究计划”。

韩国学者在中药方剂的实验研究方面，除了进行一般的镇痛、镇静、解热、镇痉和抗炎等中枢神经系统药理作用研究外，尝试对方剂做有效成分的化学提取；韩国针灸专家还在广泛研究针刺对机体消化系统、呼吸系统及运动系统等方面影响的基础上，发明了独具特色的“手指针”。

法国太空研究中心的生命科学部，已与我国中医界合作，运用中医学原理研究如何克服人体在失重情况下的反应。其中尤以奈克医院核医学部关于经络实质的研究，诺吉教授的耳针疗法以及其他学者对中医与音乐的研究，受到国际医学界的高度评价。法国也很重视对中医古典文献的研究，已经将《内经》等10部医籍译成法文出版，国内共有18家中医研究机构，出版学术刊物近10种。

英国针灸师沃斯莱所著《传统中国针灸》一书，详细地讨论了作用于内分泌腺的穴位及急救穴位；德国人在中药药理研究方面，注重结合中医传统治疗经验，用中药配制成功具有较好平喘效能的药物“碧桃仙”。

不断壮大的国际中医药研究队伍和不断提高的科研水平，必将加快中医药现代化前进的步伐。

8·4·4 中医教育的发展

自1975年受世界卫生组织（WHO）的委托，开始在北京、上海、南京举办国际针灸培训班，为世界各国培养针灸人才，来中国学习、进修中医药者的人数日益增多，近20年来，仅设在这3个城市的国际针灸培训中心就为120多个国家和地区培养针灸医师5 000余人。改革开放以来，许多中医院校和医疗机构，也采取了多种形式为世界各国培养中医药人才，既有1个月的短期培训，也有4~5年的本科留学生，还有硕士学位、博士学位的正规研究生教育。无论哪种形式，均受到不同层次的外国人士的欢迎。目前，仅北京中医药大学就有在校各国留学生近500人，居全国综合大学在校留学生第3位（语言类院校除外）。

同时，有些国家也在创办自己的中医药教育。日本全国有针灸大学1所，针灸学校50余所；法国的8所针灸学校，不仅招收本国学生，也向其他国家前来求学者敞开大门；苏联在20余所医科大学中开设针灸理论选修课；意大利的巴维亚大学更将中医课列入博士后专业课程中；新加坡中医学院则成为在东南亚很有影响的中医师培训基地，已为本国和东南亚地区培养了近万名中医师。在美国和韩国，还设有中医博士学位或中西医结合医学博士学位。这些国家的多形式、多层次的中医教育，都为各国培养出各种类型的中医药人才，为中医药学在世界范围的广泛传播做出了贡献。

事实证明，中国医药学是一个伟大的宝库，它在现代医学科学发展的进程中，具有很高的科学价值，这不仅为医学家、科学家及广大群众所重视，也受到越来越多的国家和人民的关注与信赖。科学是全人类共同的财富，我们深信，通过不懈努力，更好地继承发扬中国医药学，将为全人类健康作出更大贡献。

复习思考题

1. 你对卫生工作方针和中医政策有何认识和体会？
2. 1949年以来医药卫生工作有哪些突出成就？
3. 你对中医药事业的现状和发展前景有什么想法？

（甄志亚　韩　刚）

〔附一〕 中国历史年代简表

<table>
<tr><td colspan="3">夏</td><td>约前21~前16世纪</td></tr>
<tr><td colspan="3">商</td><td>约前16~前11世纪</td></tr>
<tr><td rowspan="4">周</td><td colspan="2">西周</td><td>约前11世纪~前771</td></tr>
<tr><td colspan="2">东周</td><td>前770~前256</td></tr>
<tr><td colspan="2">春秋</td><td>前770~前476</td></tr>
<tr><td colspan="2">战国</td><td>前475~前221</td></tr>
<tr><td colspan="3">秦</td><td>前221~前207</td></tr>
<tr><td rowspan="2">汉</td><td colspan="2">西汉</td><td>前206~公元24</td></tr>
<tr><td colspan="2">东汉</td><td>25~220</td></tr>
<tr><td rowspan="3">三国</td><td colspan="2">魏</td><td>220~265</td></tr>
<tr><td colspan="2">蜀</td><td>221~263</td></tr>
<tr><td colspan="2">吴</td><td>222~280</td></tr>
<tr><td rowspan="2">晋</td><td colspan="2">西晋</td><td>265~316</td></tr>
<tr><td colspan="2">东晋</td><td>317~420</td></tr>
<tr><td rowspan="9">南北朝</td><td rowspan="4">南朝</td><td>宋</td><td>420~479</td></tr>
<tr><td>齐</td><td>479~502</td></tr>
<tr><td>梁</td><td>502~557</td></tr>
<tr><td>陈</td><td>557~589</td></tr>
<tr><td rowspan="5">北朝</td><td>北魏</td><td>386~534</td></tr>
<tr><td>东魏</td><td>534~550</td></tr>
<tr><td>北齐</td><td>550~557</td></tr>
<tr><td>西魏</td><td>535~556</td></tr>
<tr><td>北周</td><td>557~581</td></tr>
<tr><td colspan="3">隋</td><td>581~618</td></tr>
<tr><td colspan="3">唐</td><td>618~907</td></tr>
<tr><td rowspan="5">五代</td><td colspan="2">后梁</td><td>907~923</td></tr>
<tr><td colspan="2">后唐</td><td>923~936</td></tr>
<tr><td colspan="2">后晋</td><td>936~947</td></tr>
<tr><td colspan="2">后汉</td><td>947~950</td></tr>
<tr><td colspan="2">后周</td><td>951~960</td></tr>
<tr><td rowspan="2">宋</td><td colspan="2">北宋</td><td>960~1127</td></tr>
<tr><td colspan="2">南宋</td><td>1127~1279</td></tr>
<tr><td colspan="3">辽</td><td>916~1125</td></tr>
<tr><td colspan="3">金</td><td>1115~1234</td></tr>
<tr><td colspan="3">元</td><td>1271~1368</td></tr>
<tr><td colspan="3">明</td><td>1368~1644</td></tr>
<tr><td colspan="3">清</td><td>1644~1911</td></tr>
<tr><td colspan="3">中华民国</td><td>1911~1949</td></tr>
<tr><td colspan="3">中华人民共和国</td><td>1949年成立</td></tr>
</table>

〔附二〕 中国医学大事年表

年代	大事
远古～公元前21世纪	原始群时期，人们从采集食物中，逐步发现了一些植物药。由于火的发明，逐渐产生了熨法和灸法。氏族公社时期，衣食不断改善，使用了砭石、骨针，认识了更多的药物。
约公元前16世纪～前11世纪	传说在商代初期已开始使用汤液治病（据《甲乙经》序："伊尹……撰用神农本草以为汤液"） 《尚书·说命》中有"若药弗瞑眩，厥疾弗瘳"的记载。 殷墟出土的甲骨文中已有许多病名、症候以及除虫、洗澡、洗脸等记载。
公元前11世纪左右	《诗经》《山海经》中记载了多种药物。《周礼》有食医、疾医、疡医、兽医等医事制度，并记载了四时流行病和"五毒"之药。《礼记》有"孟春行秋令，则民大疫""季春行夏令，则民多疾疫"等记载。
公元前564年（周灵王八年）	《左传》襄公十七年有"国人逐瘈狗"的记载。
公元前541年（周景王四年）	医和诊晋平公病。用"六气致病说"来解释各种疾病的原因。
公元前5世纪	扁鹊约生于此时。
公元前475～前221年（战国时期）	长沙马王堆西汉古墓出土的简帛医书《足臂十一脉灸经》《阴阳十一脉灸经》是现存最早记载经脉学说的文献。 《黄帝内经》《黄帝八十一难经》等著成，为现存较早的医学著作。
公元前216～前150年（秦始皇帝三十年～汉初元七年）	名医淳于意始用"诊籍"，为现存较早的病案（见《史记·扁鹊仓公列传》）。
公元前26年（汉河平三年）	侍医李柱国整理校勘政府所藏的医书，有医经类7部，经方11部。
公元5年（汉元始五年）	政府征集国内通晓方术和本草的学者。 《神农本草经》约草创于西汉，成书于东汉。
公元25年左右（东汉初期）	民间医生涪翁著有《针经》和《诊脉法》。
公元112～207年（汉永初六年～建安十二年）	华佗用麻醉法施行开腹术，又提倡体育疗法——五禽戏。
公元196～204年（汉建安一～九年）	张机著《伤寒杂病论》，确立了"辨证论治"的医疗原则。
公元3世纪前	藏族同胞已用酥油止血。
公元3世纪	王叔和著《脉经》。
256～282年（魏甘露元年～晋太康三年）	皇甫谧将《素问》《针经》《明堂孔穴针灸治要》三书合编成《针灸甲乙经》。
265～341年（晋泰始元年～晋咸康七年）	葛洪著《玉函方》及《肘后救卒方》。
420～479年（南朝宋）	雷敩著《雷公炮炙论》。
公元5世纪末	龚庆宣著《刘涓子鬼遗方》。
500年（齐永元二年）	陶弘景著《本草经集注》《肘后百一方》等书。
541年（梁大同七年）	梁政府派遣医生去朝鲜半岛的百济国。
562年（北齐河清元年）	吴人知聪携带中国医书《明堂图》等160余卷去日本。
608年（隋大业四年）	日本派药师惠日、倭汉直福因等人来华学医。
610年（隋大业六年）	巢元方等著《诸病源候论》。
624年（唐武德七年）	唐太医署设有医学教育机构，分科教授医学。

641 年(唐贞观十五年)	文成公主带医药书籍等入藏。
659 年(唐显庆四年)	苏敬等编成《新修本草》。
581~682 年(隋开皇元年~唐永淳元年)	孙思邈著《千金要方》、《千金翼方》。
621~714 年(唐武德四年~开元二年)	孟诜著《食疗本草》。
710 年(唐景龙四年)	金城公主再次带医药及百工技艺入藏。
713~741 年(唐开元一~二十九年)	陈藏器著《本草拾遗》。
752(唐天宝十一年)	王焘著《外台秘要》。
753 年(唐天宝十二年)	唐朝僧人鉴真赴日本讲授医学。
762 年(唐宝应元年)	王冰将《黄帝内经素问》重新编次后加以注释。
公元 8 世纪	中医东松噶瓦两次进藏行医,传授医学知识。 藏医宇妥整理著述《脉学师承记》。
公元 8 世纪上中叶	大乘和尚等据中医学内容编译成《月王药诊》,是现存最早的藏医学文献。
公元 8 世纪末	宇妥・元丹贡布等完成《四部医典》(一名《医方四续》,藏语《据悉》)。
841~846 年(唐会昌一~六年)	蔺道人著《仙授理伤续断秘方》。
847~859 年(唐大中一~十三年)	昝殷著《经效产宝》。
889~897 年(唐龙纪元年~乾宁四年,日・宽平二~八年)	日本藤原佐世编著的《日本国见在书目》中记述了中国隋唐以前中国医药书 160 余部,1 300 余卷。
公元 8~9 世纪	炼丹术传入阿拉伯。
934~965 年(后蜀)	韩保昇等修订《新修本草》,编成《蜀本草》。
973 年(唐开宝六年)	刘翰等人编成《开宝新详定本草》,次年重定为《开宝重定本草》。
982~992 年(宋太平兴国七年~淳化三年)	王怀隐等编《太平圣惠方》。
1026 年(宋天圣四年)	王惟一著《铜人腧穴针灸图经》。次年又主持设计铸造针灸铜人。
1057 年(宋嘉祐二年)	设立“校正医书局”,校定古代医书,编写本草、医方,并刊刻印行。
1060 年(宋嘉祐五年)	掌禹锡等编著《嘉祐补注神农本草》。次年,苏颂等编著《本草图经》。
1075 年(宋熙宁八年)	苏轼、沈括著《苏沈良方》(宋代赵希弁《郡斋读书后志》认为应作《沈存中良方》)。
1076 年(宋熙宁九年)	设“太医局”,下设“卖药所”,后改称“医药惠民局”。
1079 年(宋元丰二年)	派遣医官邢慥等去高丽,并携带百种中药。
1082 年(宋元丰五年)	唐慎微著《经史证类备急本草》。
1086 年(宋元祐元年)	韩祇和著《伤寒微旨》。
1093 年(宋元祐八年)	董汲著《小儿斑疹备急方论》。
1098 年(宋元符元年)	杨子建著《十产论》。
1100 年(宋元符三年)	庞安时著《伤寒总病论》。
1102~1106 年(宋崇宁一~五年)	杨介通过尸体解剖编绘成《存真图》。
1103 年(宋崇宁二年)	设“修合药所”,后改称“医药和剂惠民局”。
1107 年(宋大观元年)	陈师文等校正《太平惠民和剂局方》。 朱肱著《类证活人书》。
1111~1117 年(宋政和一~七年)	宋医官合编《圣济总录》。

1116年(宋政和六年)	寇宗奭著《本草衍义》。
1119年(宋宣和元年)	阎孝忠集钱乙经验编成《小儿药证直诀》。
1132年(南宋绍兴二年)	许叔微著《普济本事方》。
1133年(南宋绍兴三年)	张锐著《鸡峰普济方》。
1144年(南宋绍兴十四年即金皇统四年)	成无己著《注解伤寒论》。
1150年(南宋绍兴二十年)	刘昉等编《幼幼新书》。
1174年(南宋淳熙元年)	陈言著《三因极一病证方论》。
1181年(南宋淳熙八年)	郭雍著《伤寒补亡论》。
1182年(南宋淳熙九年,即金大定二十二年)	刘完素著《素问玄机原病式》刊行。
1186年(南宋淳熙十三年即金大定二十六年)	刘完素著《素问病机气宜保命集》。 张元素著《珍珠囊》。
1189年(南宋淳熙十六年)	张杲著《医说》。 崔嘉彦著《崔氏脉诀》
1208~1224年(南宋嘉定年间)	《小儿卫生总微论方》刊行。
1217~1221年(南宋嘉定10~14年,即金兴定一~五年)	张从正著《儒门事亲》。
1220年(南宋嘉定十三年)	王执中著《针灸资生经》刊行。
1226年(南宋宝庆二年)	闻人耆年著《备急灸法》。
1237年(南宋嘉熙元年)	陈自明著《妇人大全良方》。
1247年(南宋淳祐七年,即元定宗二年)	宋慈著《洗冤录》。 李杲著《内外伤辨惑论》。
1249年(南宋淳祐九年,即元听政二年)	李杲著《脾胃论》。
1253年(南宋宝祐元年)	严用和著《济生方》。
1254年(南宋宝祐二年)	陈文中著《小儿痘疹方论》。
1263年(南宋景定四年)	陈自明著《外科精要》。
1270年(南宋咸淳六年,即元世祖至元七年)	元政府设“广惠司”。
1292年(元世祖至元二十九年)	元政府在北京、多伦设回回药物院。
1294年(至元三十一年)	曾世荣著《活幼心书》。
1335年(元顺帝至元元年)	齐德之著《外科精义》。
1341年(元至正元年)	滑寿著《十四经发挥》。 杜本增订《敖氏伤寒金镜录》。
1343年(元至正三年)	危亦林著《世医得效方》。
1347年(元至正七年)	朱震亨著《格致余论》、《局方发挥》。
1359年(元至正十九年)	滑寿著《诊家枢要》。
1368年(明洪武元年)	王履著《医经溯洄集》。
1384年(明洪武十七年)	徐彦纯著《本草发挥》。
1406年(明永乐四年)	朱橚等著《救荒本草》。《普济方》约成于此时。
1403~1408年(明永乐一~六年)	明政府编成大型类书《永乐大典》,其中收载明代以前的医书甚多。
约1442年(明正统七年)	冷谦撰《修龄要旨》。

1443年(明正统八年)	明太医院复刻《铜人腧穴针灸图经》,并铸造针灸铜人。
1445年(明正统十年)	朝鲜金礼蒙等编成《医方类聚》,书中收录元明以前中国医书百余种。
1476年(明成化二年)	兰茂《滇南本草》约成书于此时。
1492年(明弘治五年)	王纶著《本草集要》。
1513年(明正德八年)	李濂著《医史》。
1529年(明嘉靖八年)	高武著《针灸聚英发挥》刊行。
	薛己著《内科摘要》《正体类要》《薛氏医案》。
1549年(明嘉靖二十八年)	王纶著《明医杂著》刊行。
1549年(明嘉靖二十八年)	江瓘著《名医类案》。
1550年(明嘉靖二十九年)	沈之问著《解围元薮》。
1554年(明嘉靖三十三年)	薛己著《疠疡机要》。
1556年(明嘉靖三十五年)	徐春甫著《古今医统大全》。
1565年(明嘉靖四十四年)	楼英著《医学纲目》。
	陈嘉谟著《本草蒙筌》。
1567~1572年(明隆庆年间)	人痘接种法见于记载,16世纪广泛使用,后来传到俄国、土耳其、英国等欧亚国家。
1568年(明隆庆二年)	徐春甫等在直隶顺天府(今北京)组织成立"一体堂宅仁医会"。
1575年(明万历三年)	李梴著《医学入门》。
1578年(明万历六年)	李时珍亲自到湖广、江苏、江西等地采药、采访,经过数十年的努力,编成《本草纲目》,总结了16世纪以前我国人民的用药经验与知识。
	周履靖辑《赤凤髓》。
1584年(明万历十二年)	吴崑著《医方考》。
1586年(明万历十四年)	马莳著《黄帝内经素问灵枢注证发微》。
1589年(明万历十七年)	方有执著《伤寒论条辨》。
1591年(明万历十九年)	高濂撰辑《遵生八笺》。
1601年(明万历二十九年)	杨继洲著《针灸大成》。
	王肯堂、吴勉学编著《古今医统正脉全书》。
1602~1608年(明万历三十~三十六年)	王肯堂著《证治准绳》。
1604年(明万历三十二年)	龚云林著《小儿推拿秘旨》刊行。
1605年(明万历三十三年)	周于蕃著《小儿推拿秘诀》。
约1606年(明万历三十四年)	陈继儒撰《养生肤语》。
1615年(明万历四十三年)	龚廷贤著《寿世保元》。
1617年(明万历四十五年)	陈实功著《外科正宗》。
1620年(明万历四十八年)	武之望著《济阴纲目》。
1622年(明天启二年)	缪希雍著《炮炙大法》。
1624年(明天启四年)	张介宾著《类经》。
1632年(明崇祯五年)	陈司成著《霉疮秘录》。
1636年(明崇祯九年)	胡慎柔著《慎柔五书》。
1640年(明崇祯十三年)	张介宾著《景岳全书》。
	施沛编成《祖剂》。
1642年(明崇祯十五年)	吴有性著《温疫论》,创"戾气"说,对温病学的发展有突出贡献。
	李中梓著《内经知要》。
1644年(清顺治元年)	傅仁宇著《审视瑶函》。

1648年(清顺治五年)	喻昌著《尚论篇》。
1666年(清康熙五年)	刘若金著《本草述》。
1667年(清康熙六年)	张璐著《伤寒缵论》《伤寒绪论》。
1669年(清康熙八年)	柯琴著《伤寒来苏集》。
1670年(清康熙九年)	张志聪著《黄帝内经·素问·灵枢集注》。
1682年(清康熙二十一年)	汪昂著《医方集解》。
1687年(清康熙二十六年)	赵献可著《医贯》。
1694年(清康熙三十三年)	汪昂著《本草备要》。
1695年(清康熙三十四年)	张璐著《张氏医通》。
1697年(清康熙三十六年)	王宏翰著《古今医史》。
1715年(清康熙五十四年)	亟斋居士著《达生篇》。
1723年(清雍正元年)	清政府编成大型类书《古今图书集成》,内有《医部全录》520卷。
1729年(清雍正七年)	尤在泾著《金匮要略心典》《伤寒贯珠集》。
1732年(清雍正十年)	程钟龄著《医学心悟》。
1740年(清乾隆五年)	王洪绪著《外科证治全生集》。
1742年(清乾隆七年)	吴谦等著《医宗金鉴》刊行。
1746年(清乾隆十一年)前后	叶天士著《温热论》《临证指南医案》。
1750年(清乾隆十五年)	陈复正著《幼幼集成》。
1757年(清乾隆二十二年)	张宗良著《喉科指掌》。 吴仪洛著《本草从新》。
1759年(清乾隆二十四年)	徐大椿著《伤寒论类方》。 赵学敏编《串雅外编》《串雅内编》刊行。
1761年(清乾隆二十六年)	吴仪洛著《成方切用》。 严西亭著《得配本草》。
1765年(清乾隆三十年)	赵学敏著《本草纲目拾遗》。
1770年(清乾隆三十五年)	魏之琇著《续名医类案》。
1773年(清乾隆三十八年)	沈金鳌著《幼科释迷》。曹廷栋著《老老恒言》。
1772~1781年(清乾隆三十七~四十六年)	清政府编辑大型丛书《四库全书》,其中收入历代医书百余种。
1792年(清乾隆五十七年)	唐大烈主编《吴医汇讲》刊行。
1798年(清嘉庆二年)	吴鞠通著《温病条辨》。
1803年(清嘉庆八年)	陈修园著《平人延年要诀》。
1804年(清嘉庆九年)	陈修园著《医学三字经》。
1805年(清嘉庆十年)	高秉钧著《疡医心得集》。
1808年(清嘉庆十三年)	钱秀昌著《伤科补要》。
1820年(清嘉庆二十五年)	陈修园著《南雅堂医书全集》(又名《陈修园医书十六种》)。
1822年(清道光二年)	清统治者下令在太医院内永远废止针灸科。
1827年(清道光七年)	傅山著《傅青主女科》刊行。
1829年(清道光九年)	章楠撰《医门棒喝》刊行。
1830年(清道光十年)	王清任根据尸体解剖和临床经验写成《医林改错》,强调解剖学知识对于医生的重要性。
1838年(清道光十八年)	郑梅涧著《重楼玉钥》。
1840年(清道光二十年)	江考卿著《江氏伤科方书》。
1843年(清道光二十三年)	周松龄著《小儿推拿辑要》。

1844年(清道光二十四年)	中美签订不平等条约——《望厦条约》。规定美国人可以在通商口岸设医馆及礼拜堂等。
	顾观光辑《神农本草经》。
1844~1848年(清道光二十四~二十八年)	英、美帝国主义以教会名义相继在澳门、厦门、宁波、上海、福州等地设立医院和医学校等。
1846年(清道光二十六年)	鲍相璈汇编《验方新编》。
1848年(清道光二十八年)	吴其浚著《植物名实图考》及《植物名实图考长编》。
1850年(清道光三十年)	吕震名著《伤寒寻源》。
1851~1864年(太平天国期间)	太平天国兴办医院、疗养院,并明令禁鸦片、废除娼妓。
1852年(清咸丰二年)	王孟英著《温热经纬》《王氏医案》等。
1858年(清咸丰八年)	陆定圃著《冷庐医话》。
1861年(清咸丰十一年)	陈国笃著《眼科六要》。
1863年(清同治二年)	费伯雄著《医醇賸义》。
	屠道和编著《本草汇纂》。
1864年(清同治三年)	吴尚先著《理瀹骈文》。
1865年(清同治四年)	费伯雄著《医方论》。
1874年(清同治十三年)	夏春农著《疫喉浅论》。
	廖润鸿著《针灸集成》。
1877年(清光绪三年)	潘蔚著《女科要略》。
1881年(清光绪七年)	天津开办"医学馆"。
1882年(清光绪八年)	雷丰著《时病论》,李纪方著《白喉全生集》。
1884年(清光绪十年)	唐宗海著《中西汇通医书五种》。
1889年(清光绪十五年)	张振鋆著《痧喉正义》《厘正按摩要术》。
1892年(清光绪十八年)	马培之著《外科传薪集》,朱沛文著《华洋脏象约纂》(又名《中西脏腑图象约纂》)。
1894年(清光绪二十年)	余景和著《外科医案汇编》。
1897年(清光绪二十三年)	陈葆善著《白喉条辨》。
1898年(清光绪二十四年)	周学海著《读医随笔》。
1900年(清光绪二十六年)	柳宝诒著《温热逢源》。
1901年(清光绪二十七年)	郑肖岩著《鼠疫约编》。
1902年(清光绪二十八年)	天津设"北洋军医学堂"。
1903年(清光绪二十九年)	京师大学添设"医学实业馆"。
1891~1911年(清光绪十七年~宣统三年)	周学海编著《周氏医学丛书》刊行。
1914年(民国三年)	北洋军阀反动政府主张废止中医,遭到全国中医药界的强烈反对。
1921年(民国十年)	谢观等编《中国医学大辞典》。
1922年(民国十一年)	中国共产党召开第二次代表大会,通过的纲领第七项明确规定,工厂设立工人医院及其他卫生设备,保护女工、童工。
	恽铁樵著《群经见智录》。
1909~1924年(清宣统元年~民国十三年)	张锡纯著《医学衷中参西录》。
1924年(民国十三年)	恽铁樵著《伤寒论研究》。
1925年(民国十四年)	国民党当局禁止把中医课程列入医学教育规程。
1927年(民国十六年)	曹炳章著《增订伪药条辨》。

1928年(民国十七年)	毛主席在《井冈山的斗争》一文中指出：医院“用中西两法治疗”。
1929年(民国十八年)	国民党政府第一次中央卫生委员会通过了余岩等提出的“废止旧医”提案后,全国中医药业纷纷罢工停业,该案被迫取消。
	国民党当局通令中医学校改称中医传习所。次年又改称中医学社。
	何廉臣编《全国名医验案类编》。
1931年(民国二十年)	承淡安著《中国针灸治疗学》。
	“中央国医馆”成立。
1933年(民国二十二年)	中华苏维埃共和国临时中央政府颁布了“卫生运动纲要”。
	吴炳耀等著《针灸纂要》。
	阮其煜等编著《本草经新注》。
1934年(民国二十三年)	中华苏维埃共和国临时中央政府成立中央防疫委员会。
1935年(民国二十四年)	谢观著《中国医学源流论》。
	陈存仁等编《中国药学大辞典》。
1936年(民国二十五年)	国民党政府颁布“中医条例”。
	曹炳章辑《中国医学大成》。
	吴克潜编《古今医方集成》。
1937年(民国二十六年)	蔡陆仙等编《中国医药汇海》。
1938年(民国二十七年)	建立延安制药厂。
	周禹锡编《中国医学约编十种》。
1939年(民国二十八年)	白求恩医生逝世于河北省完县。
1941年(民国三十年)	毛主席为延安中国医科大学题词“救死扶伤,实行革命的人道主义”。
1942年(民国三十一年)	陕甘宁边区开展了反巫神、反迷信的斗争,建立了模范卫生村。
1944年(民国三十三年)	毛主席在《文化工作中的统一战线》一文中指示：“必须告诉群众,自己起来同自己的文盲、迷信和不卫生的习惯作斗争。”
1945年(民国三十四年)	日本帝国主义销毁在东北的细菌制造所,引起鼠疫再次发生。
1946年(民国三十五年)	成立延安总部卫生部。
1947年(民国三十六年)	东北鼠疫流行。
1949年	中央人民政府卫生部成立。
1950年	召开第一届全国卫生工作会议,确定卫生工作的指导方针,同时通过了卫生建设的各项决议。
1952年	中央人民政府宣布：工矿、企业、机关、学校职工实行公费医疗制度。
1954年	中华人民共和国宪法草案第92条规定：“中华人民共和国劳动者有休息的权利,国家规定工人和职员的工作时间和休假制度,逐步扩充劳动者休养的物质条件,以保证劳动者享受这种权利。”第93条规定：“中华人民共和国劳动者在年老、疾病或者丧失劳动能力的时候,有获得物质帮助的权利。国家举办保险、社会救济和群众卫生事业,并且逐步扩大这些设施,以保证劳动者享受这种权利。”
1955年	中医研究院成立。
1956年	成都、上海、北京、广州四所中医学院相继成立。举办西医离职学习中医班。
1959年	卫生部在上海召开全国中医经络针灸学术座谈会。卫生部在上海召开中西医专家座谈会。卫生部在南京召开中医教材编写座谈会,在上海召开医学教育座谈会。
1962年	中医学院教学工作座谈会在北京召开。高等中医院校统编第一版中医教材出版。

1964年	第二版中医教材出版。
1968年	河北满城西汉刘胜夫妇墓中出土了4根金针、5根银针及“医工”铜盆。
1972年	陈立夫任台湾中国医药学院董事长。
1973年	湖南长沙马王堆三号汉墓中出土大量简帛医书,计14种,还有若干中药及保存完好的女尸。
1979年	中华医史学会复会。
1980年	卫生部制定了“中医、西医、中西医结合三支力量都要发展,长期并存”的方针。
1982年	五届人大修订的新宪法中,将“发展现代医药和我国传统医药”正式载入宪法总纲第21条。
1983年	北京、成都等中医学院开始招收中医博士学位研究生。
1985年	国家中医管理局成立。
1986年	中国气功科学研究会成立。
1987年	世界针灸学联合会在北京成立,胡熙民当选为主席。
	屠蚴蚴因成功提取青蒿素获国际“阿尔伯特·爱因斯坦”科学奖。
1991年	卫生部提出《中国卫生发展与改革纲要》(1991~2000年)。
	中国国际针灸考试委员会成立。陈敏章获WHO首次颁发的“人人享有卫生保健”金奖。
1993年冬~1996年	国家教委批准将北京、上海、广州、成都、南京、黑龙江、山东等7所中医学院先后改为“中医药大学”。
1996年	建国以来第一次由党中央、国务院召开的全国卫生工作会议在北京举行。